こころとからだが目覚め出す

暮らしのアーユルヴェーダ

身近な素材でできる季節のレシピ

ケララ秘伝

田村ゆみ・伊藤武

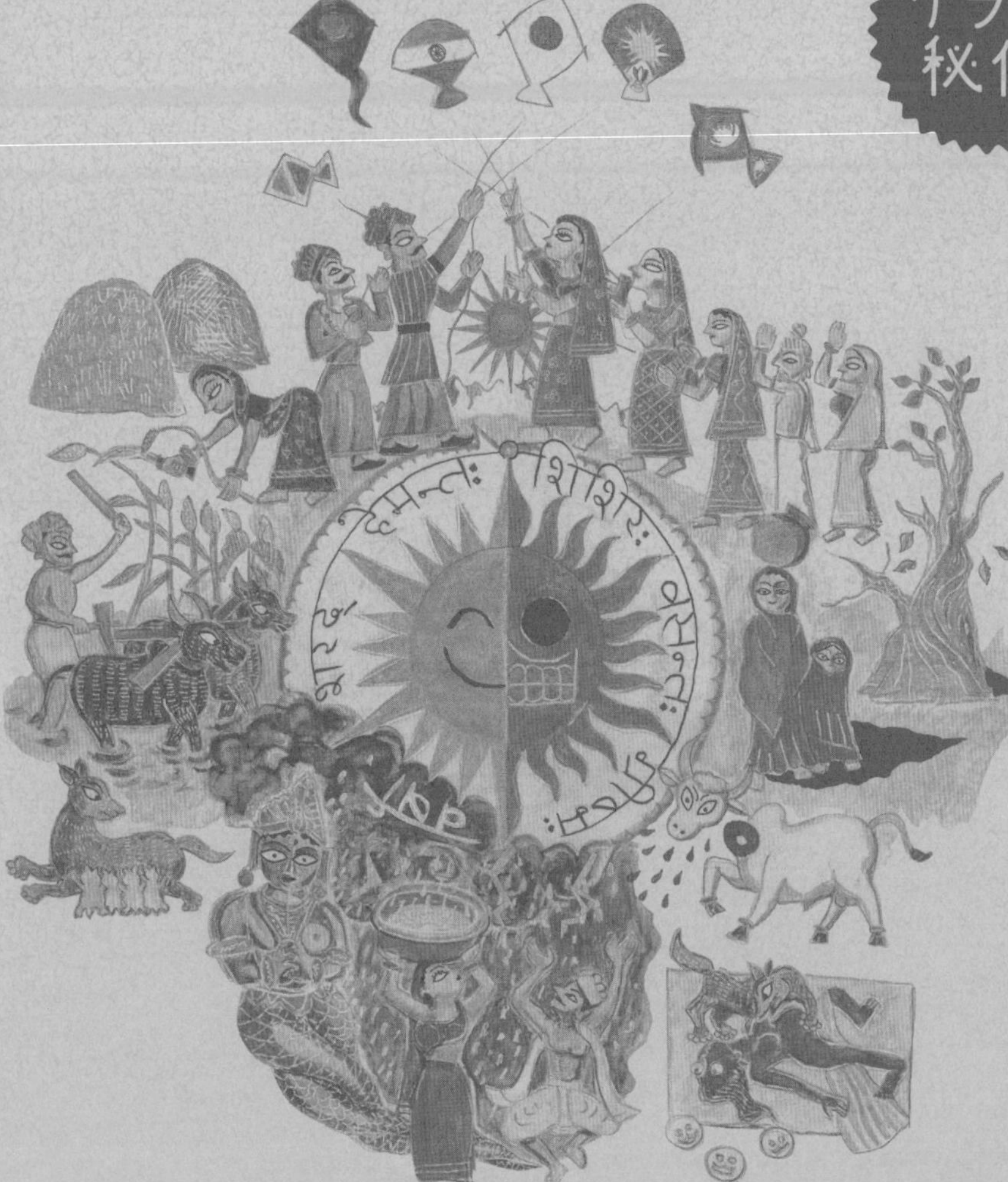

めるくまーる

まえがき

20代半ばの頃、かぜをひきやすい時期がありました。だんだんと長引くようになって、一番ひどい時にはすぐにぶり返してしまうような状態でした。年上の友人たちから「20歳を過ぎたら体力が落ちる」と聞いていたので、身体に実感として表われたのだなという程度にしか思っていませんでした。

また、当時は生理の悩みもありました。初潮の頃からずっと痛みが激しく、とても辛かったのです。でも、それは遺伝や体質によるものだと思っていました。しかし、高校時代に1年のうち300日生理があった時は、さすがに我が身を案じて病院に行きました。それでも解決法は医師から処方された鎮痛剤を飲むことだけ。生理周期が落ち着くようになってからも痛みは続き、夕食後に追加で薬を飲んでも、深夜に痛みがぶり返してきます。のたうち回り、疲れ果て、時折眠りに落ちては朝が来る。そんな毎日が続きました。

いよいよ激しい生理痛に耐えられなくなったわたしは、よくないと知りつつも医師から指示された服用方法を破り、寝る前にも薬を飲むようになりました。もっとも生理痛がひどい時期は毎月1箱40錠入りの鎮痛剤を消費していました。

大人になると、生理前の不調、いわゆるＰＭＳ（月経前症候群）にも悩まされるようになりました。腰がドーンと重くなったり、イライラしたり……。食べている時は少し忘れられるからと、つまみ食いが増えてしまう。

そんな日々を過ごしていたある日、雑誌を読んでいると、以前から好きだった海外のモデルのグラビアとインタビューが掲載されていました。モデルのグラビアに目をやると、これまで以上に美しくなったように感じられたのです。そして、インタビューの本文には「体力をつけ、精神を研ぎ澄ますためにヨガを取り入れている」という言葉を見つけました。「ヨガで何かが変わるかもしれない」と思ったわたしは実際に始めてみることにしました。とはいえ、当時のヨガ教室は現在のように女性が気軽に参加できるような雰囲気はなく、どこか怪しげな雰囲気を醸し出していました。

そこで、ヨガの古い本を参考にしながら、とりあえず独学してみることにしました。この本を紐解くと、「ヨガは運動ではない」「意識することが大切である」「塩水で鼻を洗う浄化療法がある」ことなど、さまざまなヨガの世界観を知ることができました。この本で解説されているアーサナ（ポーズ）を毎日実践してみると少しずつ体力がついていくのを実感できました。

しかし、ずっと続いていた生理痛は全くよくならず、「もう不調は治せないのかな……」と諦めかけていた矢先、この本の中で見つけた言葉がありました。それが「アーユルヴェーダ」という、当時のわたしには馴染みのなかった言葉でした。この本ではくわしく書かれていませんでしたが、「健康のために知っておいたほうがよさそうだ」とわたしの中で直感のようなものが閃き、身体の不調を改善するためにアーユルヴェーダを本格的に学んでみたいと思うようになりました。

情報誌で見つけたアーユルヴェーダのスクールでは、入門コース（1回のみ）、あるいはセラピストコース（計3、4回）という選択肢がありました。アーユルヴェーダについてできるだけ多くのことを学びたいと思っていましたが、人のために施術する「セラピスト」という職業を目指すコースに入学することに対してわたしの中での違和感は拭い切れませんでした。

当時のわたしにとってみれば、マッサージはただくすぐったいばかりのものでしたし、アーユルヴェーダについても自分や家族の健康のために情報として知っておきたいという程度の認識だったので、そもそも職業にするつもりなどなかったのです。「はて？」と、困ってしまいました。

そんななか、久しぶりに会った友人にアーユルヴェーダの話をすると、なんと彼女はアーユルヴェーダのセラピストとして働いているというではありませんか！　彼女の部屋を訪れると、窓辺の棚には1本のマッサージオイルが置かれ、その真っ黒なオイルを使って、マッサージすることも知りました。

興味津々なわたしは、「そのオイルを見せてほしい」と彼女にお願いしましたが、「貴重なものだから」と普段は太っ腹な彼女が触れさせてもくれません。そのおかげで黒い液体への興味が断ち切れず、まんまとセラピストコースに申し込むことになりました。

スクールの授業では、アーユルヴェーダの基礎知識やオイルマッサージの手技などを教わりました。アーユルヴェーダのことが少し分かるようになって、マッサージをすることも楽しいと思うようになりました。でも、アーユルヴェーダが健康によいことは実感できましたが、やはりセラピストになることについては全くイメージが浮かびませんでした。

そんな疑問を抱えていたある日のこと。インド人アーユルヴェーダ医のチャットによる診察を受ける機会がありました。すると、意外な質問が投げ掛けられました。

「今朝の尿の色は?」「起床時、空腹だった?」

「うーん……。分かりません」

ただ朝起きたら排泄し、朝ごはんは必ず食べるものだから食べただけ。わたし自身のことなのに、何も答えられないもどかしさ。

身体がメッセージを発していたことを無視していた事実に気づき、なんだか自分に申し訳ない気持ちになりました。アーユルヴェーダ医からは、「胃を治せば、生理痛などの不調がすべてよくなるだろう」といわれました。当時のわたしは胃が悪いとは全く思っておらず、生理痛と関係しているなんて初耳でした。

その後、インドから送られてきた布にくるまれたボロボロの段ボールには、夫の分と合わせて二人分の薬が詰まっていました。とても海外発送に耐えることができるとは思えない梱包のおかげで液体の薬が緩衝材の新聞に染み込み、そこにこぼれた粉薬がまぶされ、スパイシーな香りを放っていました。

アーユルヴェーダ医の指示通り、インドから届けられた苦い薬を飲んだり、身体にオイルを塗ったりしていると、あれだけ苦しめられていた生理痛が嘘のように止まったのです！　自分でも信じられませんでした。婦人科の医師から「あなたの場合、子宮を取らない限り生理痛は治らない」といわれていたのですから。その後は、生理前の不調すらなくなりました。症状が和らいだのではなく、完全に治ってしまったのです！　本当に驚きました。

自分の中で腑に落ちると決断の早いわたしは、当時勤めていた会社を退職して、インドの病院に併設された学校にアーユルヴェーダを学びに行くことにしました。そこは、なんと古くから伝わる本来の姿のアーユルヴェーダが今も息づいている街「ケララ」だったのです（ケーララ、本編ではケララに統一。ケララについてはプロローグ参照）！　現地では、学校で薬を処方してくださったアーユルヴェーダ医に教わる機会も得ました。さらに、学校の授業と並行して、併設する病院で治療を見学したり、授業で教わったマッサージや浣腸、蛭を使う瀉血《しゃけつ》法などを実際に体験したりして学ぶことができました。

帰国後、わたしはサロンを開き、セラピストになりましたが、お客様に施術をしているうちにアーユルヴェーダについてもっと知りたいと思うようになりました。アーユルヴェーダを深く知るためには古典の知識が必須です。日本語には訳されていない古典を読むためにもサンスクリット語を学ぶ必要性が出てきました。サンスクリット語講座を探していると、わたしの大好きな『図説インド神秘事典』（講談社）の著者である伊藤武先生が、講座を開いているという情報を見つけ、即座に申し込むことにしました。

すると、偶然にも時を同じくしてあるパーティーで伊藤先生とごいっしょする機会がありました。意を決して伊藤先生にサンスクリット語講座に申し込んでいることや、アーユルヴェーダが好きなことをお伝えしました。しかし、伊藤先生からは「アーユルヴェーダを好きという人は信用していない」という言葉が返ってきました。一瞬わたしとお話ししたくないのかなとビックリしましたが、鈍感なわたしは、そのまま会話を続けてしまいました。すると、「あなたのアーユルヴェーダ好きは本当だね」という嬉しいお言葉を頂き、とても安心したことを覚えています。

その翌週から始まったサンスクリット語講座では伊藤先生は語学のみならず、ヨガとアーユルヴェーダをはじめ、インド文化などに至るまで多角的にインドの知識を紹介してくださいました。わたしにとって伊藤先生の講座の感想はまさに「インドって本当に奥深い」というものでした。そんなある日の講座では、伊藤先生から「ゆみちゃん、ケララではどうだった？」と、ところどころ話を振ってくださいました。そこで、わたしはケララでの自分の経験を生徒さんの前でお話ししました。大好きなケララのことをみなさんに知って頂けてとても嬉しかったです。伊藤先生の講座はベテランの生徒さんが多かったのですが、これがきっかけでみなさんの輪に入れて頂けるようになりました。ちなみに、伊藤先生の生徒さんたちはアーユルヴェーダ病院で長年働いていたり、インド舞踊、ヨガなどの先生というレベルの人ばかり。わたしが、知っているインドとみなさんそれぞれが知っているインドが違うことなども分かって、インドへの関心がますます深まっていきました。

こうしていよいよインドへの興味が尽きなくなったわたしは自分にとってのアーユルヴェーダとは何かという想いからインド全土を巡り、現在もアーユルヴェーダの真実の姿を追い求める旅を続けています。そうしていくなかで、一口にインドといっても全く異なる文化があるのだと実感しました。山、海、乾燥地帯、湿地。そして、春、夏、秋、冬、雨季、涼季。環境や気候によって、同じ時期でも過ごし方が異なること、マッサージで使うオイルや食事の違いがあることなども知ることができました。さらに「自分の暮らしをベースにすることの大切さ」もアーユルヴェーダから教わりました。

現代の生活では、季節や自然のリズムを気にせずに生きることもできます。でも、その変化に気づいて寄り添ってあげると、体調がととのいやすくなります。実際にわたしは20年前に比べて、基礎体温が1.5℃ほど上がり、かぜもひきづらくなりました。季節の変化に気づいた時は、飲みものを変えたり、スパイスを取り入れたり。ちょっとした不調を感じたら、手元にあるものでケアしてみる。すると、きっとあなたの中にも変化が起こるはずです。

こんなにも楽しいアーユルヴェーダをみなさんにお伝えしたくて、13年間で50以上もの実践型の講座を企画し、行ってきました。ここ数年は、光栄にも伊藤先生とアーユルヴェーダ講座をいっしょに行い、さまざまなテーマを紹介する機会に恵まれました。そうした数々の講座の内容を凝縮して本という形にすることができました。とてもうれしいです。しかも、伊藤先生にアーユルヴェーダのイラストを描いて頂くという、わたしの密かな夢が叶いました。数千年前に遠いインドで生まれ、現代に引き継がれたアーユルヴェーダの知恵があなたのお役にも立ちますように。Enjoy!

2023年4月
田村 ゆみ

本書の使い方

本書はアーユルヴェーダの本場であり、伊藤先生いわく「インドの生きた博物館」であるケララで学んだ知識やテクニックをもとにアーユルヴェーダの季節の過ごし方を紹介しています。まず、プロローグではケララの魅力や神秘性をみなさんにイメージして頂こうと、現地でわたしが受けた学びや治療などのアーユルヴェーダ事情を紹介しています。日本では信じられないような奇跡のエピソードの数々にみなさんは驚かれるかもしれません。

本書はインドの季節を考慮し、読者のみなさんがイメージしやすいように、各季節を春・梅雨・夏・秋・冬の五季に分類しています。季節ごとの過ごし方などを紹介し、一部のレシピやセルフケアについてはＱＲコードをつけ、動画での解説もしています。まずは現在の季節の情報や気になったレシピなど、お好きなページから試してみてください。

また、インドでは身近な素材を使うという考えがあります。そこで、本書ではＷｅｂ上で検索しやすいようにインドの素材はできるだけ通称で表記し、日本で手に入る素材を中心に紹介しています。日本で馴染みのないスパイスは巻末にリストとして単体での使い方や作用を掲載しているので参考にしてみてください。

アーユルヴェーダは、一人ひとりの特徴を大切にしています。暑いのが得意な人がいれば、寒いのが得意な人もいるように、その人によって起こりやすい不調や季節の過ごし方が異なります。巻末にはアーユルヴェーダ式体質チェック「三ドーシャのバランスチェック」（p.286）がついているので、あなたの特徴を探ってみるとよいでしょう。そして、食材選びに迷った時は、付録の食べものリスト（p.291）を参考にしてみましょう。食材にも個性があるので、あなたの舌がどう感じるかも考慮したうえで活用してみてください。

また、アーユルヴェーダを深く理解するためには古典の理解が必須になりますが、暮らしで活用するためには基本のポイントさえ押さえておけば大丈夫です。そこで、第1章では、基本となる考え方や知識のポイントなどをまとめて解説しています。アーユルヴェーダで用いられる耳慣れない言葉なども多く登場しますが、基本を押さえることで、応用して使えるようになるので参考にしてみてください。

もっと深くアーユルヴェーダを理解したい方のために、伊藤先生に「column 教えて！ 伊藤せんせい」をご執筆頂きました。「まえがき」でお伝えしたようにケララのアーユルヴェーダがベースのわたしにアーユルヴェーダの別の側面を見せ、たくさんの疑問を解いてくださったのが伊藤先生でした。実はわたし自身ケララで学んだアーユルヴェーダと日本で紹介されている情報や外国の本に書かれている内容が一致しないケースがたびたびあったのですが、伊藤先生は、地域による違いだけでなく、古代から現代という時代背景までを考慮しながら、教えてくださいました。

そこで、このコラムでは、わたしが疑問に思ったことなどを中心に、アーユルヴェーダに関するよくある誤解や質問などに対して、伊藤先生に解説して頂きました。伊藤先生の現地でのフィールドワークに基づく幅広い知識によって明らかにされる驚愕の真実の数々に、きっとみなさんが今まで知っていたアーユルヴェーダの概念が変わることでしょう。

※各季節の旬の食べものは、春（3〜5月）、梅雨（6月）、夏（7、8月）、秋（9〜11月）、冬（12〜2月）に分類しています。そのため、春に掲載されていても、3月が旬で5月は旬が過ぎている場合もあります。また、日本の気候は北海道から沖縄まで気温差が激しいため、地域によっても食べものの旬はさまざまです。お住まいの地域で旬のものを優先してみてください。

第1章　アーユルヴェーダのキホン　049

第2章 春 Vasanta ヴァサンタ

第3章 梅雨 Varsa ヴァルシャー

第4章 夏 Grisma グリーシュマ

第5章　秋　Sarad シャラド

第6章 冬 Hemanta ヘーマンタ

プロローグ――インド古来のアーユルヴェーダが息づくケララ――

長年悩まされていた生理痛が、アーユルヴェーダの薬で嘘のように治ったわたし。その薬を処方したアーユルヴェーダ医がいるインドの病院に併設された学校で、アーユルヴェーダを教わることにしました。当初は1ヵ月の滞在予定で、当時勤めていた会社も「休んで行ってきてかまわない」と応援してくれました。ところが、留学する学校には3ヵ月コースがあることを知りました。1ヵ月コースはインド政府認定機関BSS「パンチャカルマ・セラピスト」の資格が得られるというものでしたが、3ヵ月になると、薬などについても学べるとのこと。

しかし、わたしは、「1ヵ月留学させてもらえるだけで御の字。さすがに3ヵ月も家を留守にするのはよくない」と自分の中で納得していました。そして、インド留学が近づき、何気なく家族に3ヵ月コースのことを話すと、「一生に一度のチャンスかもしれない。せっかくだからすべてのことを学んできたら」と背中を押してくれました。

実は、わたしの実家は海外に縁があり、祖父母の住む家を訪ねると、アフリカのシマウマの毛皮や焼き物、ロシアの毛皮の帽子やマトリョーシカ、メキシコの原住民のアクセサリー、イギリスの家具や食器など、国外の魅力的な品々がたくさんありました。また、祖父母が時折話してくれる外国での異国文化のエピソードの数々は、時空を超えてわたしもいっしょに体験しているような気持ちにさせてくれました。祖母は本や映像を通して想像できても、現地の人々の暮らしや文化、風景などは、実際に経験してみないと分からない、ということを海外での経験を通して身に染みて感じていたようです。そうした背景もあってかアーユルヴェーダを現地で本格的に学ぶことの後押しをしてくれたのです。

すると、勤めていた会社が神奈川県から茨城県のつくば市に移転することが決まり、自宅から通勤できなくなったので、休んで留学に行くという選択肢が自然となくなりました。こうして不思議なくらいみるみるうちに準備が整っていき、会社を退職し、3ヵ月コースでアーユルヴェーダを学ぶことができたのです。

留学先の病院があったのは、南インド・ケララ州北部のノースマラバール地方。大幅改訂された『地球の歩き方インド　2020〜2021』では巻頭カラーに掲載されていましたが、わたしが留学した2008年当時はケララ州北部の情報はほとんどなく、ガイドブックには地名すら載っていませんでした。「ケララといえば美しいビーチや料理などが有名だからそんなことはないのでは?!」と思う方もいるかもしれません。現地のフランス人に聞いた話ですが、確かにケララ自体は、フランス人が行きたい場所TOP3に選ばれるほどの人気の観光地だそう。とはいえ、それは南部から中部のこと

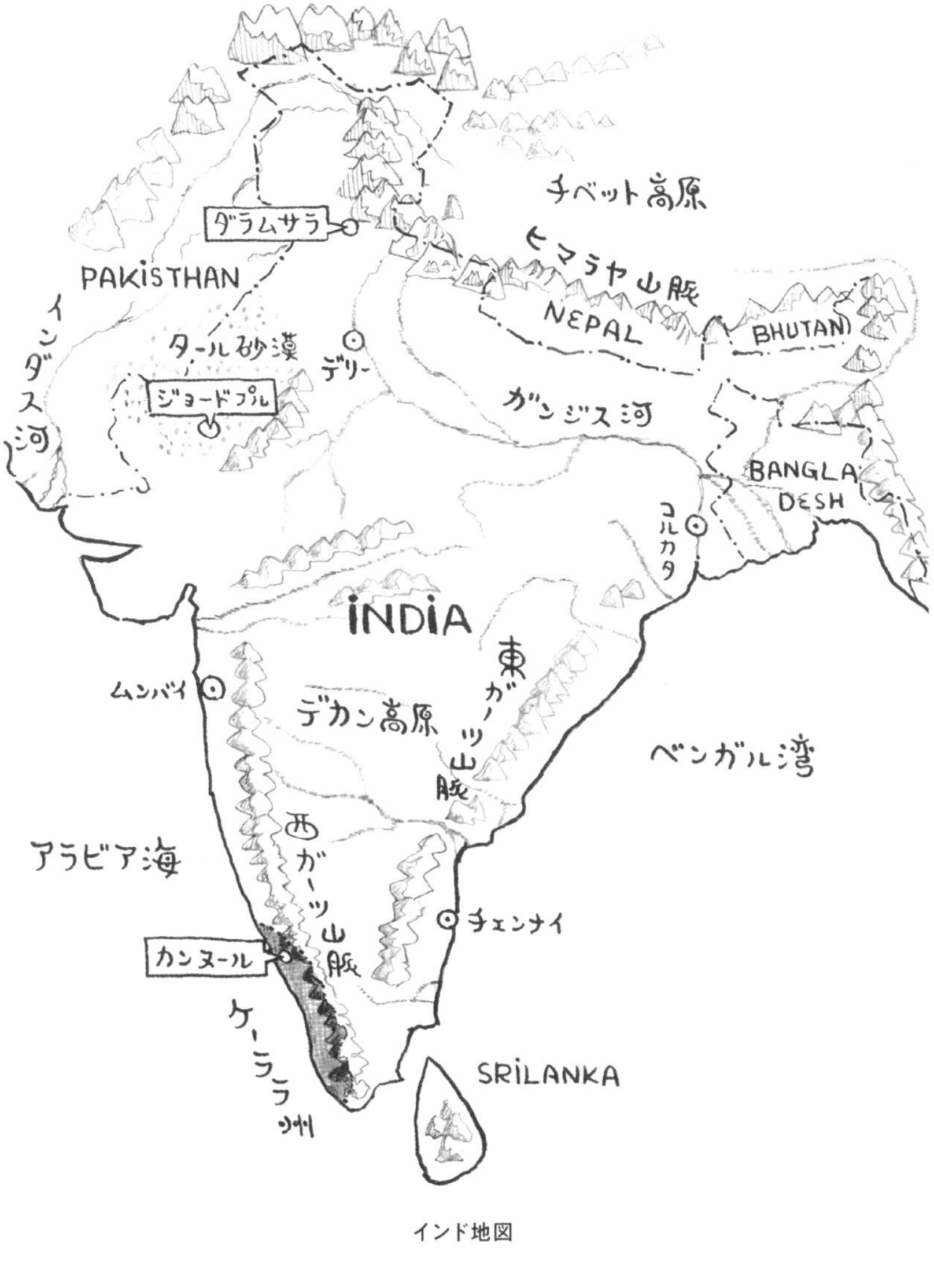
チベット高原
ダラムサラ
ヒマラヤ山脈
PAKISTHAN
NEPAL
BHUTAN
インダス河
タール砂漠
デリー
ジョードプル
ガンジス河
BANGLA DESH
コルカタ
INDIA
東ガーツ山脈
ムンバイ
デカン高原
ベンガル湾
西ガーツ山脈
アラビア海
チェンナイ
カンヌール
ケーララ州
SRILANKA

インド地図

で、北部はツアーや旅のモデルコースからはすっぽりと抜け落ちていました。

しかし、後年日本在住のケララ出身のインド人から「あなたがアーユルヴェーダを学んだ場所がノースマラバールだったから信用できると思った。もし、ほかの地域だったら信用していなかった」といわれたことがあります。現地の人いわくこの地域は、ケララ州の中でもアーユルヴェーダに限らず本物が残っている土地なのだそう。

実際現地で会う外国人の大半は、アーユルヴェーダを学んだり、治療を受ける目的で滞在していたりしました。しかも地元の人たちは遠方から来たことをとても喜んでくれて、驚くほどもてなしてくれました。例えば、ふらりと入ったアー

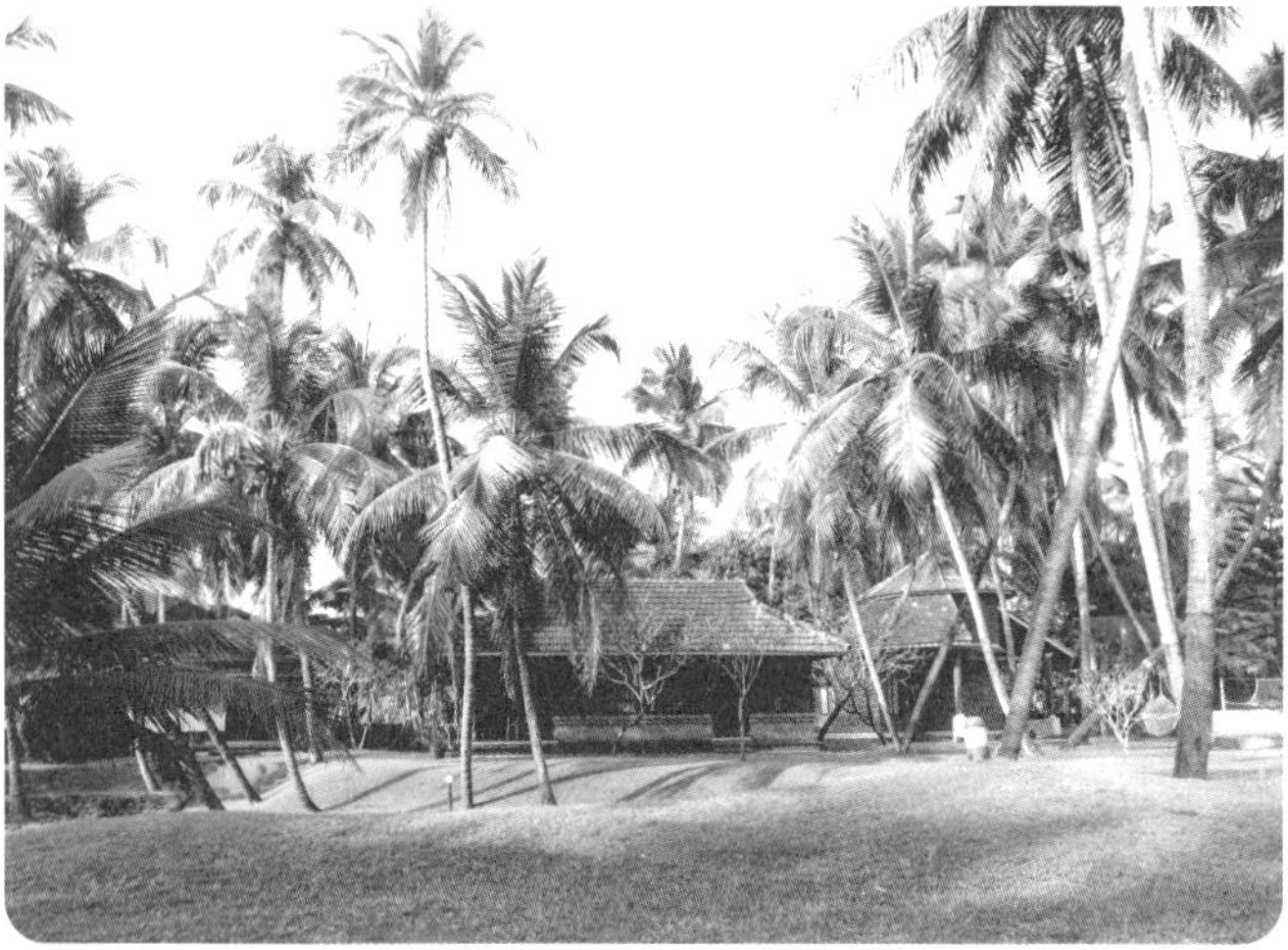

ケララの風景

ユルヴェーダ製品のお店の方に自宅の夕食に誘われたり、食堂で会計をしようとしたら、病院の若いセラピストが会計をすでに済ませてくれていたりしたことも。おおよそ日本では遭遇しないおもてなしの数々！

また、両替所でパスポートを渡したまま帰るというとんでもない失態を犯した時は、アーユルヴェーダ目的だろうと察した店員さんが、ケララ北部にいくつもの薬局を持つアーユルヴェーダ製薬会社の社長に連絡してくれていました。店員さんの読みは見事的中。社長はケララ到着後すぐに知り合い、仲良くしてもらっていたわたしの友人。さらに社長からは「あなたの友人を見かけたからパスポートを渡しておいたよ」といわれました。なんとわたしがパスポートを忘れてきたことに気づく前に戻ってくる手筈が整っていたのです！　小さい街の中での出来事ではありますが、海外では考えられないような奇跡が起こりました。

ケララに到着して3日後に始まった授業では「アーユルヴェーダは病気そのものではなく人を診る」ということを初めて知りました。さらに、トリートメントは一度だけ受ければよいものではなく、長期入院してマッサージや湿布、浄化療法、投薬などの複合的な治療を受ける必要があることも分かりました。アーユルヴェーダ医は無数にある選択肢を考慮しながら、最適な処方を選び出すので、日本の病院のように「腰が痛いから整形外科？　それとも内科？」と患者が考える必要がありません。しかし、先生によって、問診が得意だったり、脈診が得意だったり、得意分野は異なっているようでした。

したがって、病院にはいろいろな人が来ました。例えば、皮膚疾患に悩む少年、不妊治療に来た若い夫婦、サッカーでケガをした若者、尿路結石で強い痛みを抱える女性、肺結核のおばあさん、精神疾患を抱えた働き盛りの男性など。わたしが教わったアーユルヴェーダ医は患者の話をよく聞くので、診察時間が長引くこともよくありました。

また後年になって存在を知りましたが、インドにはアーユルヴェーダ医のほかにも代々医術を受け継いできた伝統医がいます。わたしはその伝統医が処方する薬の作用に驚かされたことがあります。例えば、額から大量の血を流していた子供が翌日には傷跡すらなくなっていたり、長年頭髪が生えなかった女性

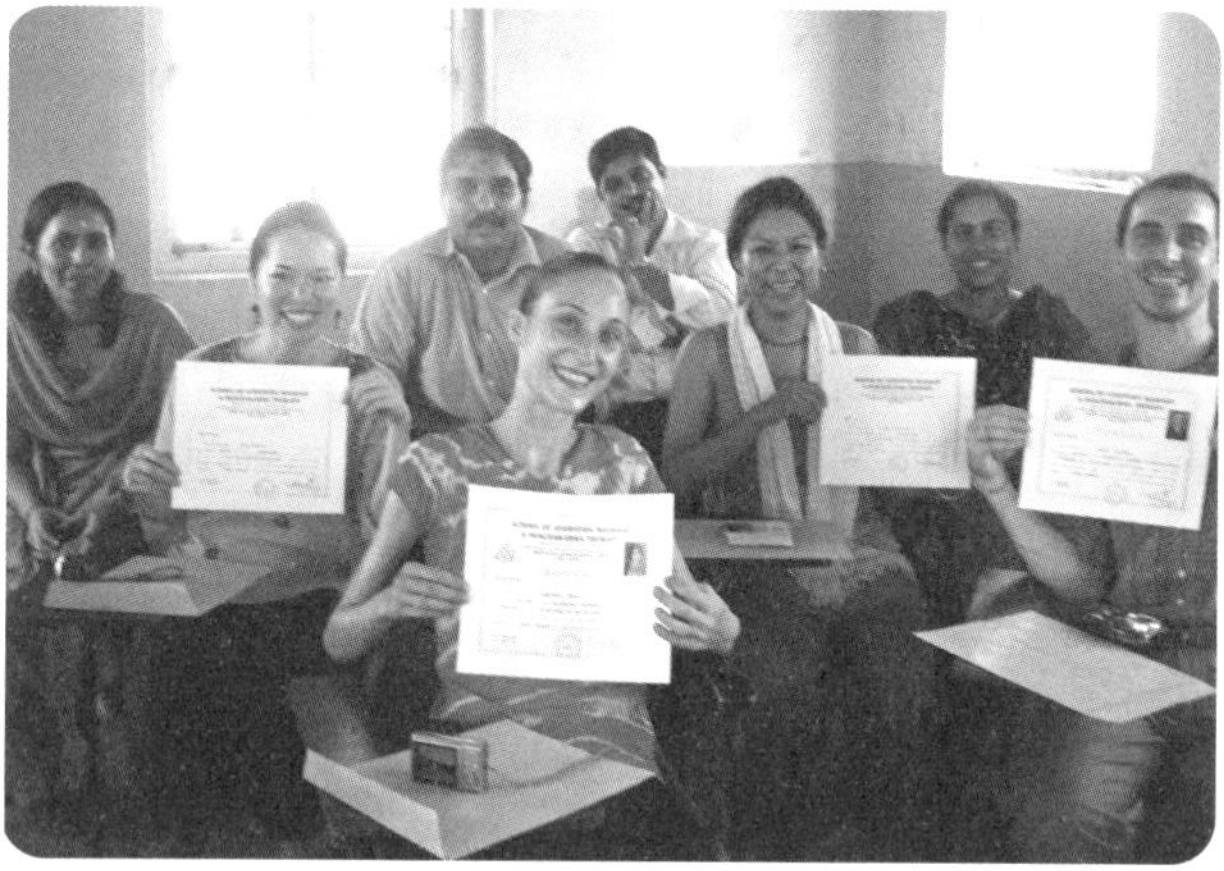

製薬の授業を修了した時の様子

に毛が生えたりという光景を目の当たりにしました。また、現地のインド人から「ほくろを取る薬がある」と聞いたわたしは、好奇心から試しにおでこにあった小さなほくろに薬を塗ってみることにしました。すると、塗り続けて数週間後には、かさぶたのようにポロリとほくろが取れてしまいました！　アーユルヴェーダ恐るべし。とはいえ、同じ名前の薬でも製薬する先生の知識、技術、信念によって効果は全く異なることもあるそう。Web上の情報を鵜呑みにするのではなく、信頼できるアーユルヴェーダ医に処方してもらうことが大切です。

学校で受けた数々の授業は、刺激的でわたしには驚きの連続でした。その理由の一つとして挙げられるのが、病院での実習のためのトリートメントも薬も診察も、実際の治療と同じクオリティだったということです。これが高級なリゾート施設だった場合、患者は健康な観光客がほとんどで、地元の人はほとんどいません。つまり、アーユルヴェーダ医の経験や技量、薬の作用は、病院のほう

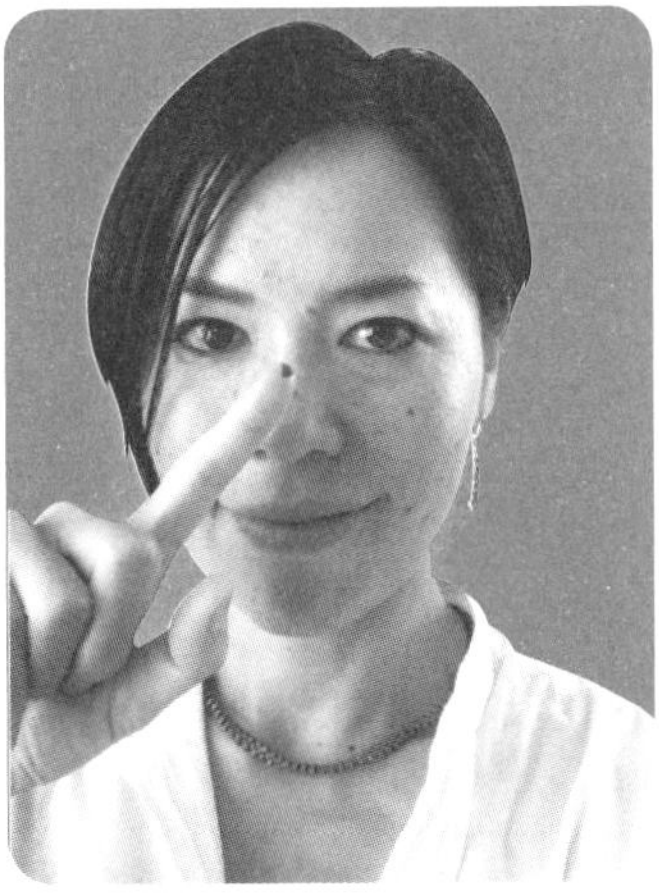

アーユルヴェーダの
薬でほくろが取れた

が断然高く、そのおかげで現地のさまざまな患者さんの症例も見ることができました。そういった背景もあり、特にわたしは病院のアーユルヴェーダ医が授業中に紹介するケーススタディが楽しみでした。

こうしたエキサイティングな毎日を過ごしていたある日、学校から配られたアーユルヴェーダのテキストをぱらぱらとめくると、「マルマ」という章がありました。マルマとはサンスクリット語で急所を指します。テキストには「マルマを損傷すると死に至るか、重度の痛みが引き起こされる可能性がある」と書かれ、マルマの全身図もついていましたが、肝心な授業はありませんでした。マルマはいわゆる鍼灸のツボに近いように思いましたが、正確な位置やマルマを用いたトリートメントの方法を知ることができれば、施術にも役立つはずだ、と思いました。

そこで、テキストで自習するだけではマルマの知識をマスターすることはとうてい不可能だと思い、先生に特別に補講をしてもらうことにしました。しかし、先生はテキストから終始目を上げずにマルマの名称を読み上げ、イラストを見ながら、自分の身体の一部をさっと指差し「ここ」というだけでした。先生はマルマにくわしくないようです。

こんな具合でマルマについては、満足な知識を得ることはできませんでしたが、授業ではいろいろなトリートメントを教わりました。有名な「シローダーラ」（p.073）をはじめ、パウダーを使ったマッサージ「ウドワルタナ」（p.090）、目にギーなどを満たすトリートメント「ネトラータルパナム」など。そして、トリートメントの最後の授業はケララ発祥の「カラリマッサージ」。カラリとは、カラリパヤットゥというカンフーや、琉球空手のルーツとされている古武術のこと。古代インドでは戦争が多かったことから

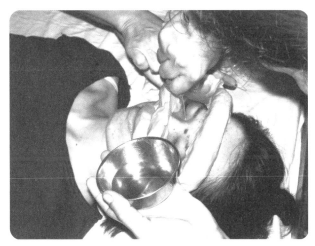

ネトラータルパナム

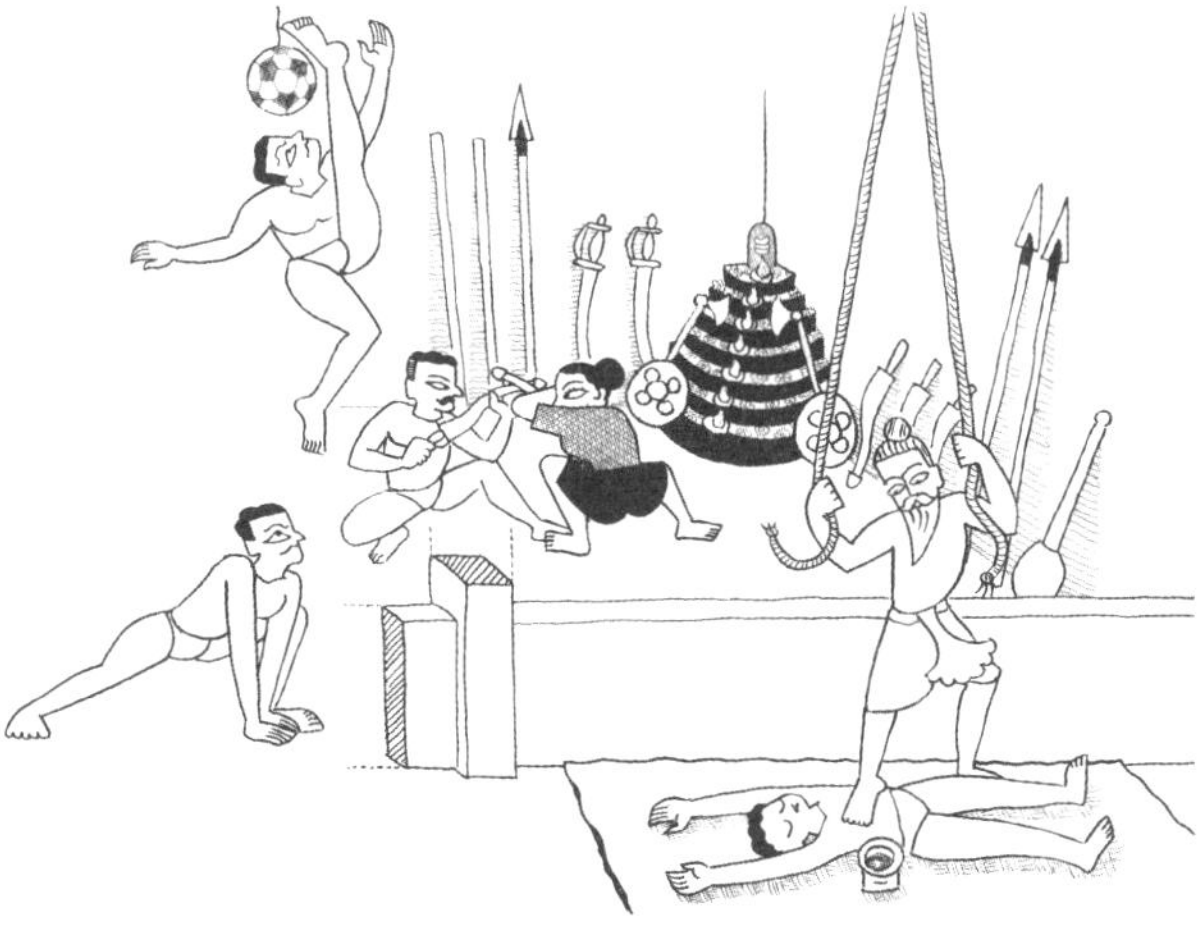

カラリパヤットゥ

敵に対し効果的にダメージを与える武術が発展していきました。実は、そのダメージを与える際の重要なポイントがマルマだったのです。一方で、マルマは適切なケアを行うことで、ダメージの回復を早めることもできます。マルマの知識がカラリパヤットゥの中に息づいていたことを知りました。

しかし、授業を担当したセラピストは、マルマの補講と同様にテキストのイラストを終始見ながら、手順を教えるだけでした。その姿はぎこちなく、全く身についていないように感じました。そこで、わたしは「実際の治療には使わないのでしょうか？」と質問してみました。すると、「カラリマッサージは、授業のためにほかのセラピストから教わってきた」との回答。後で分かったことですが、カラリマッサージは、本来カラリパヤットゥの武術を習うなかで教わるものだということでした。ここでは、本物の技術を習得することは難しいと判断し、カラリマッサージの存在のみを頭にとどめておくことにしました。

こうしてアーユルヴェーダの基本理論とトリートメントを1ヵ月間かけて学び、パンチャカルマ・セラピストの資格を得た後、実際に40日間のパンチャカルマ（p.117）を自分で受けながら、薬のつくり方や薬草の知識を学びました。インド留学前には、煎じ薬、ペースト、粉薬、錠剤など、複数の処方の組み合わせによって生理痛などがなくなりましたが、パンチャカルマはさまざまなトリートメントや薬だけでなく、治療の順番なども考慮して組み立てられる壮大な浄化療法です。

パンチャカルマを受け始めると、病院の敷地内に生えていた植物の多くが薬の原料であることを知りました。ただ漠然と風景の一部になっていた草木が、わたしのトリートメントに使われている薬の原料だったのです。敷地に生えている植物をぐっと身近に感じるようになりました。

パンチャカルマの処方内容は、人によって変わりますが、わたしの場合は500mlの「ギー」の飲用、オイルマッサージ（p.210）、布に具材を包んで、ボール状にしたものを用いてマッサージするキリ（p.252）、シローダーラ、浣腸などが処方されました。実際の治療は、気持ちよい至福のトリートメントもあれば、重力が100倍になったのではないかと思うほど身体を重く感じることもあり、まさに飴と鞭の組み合わせ。それでも40日後には、身体が丸ごと洗われたかのように、すっきりと軽くなりました。ちなみに、アーユルヴェーダでは痛みや不調がなくなっただけでは健康になったとはいえないと考えられています。わたしの場合、薬を飲んで生理痛がなくなっただけではまだ不十分で、パンチャカルマを受けた後に健康になったと考えられます。

留学の最後の1ヵ月間は、実際の患者さんをモデルに診察法や薬、トリートメントの処方などをアーユルヴェーダ医について教わりました。この病院で取り入れていた、ガンジーがインドに持ち込み普及させた「ナチュロパシー」というドイツの自然療法も教わることができたので、アーユルヴェーダ薬が手に入らない時のかぜ、発熱、痒みなどの対処法も知ることができました。

またインドでは、驚くほどスムーズに物事が進むことが度々あります。授業である病気について習っていた時には、その病気の患者さんがやって来ることがしばしばありました。そのおかげですぐに知識が経験に変わり、患者さんに直接治療の感想や症状の変化も聞くことができたのです。付き添いで来た家族からは家族問題や仕事の問題、病気になった背景に至るまでその土地ならではの事情も知ることができました。

そのほかにも、ヨガのティーチャーズトレーニングの授業や浄化療法などを教わることができました。目まぐるしく過ぎていく日々。現地のインド人から「街で一番忙しい人」と揶揄されるほど突き進んでいました。ケララで過ごした時間は人生でかけがえのない体験。想像を遥かに超える学びを得ることができました。

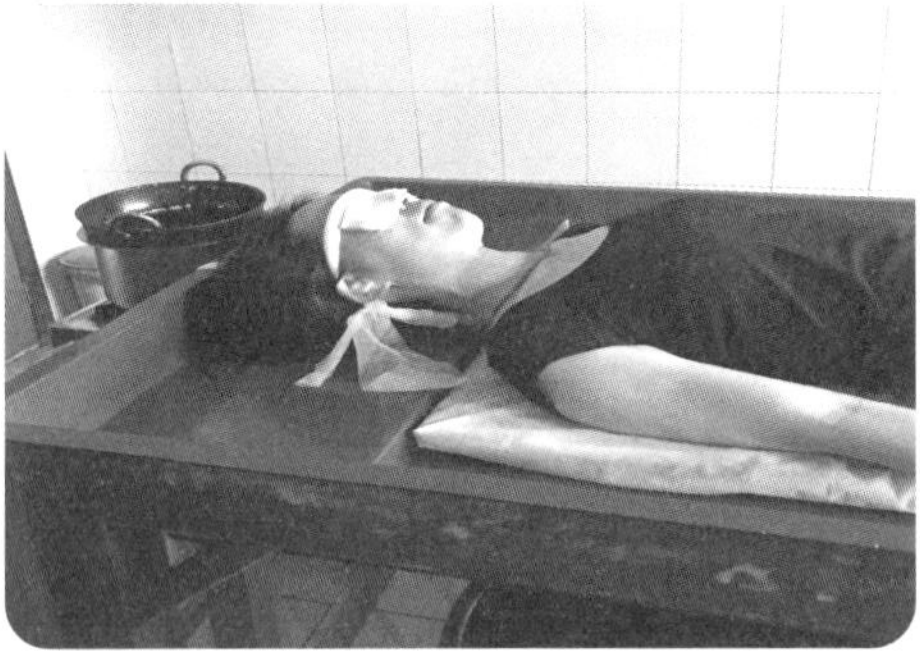

パンチャカルマ施術中の様子

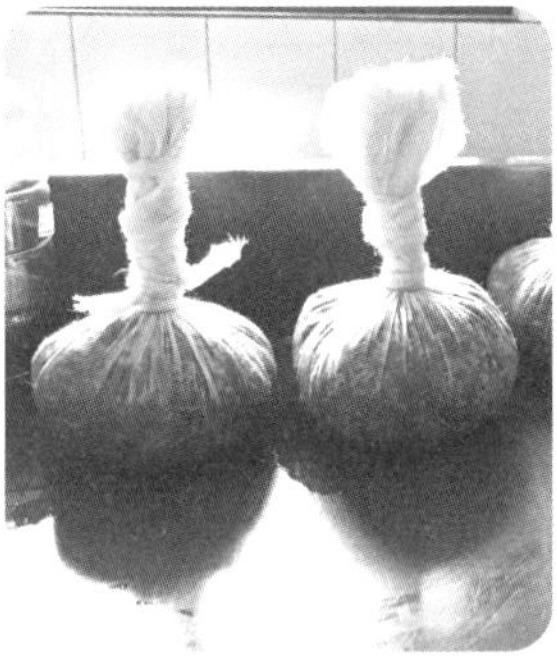

キリ

留学中には患者さんがアーユルヴェーダによって生きる力を回復する過程も目の当たりにすることができました。ある若い女性の患者さんは、内戦などの長年の過酷な体験によって睡眠や食事などの生活が乱れ、やせ細っていました。死を予感した家族はちょうど治療と講義に来ていた先生に診察をお願いしたのです。すると、先生は病院で彼女を受け入れ、時間をかけて治療することになりました。わたしが知り合った時の彼女は病院に通ってすでに数ヵ月経っており、誰よりも早くかぜをひき、誰よりも治りが悪い状態で、免疫力が至極弱っていたようでした。また、彼女は、心を落ち着けて人の話をじっくり聞いたり、ゆっくり過ごしたりすることが難しい様子でした。

しかし、その後の治療と投薬によって、少しずつ免疫力が高まると、アーユルヴェーダのクラスに入って学び始め、ヨガにも参加するようになりました。彼女は脂肪や筋肉が落ちていて、「骨が床に当たるアーサナは激痛だ」とヨガの先生に訴えましたが、先生は「大丈夫、続けるように」といいました。あざが痛そうでしたが、先生の指導に従って彼女はアーサナを続けました。すると、徐々に筋肉がつき始め、骨が骨格をサポートするように変わっていったのです。彼女は身体が整うにつれ、心にも大きな変化が出て、人の話をしっかり聞いたり、のんびり過ごしたりすることが増えていきました。

そんな矢先、学校側の事情でわたしの3ヵ月目の授業を行うためにもう一人生徒が必要になりました。そこで、2ヵ月目の授業を受けるはずだった彼女が合流してくれることになったのです。授業をいっしょに受け始めると、わたしは驚くほどの勢いで知識を吸収していく彼女の様子を目の当たりにしました。

こうした彼女の心身の劇的な変化は、とても美しいものでした。たった数ヵ月のアーユルヴェーダ治療によって、死の淵にあった彼女は、行きつ戻りつしながらも徐々に体調が戻っていきました。そして、後年彼女は元気な子供を産み、お母さんになりました。アーユルヴェーダが起こした奇跡！

実習が終わりに近づいたある日には、アーユルヴェーダの先生から、「自分のアーユルヴェーダを構築して伝えるように」といわれました。そして、ヨガの先生からは、「今後2年間は授業のノートを開かず、毎日アーサナをするように」といわれました。このように知識に頼ることをよしとしない先生たちの教えを受けたおかげで、自分で気づき、学ぶことの大切さを知ることができました。さらに、この留学によって、わたし自身もこれまでに経験したことがないほどの健康体になりました。こうしてわたしはますますアーユルヴェーダやケララという土地の虜になっていったのです。

留学から帰国した後の2年間は、自宅でアーユルヴェーダサロンを開業し、セラピストとして働いていました。それと並行して、お寺でヨガやアーユルヴェーダのクラスなども主宰していました。お客さんに施術をしたり、生徒さんにアーユルヴェーダの知識を教えるなかで、「自分が体験したパンチャカルマのような深い変化をもたらす治療方法はないだろうか？」と次第に思うようになりました。

アーユルヴェーダでは治療の成功の鍵を握るのはアーユルヴェーダ医・セラピスト・薬・患者の四つの要素だといわれています（ちなみに、患者は医師の言いつけに従い、病気や治療に耐えられる体力があることなどの要素が必要だといわれています）。実際、わたしのパンチャカルマは、その四つの要素が揃ったので成功した、とアーユルヴェーダ医からいわれました。その時ふと、「世の中には、アーユルヴェーダ医でありながら、トリートメントも行い、薬もつくるという三つの要素を兼ね備えた先生がいるのではないか？」と思いました。もし、一人で三つの要素を備えることができれば、患者さんへの施術はスムーズになります。とはいえ、留学の時のパンチャカルマのようなパワフルな方法を学べる場所も、三つの要素を備えた先生もどちらも全くあてはありません。

そこで、ひとまずパンチャカルマを再度受けてみることにしました。留学中に「パンチャカルマは最短で21日間必要だ」と教わりましたが、友人の中に1～2週間で受けた人がいたので、いくつかの病院に連絡してみました。しかし、のきなみ「時間が足りない」と断られてしまいました。途方に暮れていたところ、ある施設が2週間のパンチャカルマを受け入れてくれることになりました。先述の友人である製薬会社社長が運営していたアーユルヴェーダ・リゾートです。実際には、アーユルヴェーダ医から「2週間でパンチャカルマは無理」といわれてしまったのですが……。

当時はそんなことはつゆ知らず、短いパンチャカルマを受けられることが決まったので、後は先生を探すのみと意気込んでいました。日本の友人と奇跡の回復を見せた彼女もいっしょに、現地で施設を探すことになりました。すると、インド行きの直前に偶然おすすめに上がってきたＹｏｕＴｕｂｅのマッサージ動画に釘付けになってしまいました。その動画では、床に敷いたマットに横になった男性を施術家の男性が足でマッサージしていました。すぐに「この人に教わりたい！」と思ったわたしは、動画の情報欄に書かれていた連絡先にメールを送りました。

すると、なんと「住み込みであればどうぞ」と快く受け入れてくださったのです。とはいえ、情報欄に何やら道場の名称のような記載があったので、男性がいっぱいいる道場や体育会系の世界に飛び込むようなイメージがあり、少し不安でした。そこで、奇跡を起こした友人に、いっしょに施設探しに行くことができなくなってしまったこと、先生を見つけ、住み込みで学ぶことになったことを、動画のリンクをつけて伝えました。

友人いわく、動画で施術していたのは、わたしがアーユルヴェーダ留学していたカンヌール在住のカラリパヤットゥの師匠とのこと。留学中に友人から「知り合いに食事に招かれているのでいっしょに行かないか？」と誘われたことがありましたが、なんとその食事の席を設けてくださったのがこの方でした。当時「街で一番忙しい」と揶揄されていたわたしは食事に伺うことができなかったのです。友人は、「奥様のごはんがおいしい」と教えてくれ、わたしの不安は一気に吹き飛びました。こうして、運良くカラリマッサージを直接本物の先生から教わる機会に恵まれたのです！

インドの旅程が決まると、2年間閉じていたヨガのノートを開いてみることにしました。すると、当時はよく分からずに書き留めていたことがなんとなく理解できるようになっていました。そこで、ケララにいるヨガの先生にこの2年間のヨガの成果を確認してもらおうと連絡してみると、個人レッスンをつけてもらえることになりました。

そして、現地での長期滞在を見越しておさらいの意味で集中的にヨガに取り組んだり、トレーニングをしたりして体力をつける準備をしました。こうして身体の準備も整ったら、飛行機でケララを目指し出発進行！　ケララ到着後電車でカンヌール駅を目指し、初日はお世話になったアーユルヴェーダ医の病院やお宅などを訪れることにしました。そして、3日目にはカンヌール駅で迎えに来てくださった師匠と思しき方とご対面。ドキドキしながら話していると、その方は道場のマネージャーだということが分かりました（笑）。これまでメールでやり取りしていたのも彼だったのです。

マネージャーに連れられて道場に着くと、師匠はとても素敵な笑顔で迎えてくださいました。師匠は奥様と娘さんと息子さんの4人暮らし。敷地内に親戚の家3軒と商店が二つありました。滞在先は、予想していたような汗臭い道場ではなく、診療所を併設する師匠の自宅の2階の一室でした。普段はトリートメントルームとしても使われている部屋です。

カラリパヤットゥは、インドの伝統的な「グルクラ」というシステムで指導が行われています。学校に入学していろんな先生に教わるのとは違い、師匠と弟子という関係になります。そこで、師匠に弟子入りするために、布や檳榔樹《びんろうじゅ》の実などを渡し、師匠の足先に触れ、祝福を授かるという伝統的な儀式を受けました。その後、アーユルヴェーダ

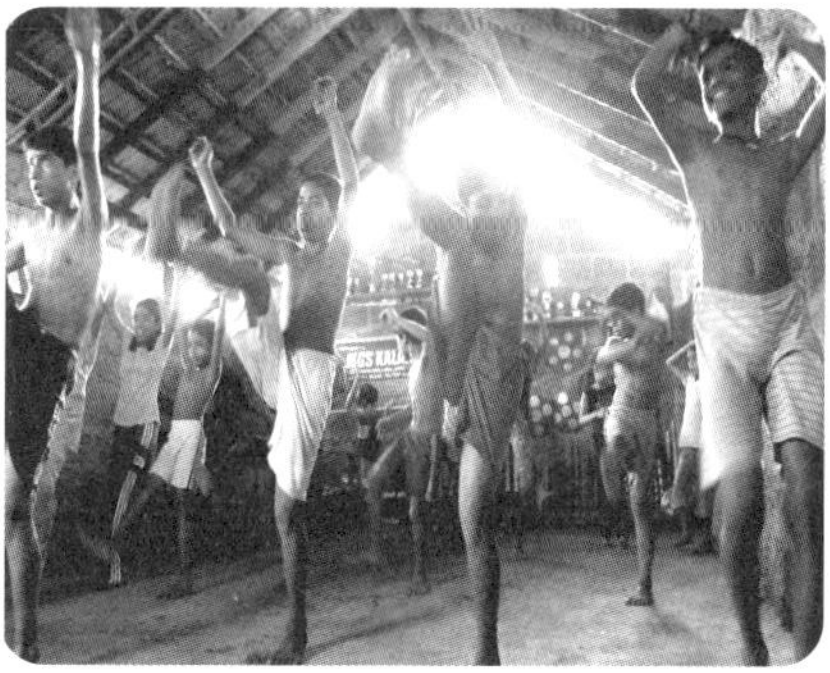

カラリパヤットゥの道場

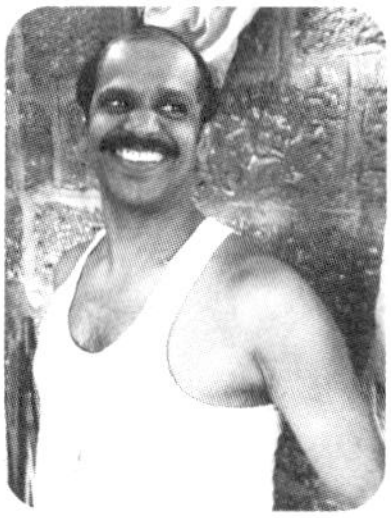

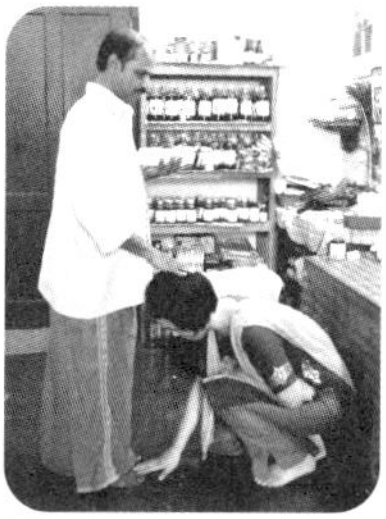

カラリパヤットゥの師匠とグルクラの儀式

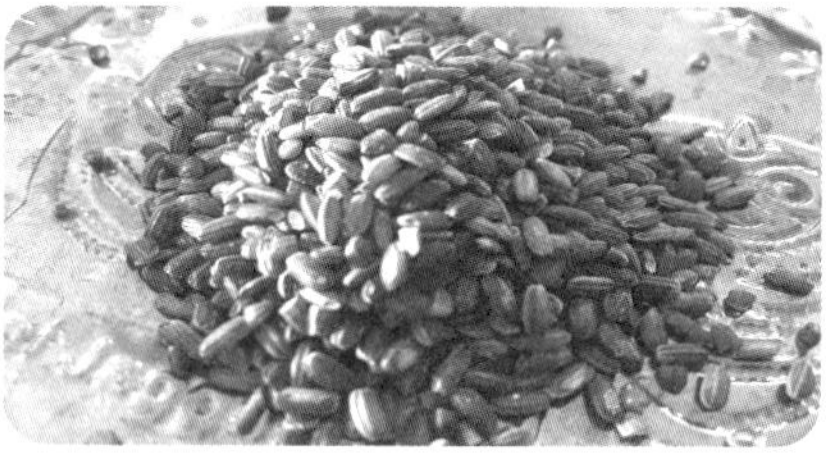

キリに入れるナヴァラ米

病院でも行われていた米を牛乳で煮込んだものを布に包んでマッサージする「ナヴァラキリ」（p.256）というトリートメントの様子を見学しました。患者さんはヨーロッパで教えているケララ出身のインド舞踊家で、毎年師匠の14日間のトリートメントを受け、身体のメンテナンスをしているとのこと。

すると、彼が「本物の素晴らしい先生のところに来ましたね」とわたしに教えてくれました。診療所では、日常的に骨接ぎや、傷の手当て、脱臼、打ち身、マルマへの治療

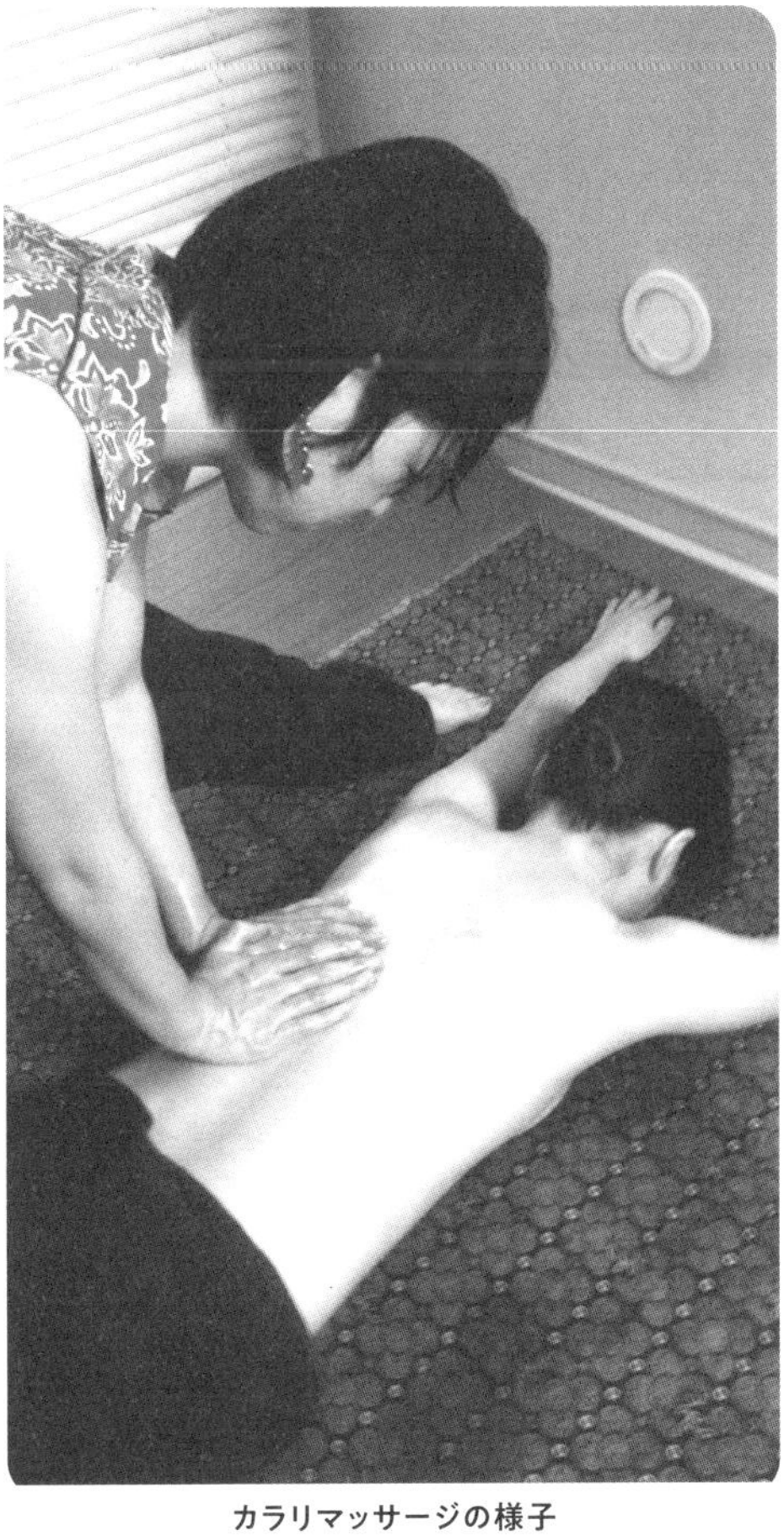

カラリマッサージの様子

なども行われていました。しかし、カラリマッサージは基本的に事前予約が必要で、14日間連続で行われていました。また、師匠は動画でわたしを釘付けにした天井からぶら下がった紐をつかんで、足を巧みに動かすマッサージもしていました。

診療所で足によるマッサージを行うのは当時は師匠のみでした。まさに熟練の技です。そんな師匠の施術を求めて、診療所にはさまざまな患者さんがやって来ます。おじいさんに支えられながら、やっとの思いで歩いていたおばあさん。カラリマッサージ後、手すりを持たずにひょいひょいと階段を降りていきました。その後ろには手すりをしっかり掴みながらゆっくり歩くおじいさんの姿。たった14日で立場が逆転してしまいました。

また、ダイエット治療に来ていた若者は、14日後には目元がはっきりし、皮膚が引き締まり輝いていました。さらに、一度もできなかった腹筋は100回以上できるようになっていたのです。よくある雑誌のインチキ広告のような出来事が、診療所では日常的に起こっていました。こうした奇跡の数々を目にするにつれて、カラリマッサージは連続して受けることで、飛躍的に作用がアップすることを知りました。時間の制約もあるのでしょうが、観光客がカラリマッサージを1回しか受けないのを見ると「もったいないなぁ」と思ってしまいます。ケララでカラリマッサージを受ける際は、長期滞在の検討をおすすめします。こうしてカラリマッサージを本格的に学ぶことができたおかげで、当初の目的だった「短期間でパンチャカルマのような変化をもたらす技術」を身につけることができました。とはいえ、かくいうわたしもカラリマッサージの真髄を知りえたわけではありません。

実はカラリパヤットゥには、秘伝といわれる技術がたくさんあります。師匠によると、現在も3割ほどは門外不出だそうで、身体を透明にする方法や、物質を変える方法、火に入っても身体が燃えない方法など、常識では考えられないようなものまであるそう。ちなみに武術家の中には戦いを挑むことすらできず、戦わずして勝ってしまうような達人もいると聞きます。カラリパヤットゥの武術や医術は正しく使える人間性と強靭なバネを持つ身体、その両方を兼ね備えていると師匠から認められた者のみが受け継ぐことができるといわれています。

数々のミラクルを起こすアーユルヴェーダが眠る街ケララ。インドのほかの地域にはない独自のアーユルヴェーダ文化がたくさんあります。例えば、ケララではオイルマッサージを日常の習慣にしていますが、インドの多くの地域では行われていません。ケララでは代々「生まれてから死ぬまでオイルマッサージをするのがよい」といわれ、実際に行っている人が多いです。また、洗髪後の頭皮に薬を塗る習慣（p.150）も根付いています。さらにケララトリートメントと称される治療法もあります。その一つが先述のキリ。つくり方は後ほど紹介しますが、布に薬を包んでマッサージする方法です。また、ケララのアーユルヴェーダ医たちに広く活用されている『Sahasrayogam』という薬の本を見ると、インドのほかの地域には見られない独自の伝統薬がたくさんあります。昔ながらの治療法を大切にする先生も多く、電気やガスなどのインフラがなくても治療することも薬をつくることもできます。

日常生活でも、アーユルヴェーダ的な習慣が大切にされています。例えば、大衆食堂ではアーユルヴェーダの薬木を煮出したお茶や『アシュターンガ・フリダヤム』で言及されている米の茹で汁（Manḍa）などが出てきます。しかし、隣の州の食堂に行くと、冷たい水が出てきて驚きました。店員さんに「お湯がほしい」と伝えると、怪訝そうな顔をされました。

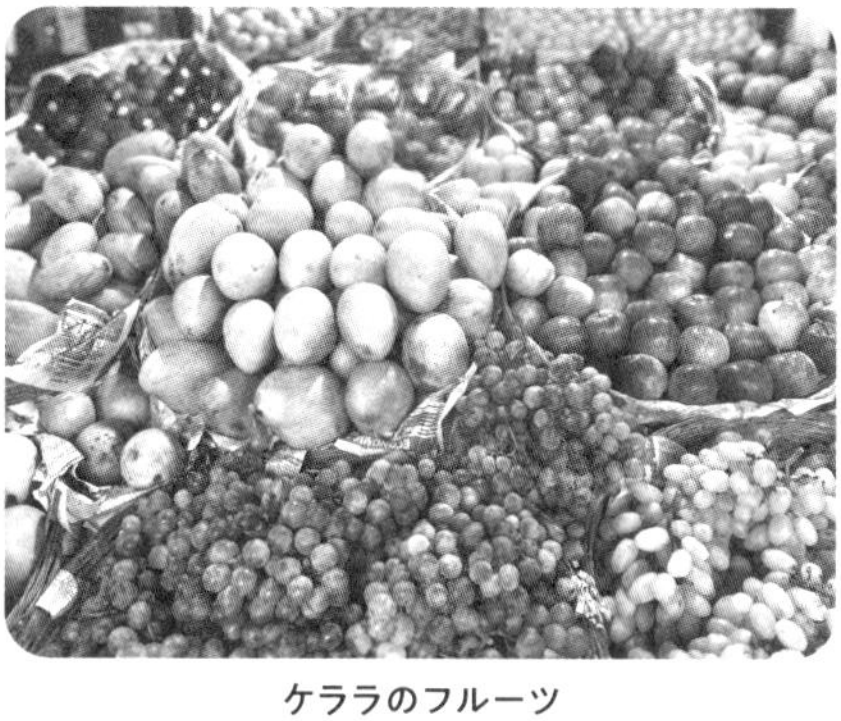
ケララのフルーツ

ケララは年間を通して暖かい南国気候ですが、現地の人々は身体を冷やさないように気をつけています。例えば、採れたばかりの旬のフルーツを食べることが多く、常温が普通です。実際に食べ比べてみると、冷やしたフルーツを食べると味気なく、身体の中が冷やされていく感覚が手に取るように分かります。

このようにアーユルヴェーダの教えに基づいた生活をしていると、刺激や香りに敏感になります。例えば、コーヒーやチョコレートの刺激が強過ぎるので自然と控えるようになり、普段はよい香りと感じるはずのアロマオイルをつけているフランス人の女性が来た時には逃げ場を求めました。日本の普段の生活では全然気にならないことばかり。どれほど刺激にまみれ、感覚が麻痺していることでしょうか。

また、インドでは宗教上の理由で、食事の制限がある人がたくさんいます。とはいえ、その種類はさまざま。例えば、菜食はベジタリアンに分類されますが、意外にも乳製品、はちみつ、卵はOKという人が多くいます。そして、厳格なベジタリアンは、ピュアベジとなります。一方で、イスラム教では豚肉がタブー、ヒンドゥー教は牛肉がタブーというのが定説ですが、実はケララではヒンドゥー教徒でも牛肉を食べる人が案外います（p.236）。首都デリーで会ったケララ人は「牛肉を食べることはここでは絶対内緒なの」と周りを気にしながらこっそり教えてくれました。

ちなみに、ケララではイスラム教徒の友人たちは、母方の姓を名乗っていました。それがインドの常識だと思っていたら、ほかの地域では、なぜか話が全く噛み合いません。後で分かったことですが、ケララはもともと母系制度が広く取り入れられていて、200年以上前は人口の約半数を占めていたそうです。現在は母系が占める割合はかなり減りましたが、ノースマラバール地方のイスラム教徒はマラバール・イスラム（マッピラ・ムスリム）と呼ばれ、わたしが滞在していたカンヌールの市街地では約

50%を占めているそうです。その理由として昔ケララで唯一のイスラム教徒の王族が統治するアラッカル王国があったからだ、といわれています（1545年からイギリス統治の1800年代まで）。この王族が母系だったといわれ、今でもその文化が残っているそうです。

また、カンヌールはイスラム文化の影響が強い地域である一方で、ヒンドゥー教やキリスト教などの文化が融合し、独自の宗教観を形成しています。その一例として、インドでは信仰する宗教の神様の絵や像などを飾る習慣がありますが、ケララでは一つの額にさまざまな宗教のアイコンが祀られているのをよく見かけました。ひょっとしたら、インドのほかの地域でも存在している文化なのかもしれませんが、ケララを訪れたほかの地域のインド人は「不思議な光景だ」といっていました。ちなみに、『ラーマーヤナ』というヒンドゥー教徒の聖典である叙事詩でさえも、ケララでは『マッピラ・ラーマーヤナ』と呼ばれ、イスラム教徒にも歌い継がれているそうです。

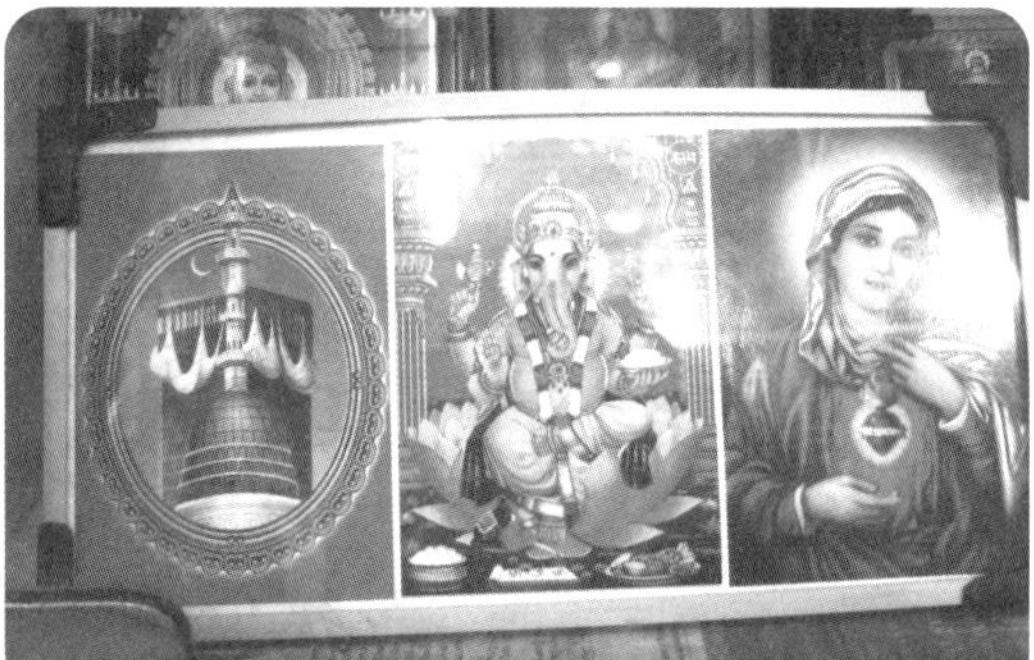

ケララではさまざまな宗教のアイコンがいっしょに飾られている

食文化においても宗教の融合が見られます。例えば、ビリヤニはもともとイスラム発祥ですが、ケララ北部ではどの宗教の人も食べる名物料理。イスラム教徒の結婚式ではチキンビリヤニ、ヒンドゥー教徒のヨガ教師の結婚式ではソイミートのビリヤニ、ヒンドゥー教徒のアーユルヴェーダ医のハレの日の好物はタピオカいもとビーフのビリヤニといったように、ビリヤニの種類もさまざまです。ケララ北部では、お祝い事のご馳走は、だいたいビリヤニ（祭によっては、バナナの葉に盛り付けられたカレーやごはん）だったので、当初はこれがインドのスタンダードなのかと思いました。しかし、北部パンジャブ州の友人はビリヤニをほとんど食べたことがなく、「何でできた食べものかさえ分からない人たちもいる」というほど。北部パンジャブ州のお祝い事では、マトン、チキン、インドチーズのパニール、ナン、全粒粉の平焼きパン・チャパティーなどを食べるそうです。なお、中部マディヤ・プラデーシュの友人はマトンもしくはダル（豆）のカレーといっしょに主食としてアタ（全粒粉）の生地をボール状に丸めて固く焼いたバッティを食べるなど、地域によってさまざまでした。

カンヌールで食べたビリヤニに感激したわたしは、食べ比べてみようとケララの各地域を訪れたことがあります。南部トリヴァンドラムから旅を始め、ビリヤニを食べ歩いてみると、残念ながらおいしくありません。そこで、現地の人に「おいしいビリヤニを知らないか」と尋ねてみると、「ビリヤニを食べるならケララ北部だ」といわれてしまいました。幸運にも最初にビリヤニがおいしい地域で食べることができたようです。

インドの地域によってもさまざまな顔を見せるアーユルヴェーダ。わたしが誘われるように訪れたケララにはまだまだ知らないアーユルヴェーダの知識が眠っています。日本で受けた数日のアーユルヴェーダ・セラピストコースをきっかけに、ケララのアーユルヴェーダへとつながることができました。さらに、カラリパヤットゥなどにも出会うことができました。もし、日本でアーユルヴェーダを学んだだけだったら、また最初の留学先がケララでなかったら、アーユルヴェーダは単なる習い事で終わっていたかもしれません。

「健康のために知っておいたほうがよさそうだ」という些細な動機から学び始めたアーユルヴェーダでしたが、ケララでのさまざまな経験を経ていくなかでわたしにとっては欠かせない「いのちの取扱説明書」になりました。かぜをひきそうな時も痛みがある時も食べものを選ぶ時もいつも役立つのはこの知識。みなさんのお役にも立ちますように。

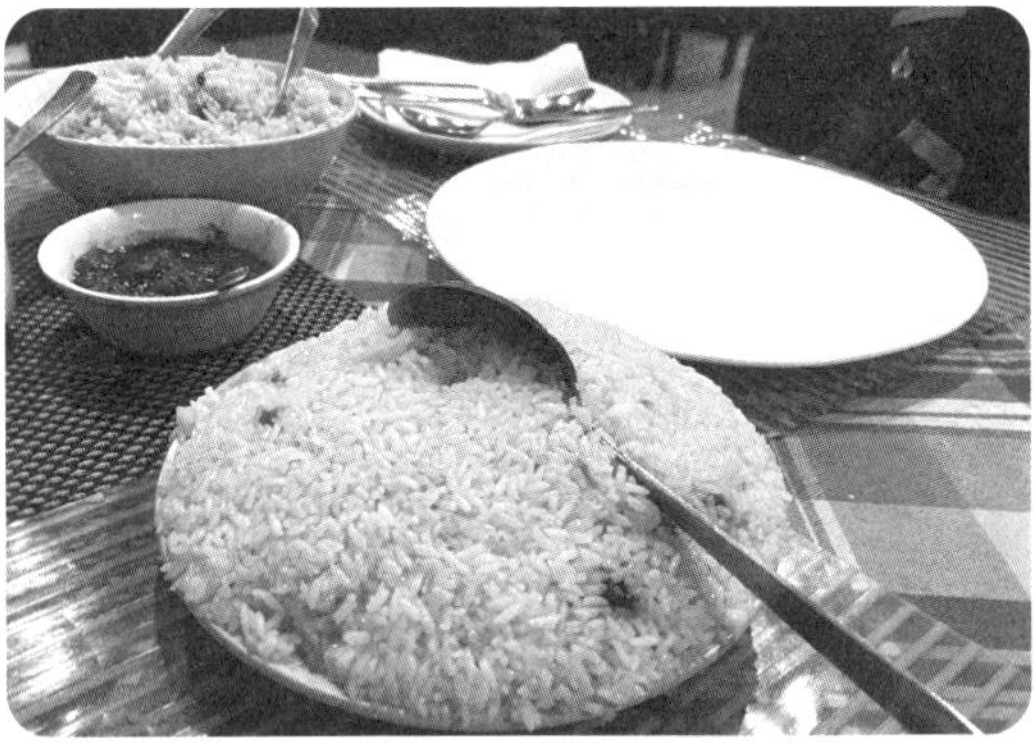

チキンビリヤニ

第1章

アーユルヴェーダのキホン

アーユルヴェーダを暮らしに取り入れるための三つのルール

「アーユルヴェーダをやってみたいけど、日本人にはアーユルヴェーダが合わないのでは？」と相談されることがあります。その際に寄せられる質問の多くが、「日本人とインド人では人種が異なり、体格も違う」「アーユルヴェーダに必要な食材やハーブが手に入らない」「日本とインドでは季節や文化が異なる」といったものです。実はアーユルヴェーダには、「個人の体質に合わせる」「土地のものを取り入れる」「季節や環境に合わせる」という三つのルールがあることをご存じでしょうか？

インド人についていえば、白っぽい肌のスラっとしたアーリア系の人、日本人のように見えるモンゴリアン系の人、小さくて色黒で丸みのある体形のドラヴィダ系の人など、多種多様で、少数民族もたくさん暮らしています。ちなみにケララだけでも、肌の色が3種類（濃い、中間、薄い）もあるそうです。このようにアーユルヴェーダに人種は関係ありません。

食生活についても米を主食とする地域もあれば、小麦の地域もあります。また、ココナッツオイルを料理に使う地域もあれば、ギーをたっぷり使う地域もあります。つまり、日本で手に入れられる食材だけでもアーユルヴェーダを取り入れることができるのです。インドでは旬のものを食生活に取り入れる傾向もあります。例えば、すべての季節によいとされる身体によいけれどおいしいと表現するのは憚られるような味のアムラ（p.174）などを若い人でも積極的に食べているので驚いてしまいます。

また、インドは暑い国というイメージを持つ方が多いかと思いますが、実際には極寒のヒマラヤ山脈や乾季には巨大な塩湖が現れる西インド、野生動物が暮らすジャングルやヤシの木が生い茂るビーチ、茶畑が広がる避暑地として人気の高地などもあります。そんなインドでは同じ日、同じ季節なのに、30℃の暑さのところもあればマイナス20℃のところもあります。その差なんと50℃！

現地のトリートメントでは、オイルマッサージ、薬湯、サウナなどによって、自分の身体に足りないものを補い、多過ぎるものを減らしていました。また、毎日の暮らしでは、祖母が孫を、子が老いた両親を、大きい子が小さい子を、そして自分自身をできる範囲でトリートメント。日本とインドには文化や入手できるものに違いはあれど、もっとも大切なのは「足りないものと多過ぎるものを調整すること」なのです。まずは知っておきたいアーユルヴェーダの基本的な考え方を整理しておきましょう。

2 アーユルヴェーダとは？

世界三大伝承医学の一つといわれる「アーユルヴェーダ」（Āyurveda）は、サンスクリット語のĀyus（生命＝肉体＋感覚器官＋心＋魂）＋Veda（科学、知識）で、「生命の智慧」「生命の科学」という意味です。

約５０００～２５００年前に発祥したといわれているアーユルヴェーダは、インド北部のヒマラヤで生まれました。現在は南の西海岸に位置するケララ州でもっとも盛んです。ちなみに、ケララ州は今も使われている薬酒の入った壺が２００～１５０年前のものであったり、木製寺院が今も存在していたりすることなどから、先述のようにインドの生きた博物館ともいわれています。

実はアーユルヴェーダは、創始者がいません。「創造神ブラフマーが生命に関する知識を人の記憶に蘇らせ授けた」といわれています。ここでポイントとなるのが、ブラフマーが創造した教えでもないということです。アーユルヴェーダは、特定の宗教に基づいた教えではないので、チベット・スリランカ・タイなどの伝統医学と結びついて、各地で独自の発展を遂げています（p.102）。

一方で、アーユルヴェーダを学ぶうえで大切になる3大古典（Bṛhat Traya）と呼ばれる書物があります。まず、内科についての知識が充実している『チャラカ・サンヒター』。外科についての知識が充実している『スシュルタ・サンヒター』。『チャラカ・サンヒター』と『スシュルタ・サンヒター』のエッセンスがまとめられた『アシュターンガ・フリダヤム』です。

とはいえ、これらの教えが絶対かというと、そういったわけでもありません。『アシュターンガ・フリダヤム』で、ある症例に対して「肉がよくない」という記述がある場合でも、逆に伝統医たちから推奨されてきた例もあるそうです。

この解釈の違いについて、古典を熟知しているアーユルヴェーダ医に尋ねると、「どちらの方法も残ってきたのは理由があるのだろう」とおっしゃっていました。「正解が一つではない」という点も、わたしがアーユルヴェーダを好きなポイントの一つです。

これらの経典を紐解くと、「病気を治す方法」「健康に幸せに生きるために日常的に行ったほうがよいこと」「薬のレシピ」、さらに今回紹介する「季節の過ごし方」などが含まれています。これらの知恵は誰にでも役立つ基本的なものばかりです。しかも、アーユルヴェーダは人種、宗教、年齢などは一切関係ありません。万物を対象にしていることから、わたしはアーユルヴェーダを先述のようにいのちの取扱説明書と表現しています。

3 五大元素とは？

さて、アーユルヴェーダに通底する考え方を紹介したいと思います。アーユルヴェーダでは、万物は五大元素《ごだいげんそ》（パンチャマハーブータ、Pañca-mahā-bhūta、図1、表1）でできていると考えられています。五大元素は五つ（パンチャ）＋元素（マハーブータ）という意味です。これは空《くう》・風《ふう》・火《か》・水《すい》・地《ち》からなる五つの性質を表します。でも、突然五大元素といわれてもイメージしにくいですよね。

そこで、五大元素を具体的に説明してみたいと思います。ひとまず、空は空間、風は流れ、火は熱さや変換する力、水は水っぽさ、地はかたまりのようなものとイメージしてみましょう。例えば、わたしたちのいる場所は空間です。さらに、身体の中には、地の要素が多い骨や筋肉などのかたまりや、水の要素が多い血やリンパなどの水分があります。そして、これらの体液は風の要素で流れていく一方で、火の要素は体温を調整したり、食べものを消化したりしています。そんなふうにイメージしてみてください。

ちなみに、実際にはかたまりのように見える骨の中にも空洞があったり、骨髄が入っていたり、温度もあります。つまり、どんなものも細かく見てみると、五大元素で構成されているの

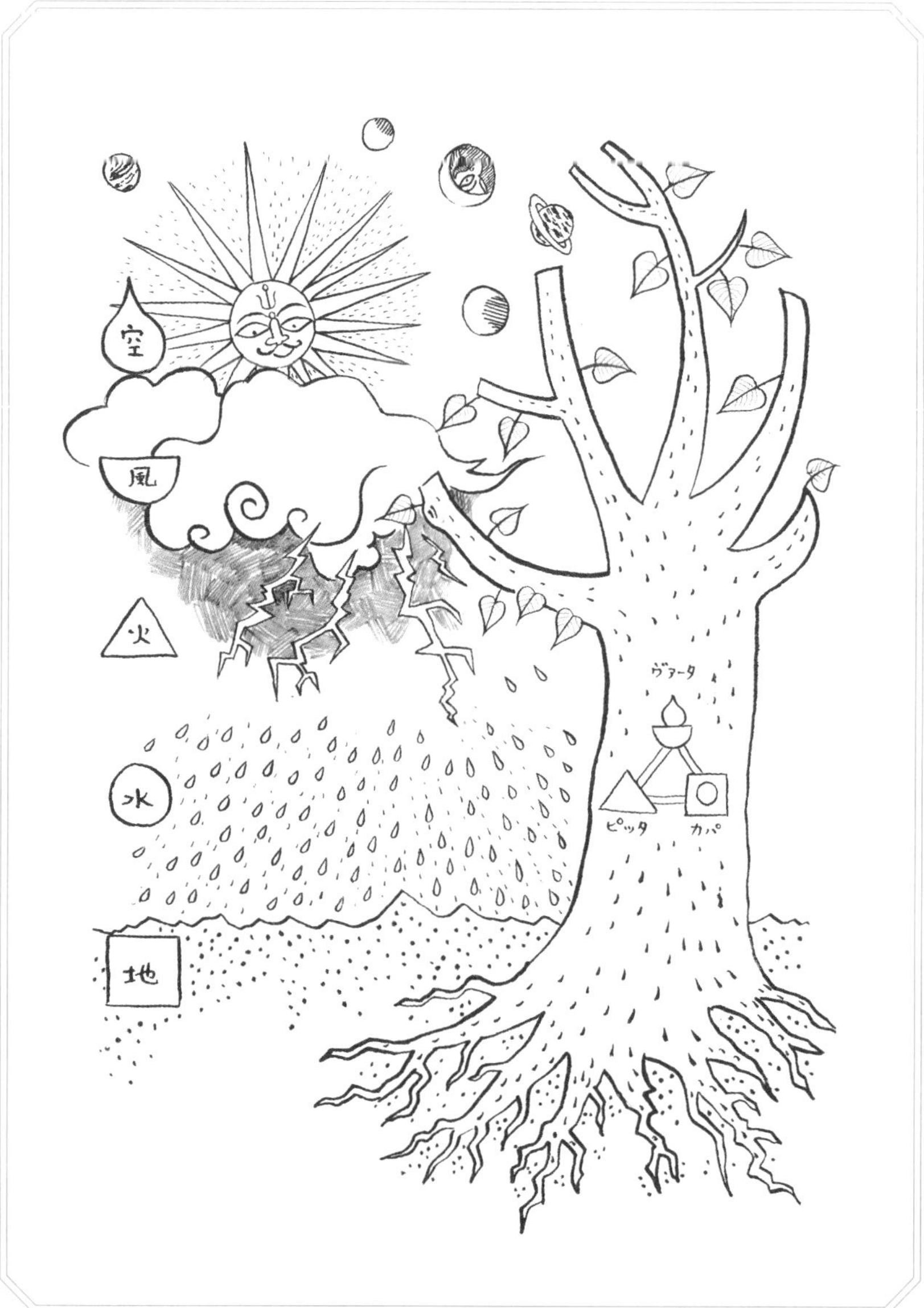

図1　五大元素

です。このように五大元素は万物にさまざまな割合で存在しており、互いに影響し合いながらその状態や性質も変化させています。

例えば、夏になると、外気温が上がり、わたしたちも暑く感じます。これは環境の中にある火の要素が増え、わたしたちの中にある火の質も増えたことを示します。

その一方で、わたしたちが環境に影響を与えることもあります。例えば、小さな部屋に体温が高い人がたくさん集まれば室温が上がります。これは人間が発する熱が室内に火の要素を増やしたと考えられます。このように、「万物は互いに影響を受け、五大元素のバランスを保ちながら、存在している」のです。

元素名	質
空	極微細性、清浄性、軽性、音、身体内に間隙を与える、軽さを増大させる
風	乾燥性、清浄性、軽性、触性、軽さを与える、透明さを与える、種々の動き、疲労を増大させる
火	乾燥性、鋭性、温性、清浄性、極微細性、形、色彩性が多いもの、熱感を与える、皮膚の光沢、色を与える、視力、消化や化膿を増大する
水	流動性、冷性、重性、油性、緩慢性、高密度性、味の強いもの、体内管に液体成分を分泌する、潤滑を増大させる、維持する、満足感を与える、身体の組織間結合を強める
地	重性、粗大性、停滞性（不動性）、匂いの強いもの、重さを与える、安定させる、体組織に固さを与える、成長を与える

表1　五大元素の質

三ドーシャとは?

アーユルヴェーダでは、五大元素の理論を発展させて三つに分類するようになりました。これを三《トリ》ドーシャ（**図2**）と呼びます。

サンスクリット語のドーシャ（Doṣa）とは、生命のエネルギーの意味でトリは3を意味します。チベット医学や南インド・タミルのシッダ医学でも共通した考え方をしています。この三ドーシャでは、五大元素で似た要素を持っている空・風と水・地をまとめて、「ヴァータ」「カパ」とし、火を「ピッタ」（水も含むこともある）とシンプルに分類しました（**表2**）。

さらに、三ドーシャにはその個体に固有で

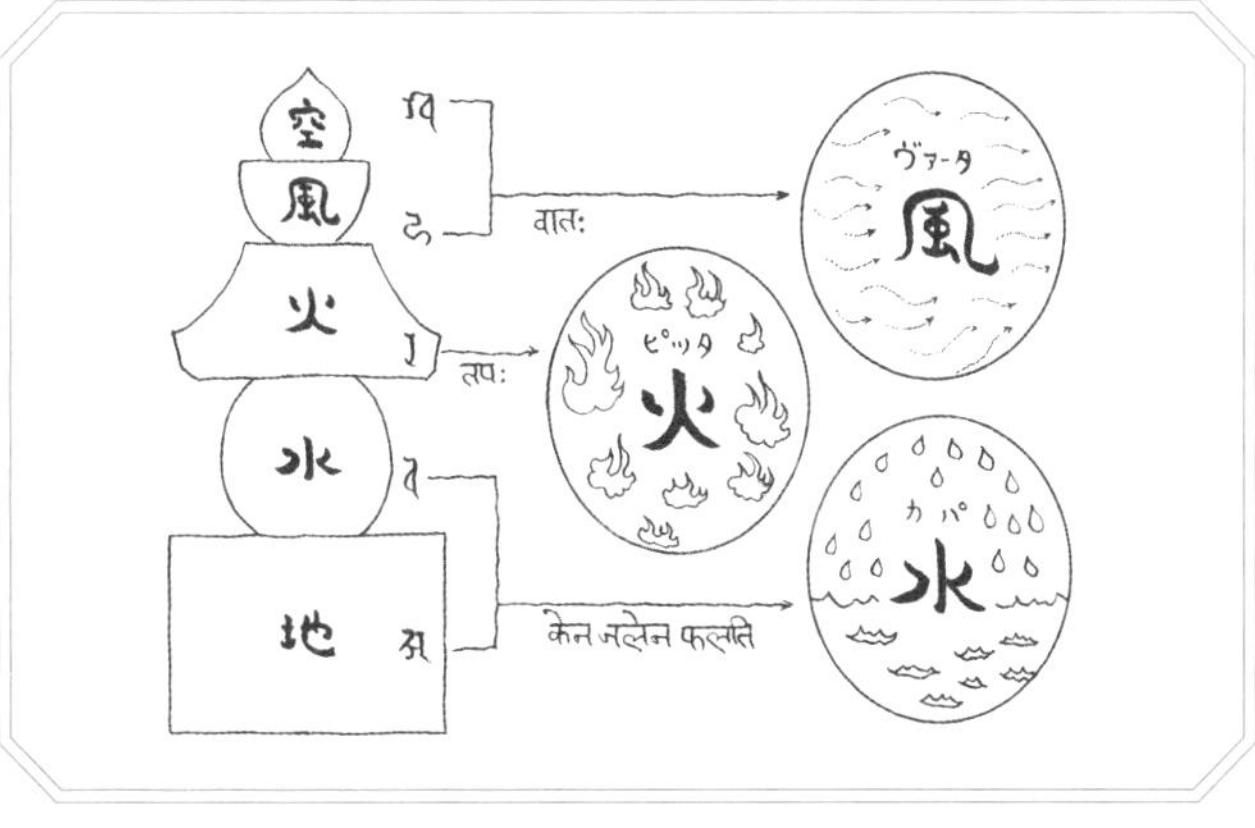

図2　三ドーシャ

日本の密教寺院に建つ五輪塔は、大宇宙と小宇宙を構成する五大元素をデザインしたもので、下から地水火風空。この五大元素は、三ドーシャに再編される。すなわち、空＋風＝ヴァータ、火＝ピッタ、水＋地＝カパ。サンスクリット語で、ヴァータ（vata）は「風」。ピッタ（pitta）は、tapas（熱）がギョウカイ用語のようにひっくり返ったもので、「火」。カパ（kapha）はkena jalena phalati（それはまさに水によって生じる）の略語で、「水」の原理である。伊藤 武

不変な三ドーシャの割合「プラクリティ」（図3）と食生活や季節、時間、年齢などにより、後天的に常に変化する三ドーシャの割合である「ヴィクリティ」の二つの概念があります。なお、プラクリティを決定する要素としては下記の四つがあります。

1. **お父さんのドーシャ**
2. **お母さんのドーシャ**
3. **お腹の中で育った時の環境**
4. **産まれた季節**

ドーシャ名	五大元素
ヴァータ	空+風
ピッタ	火(+水)
カパ	水+地

表2　ドーシャと五大元素

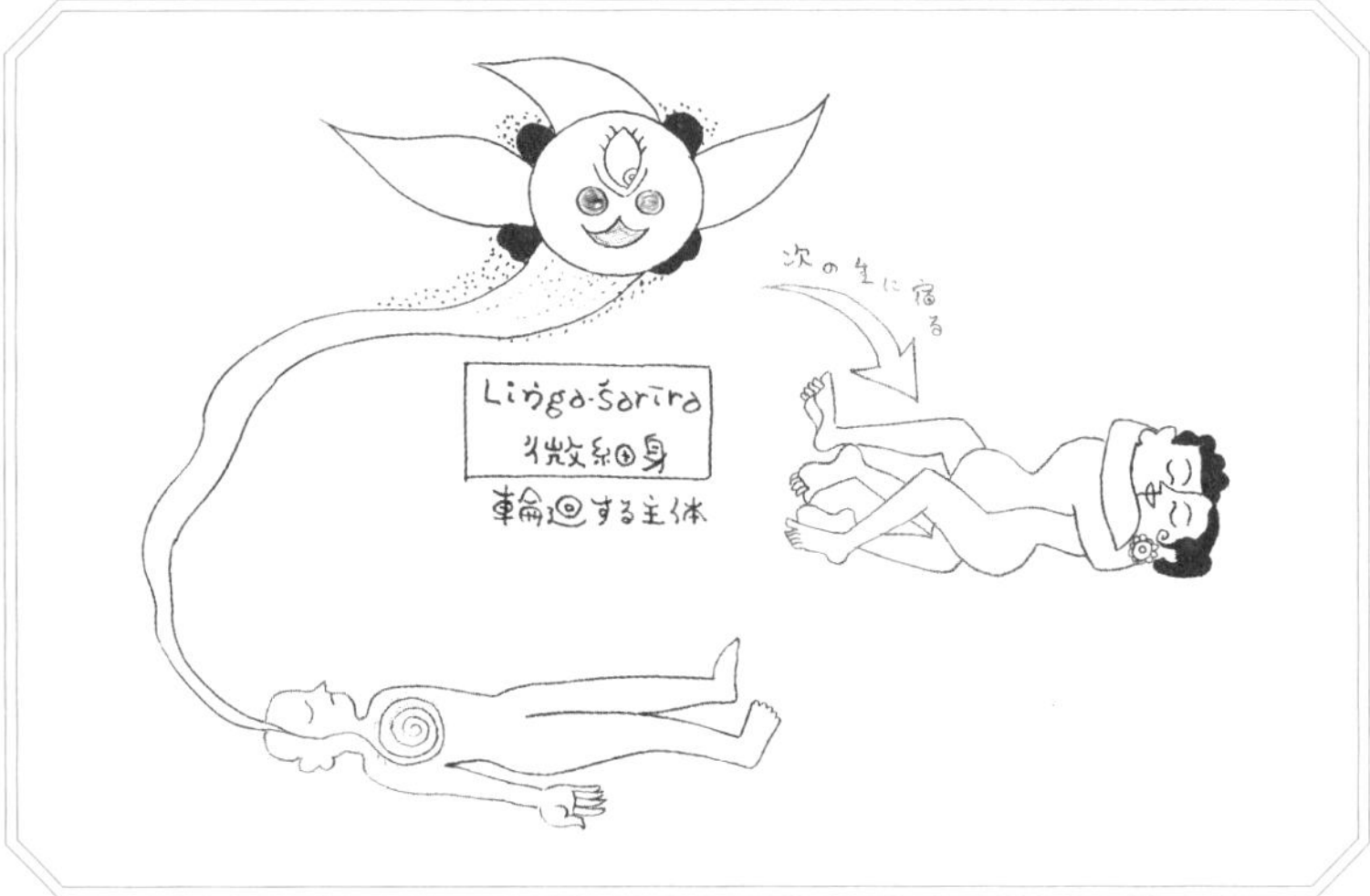

図3 プラクリティ

アーユルヴェーダは輪廻説を採る。アーユルヴェーダと形而上学を共有するサーンキヤ哲学によると、男女の精（精子と卵）、そして中有（死と再生の間）にある「微細身《リンガ・シャリーラ》」（霊魂のごときもの。ハタ・ヨーガの「微細身《スークシュマ・シャリーラ》」とは異なる）の三者が出会って初めて受胎となる。このとき受精卵に封じられる遺伝子の組成、いわばプラクリティ・コードは生涯変化しない。対しヴィクリティ・コードは刻一刻と変化する。伊藤 武アーユルヴェーダでは、生命が芽生えた瞬間（精子と卵子が受精した瞬間）から人生が始まると考えられています。したがって、わたしたちが後天的に変えていけるのはヴィクリティのみとなります。では、ヴィクリティとはいったい人生でどのような変化をしていくのでしょうか？

アーユルヴェーダでは、ドーシャを人生という長いスパンで見た場合、幼い頃は誰もがカパが多い時期だといっています。そして、加齢とともにピッタが増え、最終的にはヴァータに傾いていきます。このように、加齢だけでもわたしたちのドーシャは変わってしまうのです。さらに1日という短いスパンで見ると、朝の始まりはカパが多く、時間を経るにつれてピッタ、ヴァータと変化し、夜の始まりにはまたカパが多くなるというように循環していきます。こうした時間の変化に加え、ドーシャは食生活や環境や季節でも変化していくのが特徴です。では、そんなドーシャをどうやってチェックすればよいのでしょうか？

そこで、巻末に簡易的な「三ドーシャのバランスチェック」（p．286）をつけました。ドーシャを知ることで、病気を未然に防いだり、不調を改善したりすることができるようになります。ぜひ試してみてくださいね。以前ドーシャチェックを受けたことがある方も環境が変わったり、年齢を重ねたりした場合は、もう一度確認することをおすすめします。

三 自然と調和した生活でドーシャをととのえる

三ドーシャも五大元素と同様に互いに影響を与え合っています。実は、わたしたちも五大元素でできている自然の一部なのです。例えば、世界のどんな場所でも、必ず夜が来て朝になり、季節が移り変わります。こうしたドーシャの変化に応じて自然の一部であるあなたが季節に合わせた生活や食べものを取り入れれば、自然と調和して体調がととのいやすくなるはずです。反対にもしあなたが、一日中太陽の光が入らない空調をかけた部屋で加工食品ばかり食べていたら、少しずつ調子が悪くなってしまうことでしょう。ドーシャの変化に応じた生活を送るのがよいことなのは分かったけれど、なんか難しそう……。でも、そんなふうに考えなくても大丈夫。

北インド・ダラムサラにあるメンツィーカン（チベット医学暦法大学）でチベット医学の脈診の授業を受けた時のこと（p.201）。チベット医の先生はある生徒の脈を診て「正しい呼吸をするように」とアドバイスしました。正しい呼吸とはいったい？　生徒全員が、チベットの秘技を教わることができるのかと、前のめりになって先生の答えを待ちました。すると、それに気がついた先生は「空気がきれいな場所では、深く呼吸をしたくなるだろう？」とおっしゃいました。つまり、正しい呼吸法とは修練が必要なものではなく、本能に備わったものであり、何も特別なことはないのでした。生徒全員がハッとした様子になったことを覚えています。

ちなみに、自然と調和する際のポイントですが、どうしたら自分の心や身体が喜ぶのかを問うてみましょう。動物たちは自然との調和がとても上手なので、お手本にしてみるのもおすすめです。さて、ドーシャのととのえ方について簡単にお話ししましたが、ドーシャのバランスが実際に崩れてしまったらどうすればよいのでしょうか？

6

ドーシャを調整するグナという考え方

三ドーシャには、それぞれの質（性質）があります（表3）。ドーシャのバランスが崩れた時は、各ドーシャの質を参考にしながらドーシャをととのえる必要があります。そこで、わたしがドーシャのバランスをとる際に役立てているグナ（質、Guṇa、表4）という考え方を、紹介したいと思います。

アーユルヴェーダでは世界を「重い⇅軽い」というような相反する質の組み合わせであると考えていますが、グナには、「反対の質で減る」というルールがあります。このルールをうまく活用すれば、ドーシャのバランスを、ととのえることができます。とはいえ、「質はどうやって判断すればいいの？」といった疑問をお持ちの方もいるかもしれませんが、難しく考える必要はありません。

生活の中でアーユルヴェーダを取り入れる際はあなた自身が感じるままに質を判断してみてください。ちなみに、アーユルヴェーダでは、自分で感じる力を養うことも大切だとされています。積極的にこのルール

ドーシャ名	質
ヴァータ	乾燥性、軽性、冷性、粗性、微細性、動性（不安定性）
ピッタ	軽度油性、鋭性、温性、軽性、悪臭性、移動性、流動性
カパ	油性、冷性、重性、緩慢性、滑性、粘稠性、固定性

表3　ドーシャとグナ

を取り入れてみてくださいね。

では、イメージしやすいように具体例を挙げてみます。例えば、身体が重く感じたら、反対の質である軽さを増やします。そこで、食事の際は消化に負担がかかる脂っこい食べものを控え、消化しやすいものにしてみるとよいでしょう。こんな一工夫でドーシャのバランスをととのえることができます。

もし、重い質が増えていることに気づきながらも放置しておくと、元に戻すのが難しくなってしまいます。ちょっとしたバランスの崩れであれば食事や生活の見直しでととのえることができますが、バランスの崩れが深刻になると本格的な治療が必要になります。アーユルヴェーダでは、早めに気づいて対処するのが鉄則です。まとめとしてグナを活用する際のポイントをおさらいしておきましょう。

1．不調や不快を感じたら、その状態をもたらしているグナがどんなものかに気づく。

2．不調や不快に気づいたら早めに対処。その原因となっている質は減らし、反対の質を増やす。

重い（重性）	軽い（軽性）
遅い（緩慢性）	速い、鋭い（鋭性）
冷たい、冷やす（冷性）	熱い、温かい（温性）
油っぽい、すべすべ（油性）	乾燥（乾燥性）
滑らか（滑性）	粗い（粗性）
固体（固形性）	液体（流動性）
柔らかい（柔性）	硬い（硬性）
静か、不動（停滞性）	動く（動性）
小さい、微細（微細性）	大きい、粗大（粗大性）
純粋、不粘（清浄性）	粘ばる（粘稠性）

表4　グナの例

三〃 アーユルヴェーダの季節のとらえ方

伝統武術カラリパヤットゥのマッサージ修行をしていた時に滞在していたケララ州は、連日30℃を超える暑さでした。しかし、先述の通りインドには同じ時期でも地域によって激しい寒暖差があります。また、日本には四季があるように、インドには春・夏・雨季・秋・冬（涼季も含む）といった独特な季節（**図4**）の分類があります（本書では五季に再構成）。

そのほかにもインドでは、日本のような毎年決まった暦がありません。さまざまな暦が混在しており、新年や毎年恒例の祭も西暦上では毎年日程が変わっていくのです。今年の祭は7月末だけど、来年は8月というように……。実はこうしたインドの季節や暦の背景には生活している土地の環境や気候を重視するアーユルヴェーダの世界観が色濃く反映されています。このような環境に身を置くと、季節の変化に敏感になります。

例えば、小学生の頃のわたしは凍った水たまりを踏みながら学校に行くのが楽しみでしたが、最近は凍った水たまりをめっきり見かけなくなりました。また当時の夏は、水風呂で身体を冷やしながら、扇風機で暑さをしのいだものですが、最近は学校でもクーラーをかけ、職場でもクールビズが推奨されるほどの暑さになりました。こうした季節の変化は日本だけでなく、地球規模のものです。アーユルヴェーダをいっしょに学んだメキシコの友人は、「昔は暖かかった冬が、ダウンジャケットが必要なほど、寒冷化した」といっていました。わたしたちが代謝しているように、地球も変化し続けているのです。

　したがって、アーユルヴェーダを生活に取り入れる際は季節の変化を感じ取りながら、徐々に暮らし方も変えていくことが大切になります。

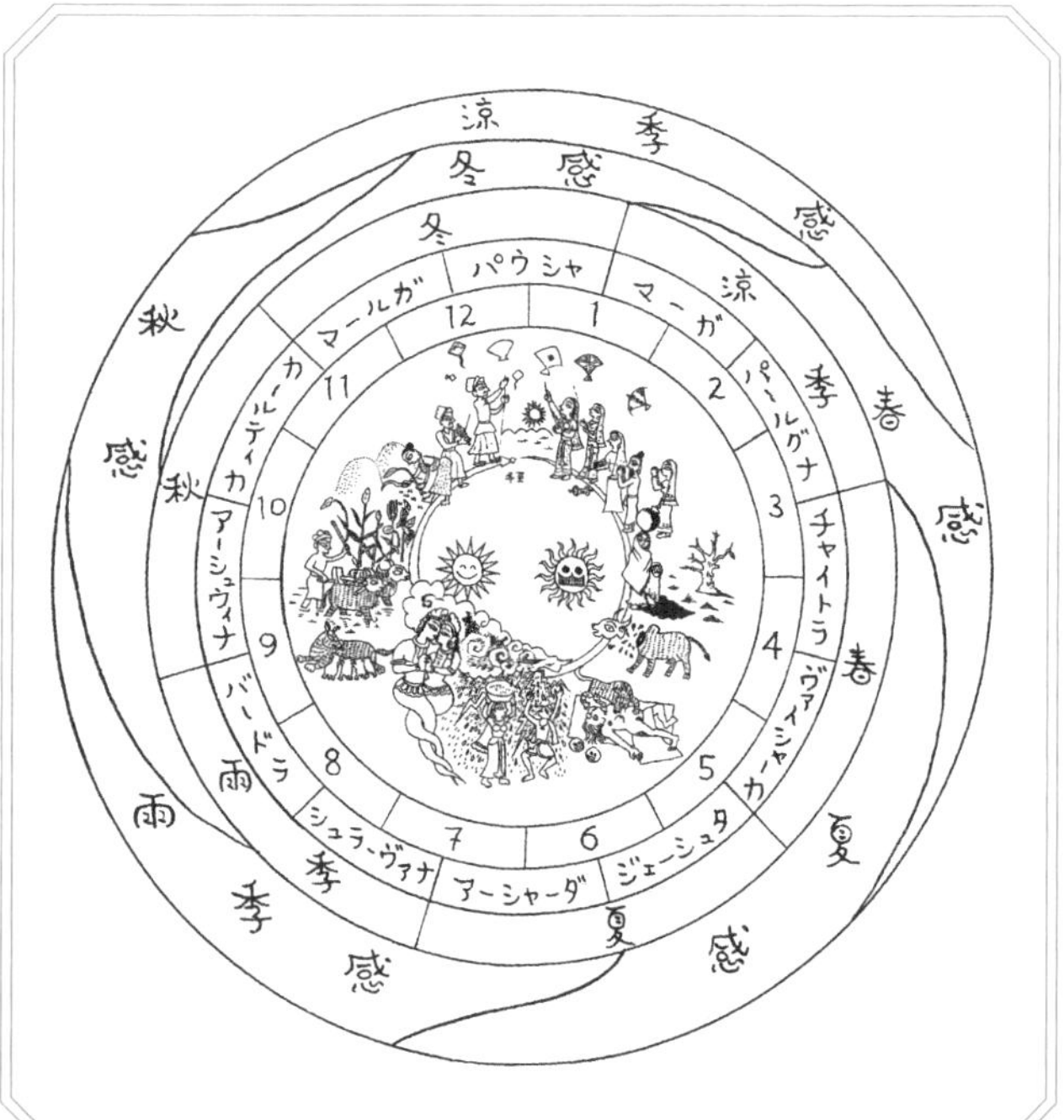

図4　ヒンドゥー暦
本書では春、梅雨、夏、秋、冬の五季に分類

アーユルヴェーダに基づいた食べものの選び方

まずは、食べものの味を想像してみましょう。みなさんはどんな味が思いついたでしょうか？　アーユルヴェーダでは、「甘・酸・塩・苦・辛・渋の6種類の味のバランスが大切だ」といわれています。ちなみに、味は五大元素に応じた質も持っています（表5）。

先述の通りアーユルヴェーダでは自分で感じることが大切になります。つまり、食材を自分の舌で味わって比較することが重要なのです。参考に古典の味別食材の例（表6）を掲載したのであなたの感覚と比較してみてください。

味	質
甘味	地＋水
酸味	火＋地
塩味	水＋火
苦味	空＋風
辛味	火＋風
渋味	風＋地

表5　味と五大元素

味	食材
甘味	あずき、甘草、ギー（p.224）、牛乳、ココナッツ、サトウキビ、はちみつ（p.092）、バナナ、ブドウ、緑豆（ムーングダール）など
酸味	アムラ（p.174）、ザクロ（図6）、タマリンド（図5）、バターミルク、マンゴー（図7）、ヨーグルトなど
塩味	塩
苦味	ターメリック（p.260）、なす、ニーム（p.097）、ビャクダン（p.230）、ベチバー（p.186）など
辛味	アサフォエティダ（ヒング、p.297、図8）、黒胡椒（p.146）、長胡椒（p.146）、生姜（p.141）など
渋味	未成熟のデーツなど

表6　古典の味別食材の例

また、アーユルヴェーダでは食事のバランスをとても重視しています。例えば、朝ごはんが甘いパンとフルーツにヨーグルトで、昼ごはんはサラダがメインといった食事の場合、甘いものや乳製品、冷たいものの割合が多くなりがちです。そこで、夜ごはんは、苦味や渋味のある野菜や味噌汁のような温かくて栄養たっぷりの汁ものを摂るように心掛けてみるとよいでしょう。

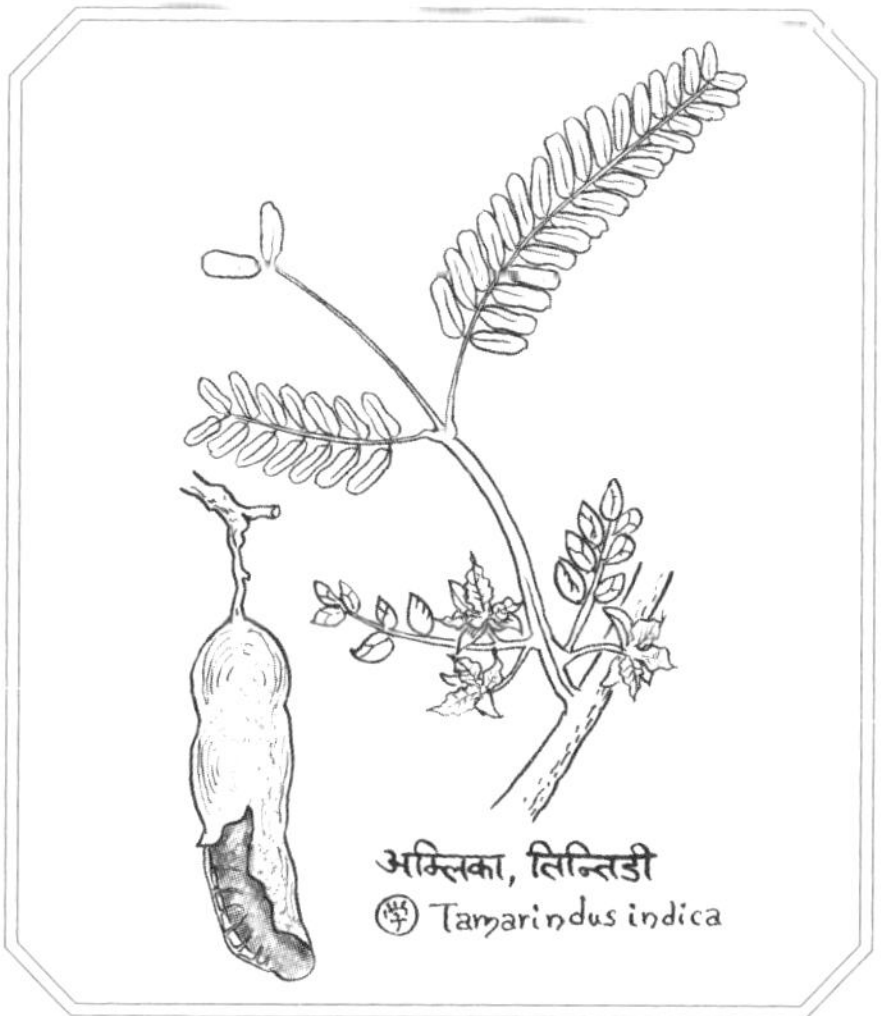

図5　タマリンド

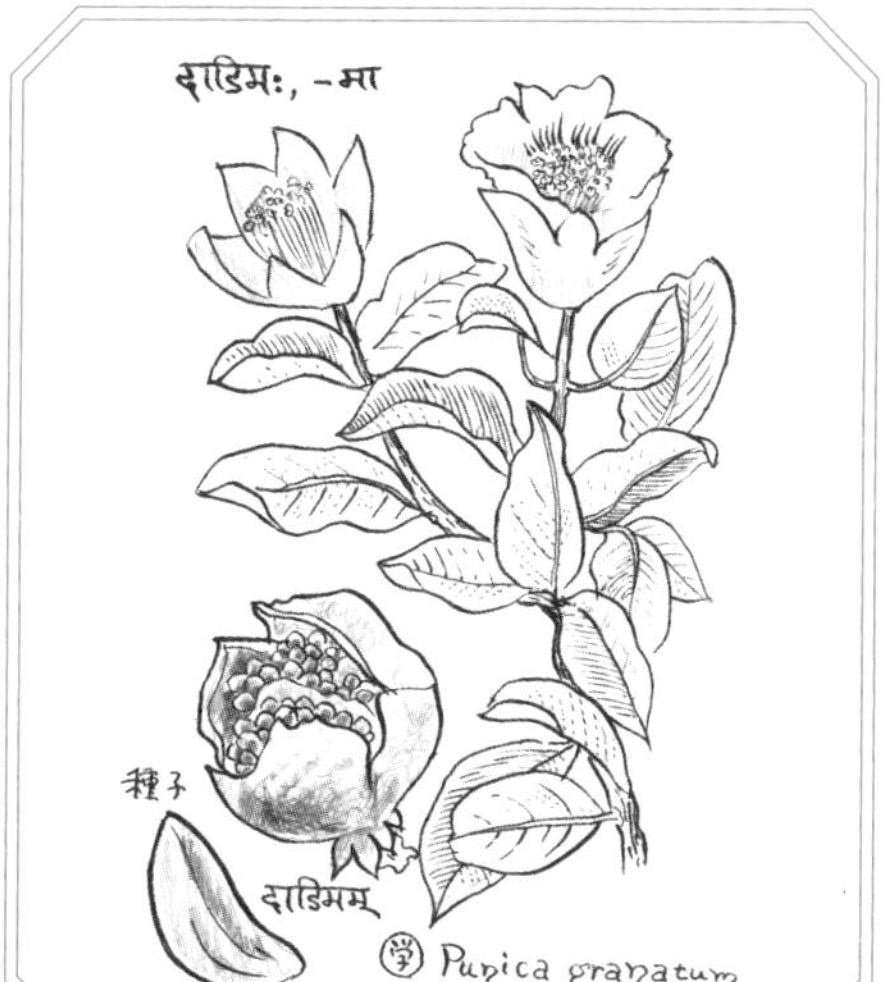

図6　ザクロ

献立を考える際は主菜と汁物をベースにすると簡単です。おかずだけでお腹をいっぱいにするよりも自然と減塩になりますし、主菜や副菜を調整することで味のバランスも保つことができます。体調がよい時（消化力が強い時）は、具材を大きめに切って歯ごたえを残したり、肉類を多めにして、変化を加えたりするのもおすすめです。消化力が落ちている時や元気がない時は白飯の量を減らしてよく噛んだり、白飯を味噌汁に入れたりして雑炊にしてみましょう。

インドでは地方によって主食が異なりますが、どの土地の人でも好んで食べる消化によい豆

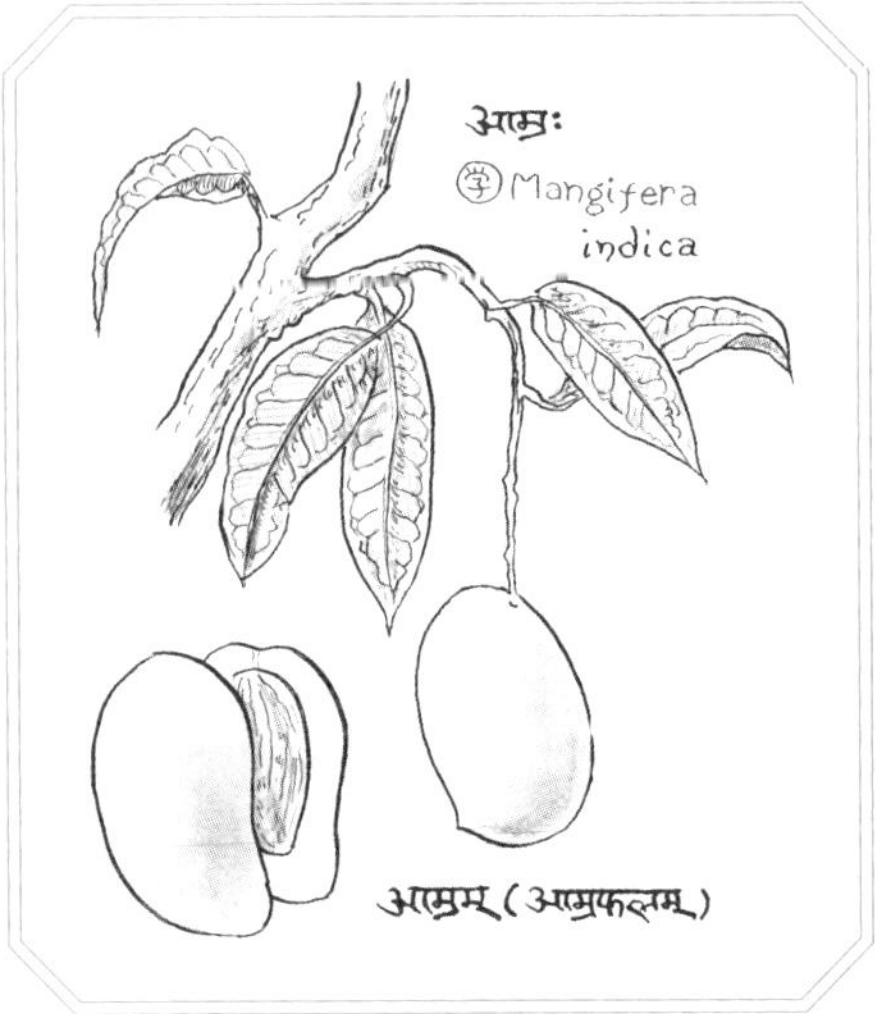

図7　マンゴー

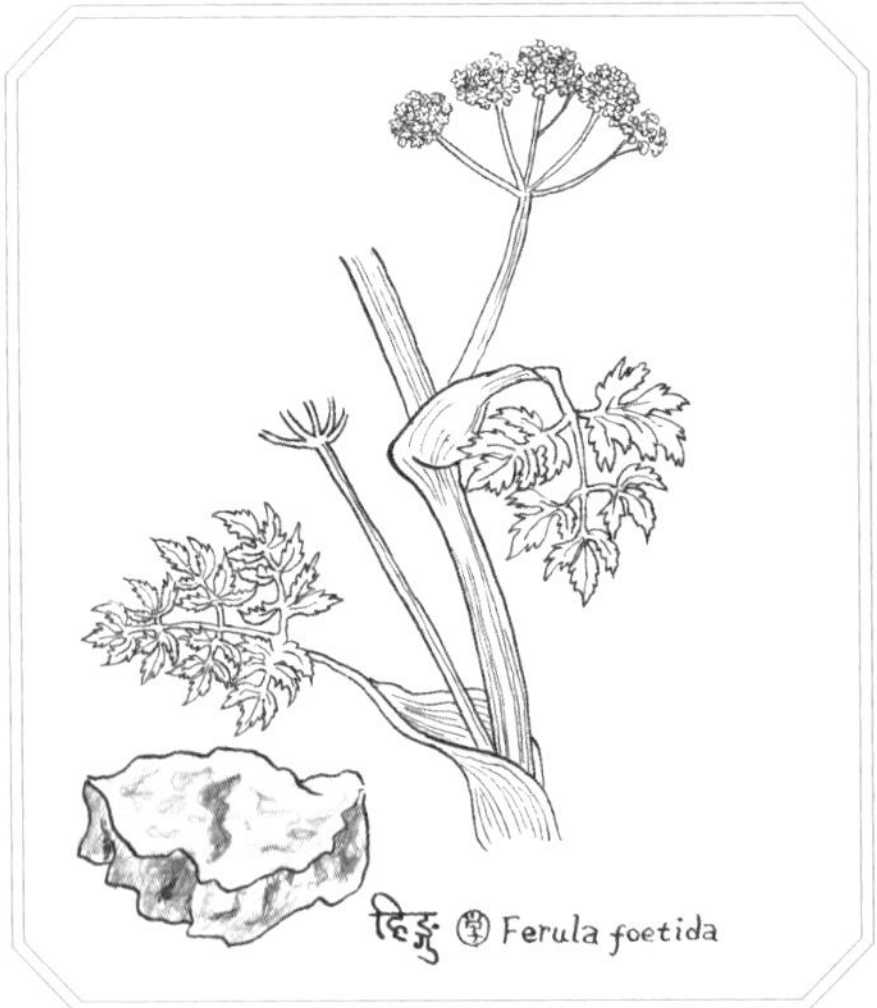

図8　アサフォエティダ

カレーがあります。例えば、南インドでは野菜いっぱいの「サンバル」（図9）という豆カレーが食べられています。サンバルは気どらないインドの日常食なので、友人宅を訪問すると実際に白飯と組み合わせたサンバルライスをご馳走になることもあります。

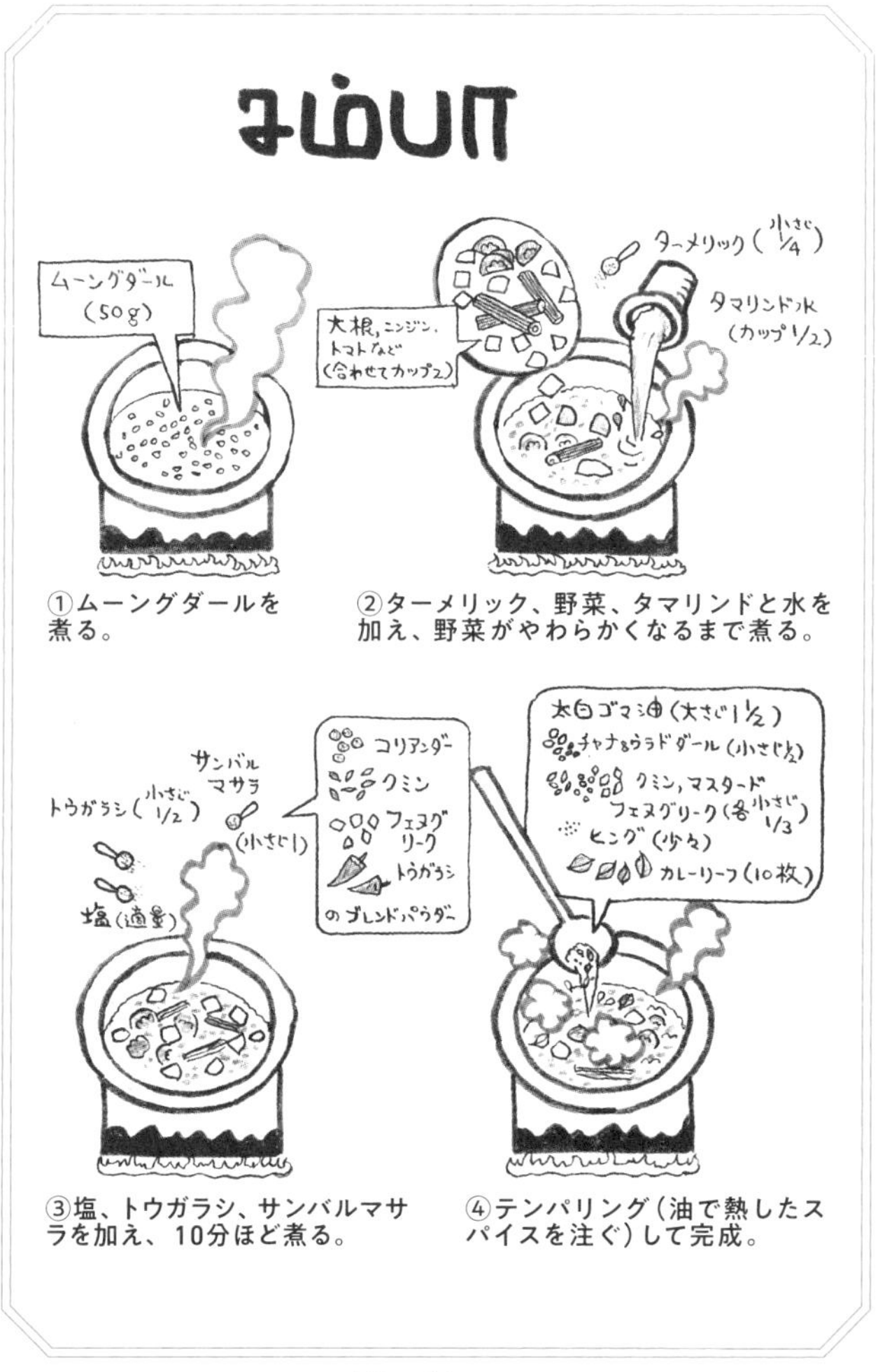
ムーングダール（50g）
大根、ニンジン、トマトなど（合わせてカップ2）
ターメリック（小さじ1/4）
タマリンド水（カップ1/2）
①ムーングダールを煮る。
②ターメリック、野菜、タマリンドと水を加え、野菜がやわらかくなるまで煮る。
サンバルマサラ（小さじ1）
トウガラシ（小さじ1/2）
塩（適量）
コリアンダー
クミン
フェヌグリーク
トウガラシ
のブレンドパウダー
太白ゴマ油（大さじ1 1/2）
チャナ&ウラドダール（小さじ1/2）
クミン、マスタード
フェヌグリーク（各小さじ1/3）
ヒング（少々）
カレーリーフ（10枚）
③塩、トウガラシ、サンバルマサラを加え、10分ほど煮る。
④テンパリング（油で熱したスパイスを注ぐ）して完成。

図9　サンバル

一方、北インドでは、胃が疲れた時に、「ダルタドカ」（図10）という豆カレーとチャパティやライスを組み合わせたものなどを食べています。アーユルヴェーダでは緑豆（ムーングダール）をもっとも消化しやすい豆と考えているので、病院の食事や家庭料理でもよく登場します。

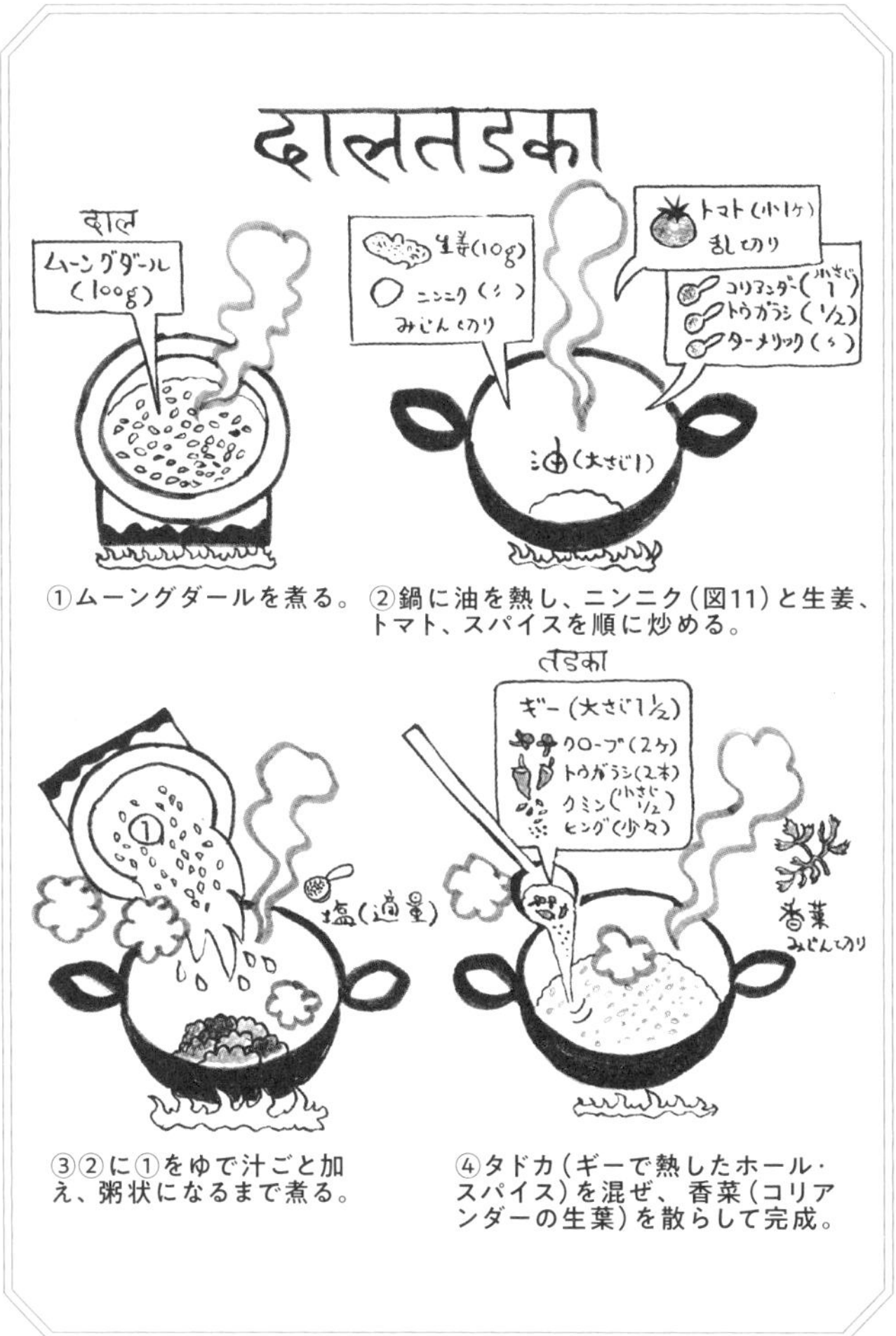
दालतड़का
दाल
ムーングダール（100g）
生姜（10g）
ニンニク（〃）
みじん切り
トマト（小1ケ）
乱切り
コリアンダー（小さじ1）
トウガラシ（1/2）
ターメリック（〃）
油（大さじ1）
①ムーングダールを煮る。
②鍋に油を熱し、ニンニク（図11）と生姜、トマト、スパイスを順に炒める。
तड़का
ギー（大さじ1 1/2）
クローブ（2ケ）
トウガラシ（2本）
クミン（小さじ1/2）
ヒング（少々）
①
塩（適量）
香菜
みじん切り
③②に①をゆで汁ごと加え、粥状になるまで煮る。
④タドカ（ギーで熱したホール・スパイス）を混ぜ、香菜（コリアンダーの生葉）を散らして完成。

図10　ダルタドカ（二人分）

もし、メニュー選びに困ったら、まずそれぞれの食材や調理法が持つ質や味をイメージしてみましょう。なお、あなたのドーシャを考慮した食材選びをするのもおすすめです（表7、表8、温性・冷性食べものリスト、p.293）。

それでも分からない時は、旬の食材をおいしく頂きましょう。旬の食材は自然とドーシャを調整してくれるものが多いので季節ごとの旬の食べものリストを参考にしてみてください。

とはいえ、食べものリストはあくまでヒント。食べたいものを我慢してリストに縛られるのは本末転倒です。リストでおすすめされていない食材であっても控えめにし、体調や消化力に問題がなければ、時々食べても問題はあ

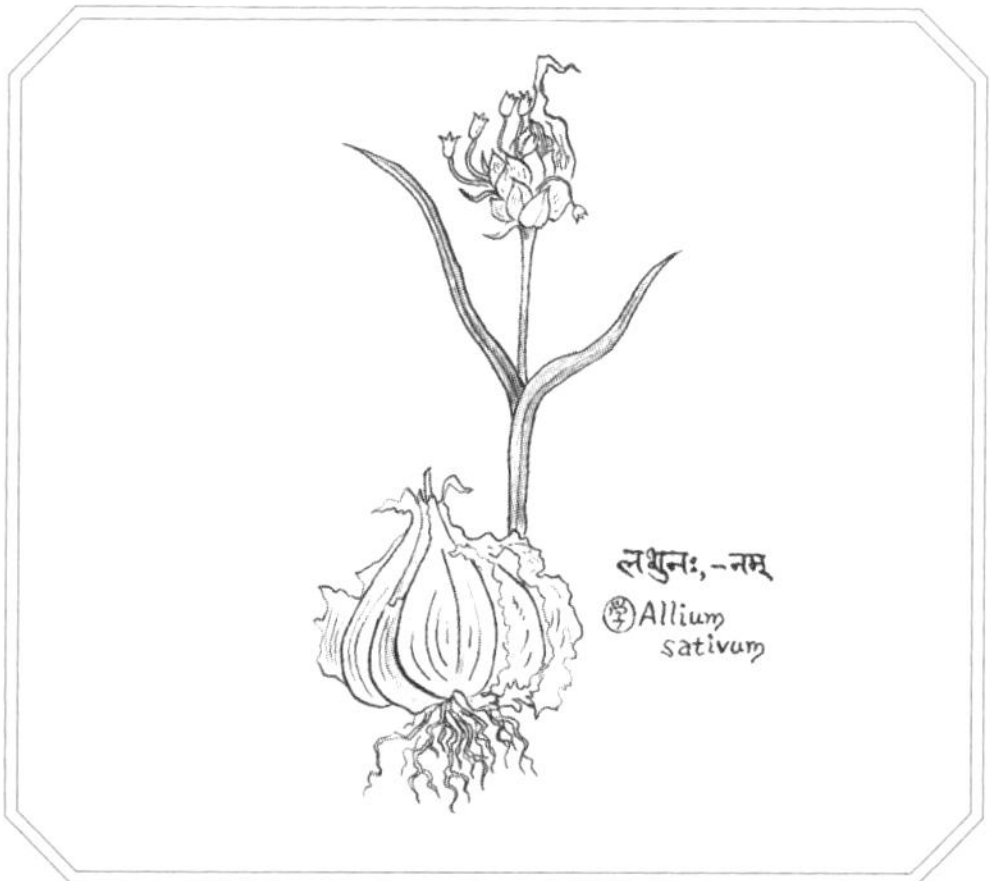

図11　ニンニク

ドーシャ名	減らす	増やす
ヴァータ	甘味・酸味・塩味	苦味・辛味・渋味
ピッタ	渋味・苦味・甘味	酸味・塩味・辛味
カパ	苦味・辛味・渋味	甘味・酸味・塩味

表7　ドーシャと味

味	質
甘味	冷性
酸味	温性
塩味	温性
苦味	冷性
辛味	温性
渋味	冷性

表8　味と温冷

りません。何よりも重視すべきは食事のバランスです。

人間は動物と同じように本能的に必要な食べものが分かるようになっているはずですが、それは心と身体のバランスが備わっている時に限定されます。わたしたちの身の周りには「あっちのほうがおいしそう」「〜限定」など、感覚をぐらつかせる誘惑が無数にあります。加えて、すでにドーシャのバランスが崩れてしまっている時は、そのバランスをさらに悪化させる食べものを無性に欲することすらあります。実はドーシャには、もともとなにも対処しなければ偏ってしまう性質があります。どの季節でも味や質を意識してバランスが崩れる前にドーシャを調整することが大切なポイントになります。

9
アーユルヴェーダにおけるトリートメントとは？

「アーユルヴェーダを知っていますか？」と尋ねると「額にオイルを垂らすあれですよね？」という返事を頂くことが多いです。それはシローダーラ（Śirodhāra、図12）と呼ばれるトリートメントで、脳のマッサージや究極のリラックス法と表現されることもあります。額から頭にかけて、45〜90分ほど液体を垂らし続けます。

p.051では、「足りないものを補い、多過ぎるものを減らす」という基本的な考え方を紹介しましたが、現地の病院で行われているシローダーラは、頭に熱が多い人には牛乳の持つ冷やす作用を用いたり、不安を抱えている人には心が落ち着く薬草入りの温かいオイルを使用したりしていました。このようにシローダーラをはじめとするトリートメントでは、液体の種類や温度を患者さんの症状や体質によって調整します。

そのほかにも、病院で行うトリートメントには、オイルを身体に浸透させる方法やマッサージ、薬草ペーストの湿布、蒸気を使った発汗、下剤、浣腸、蛭を使った瀉血法などがありました。インドでは、アーユルヴェーダ医の豊富な知識や経験をもとに、薬や生活習慣などを組み合わせて治療を組み立てていきます。本格的なトリートメントを受けるとなると、長期入院が必要になり、時間だけでなく相応のお金もかかってきます。もちろんそれができればベストですが、これではすべての人が治療を受けられなくなってしまいます。

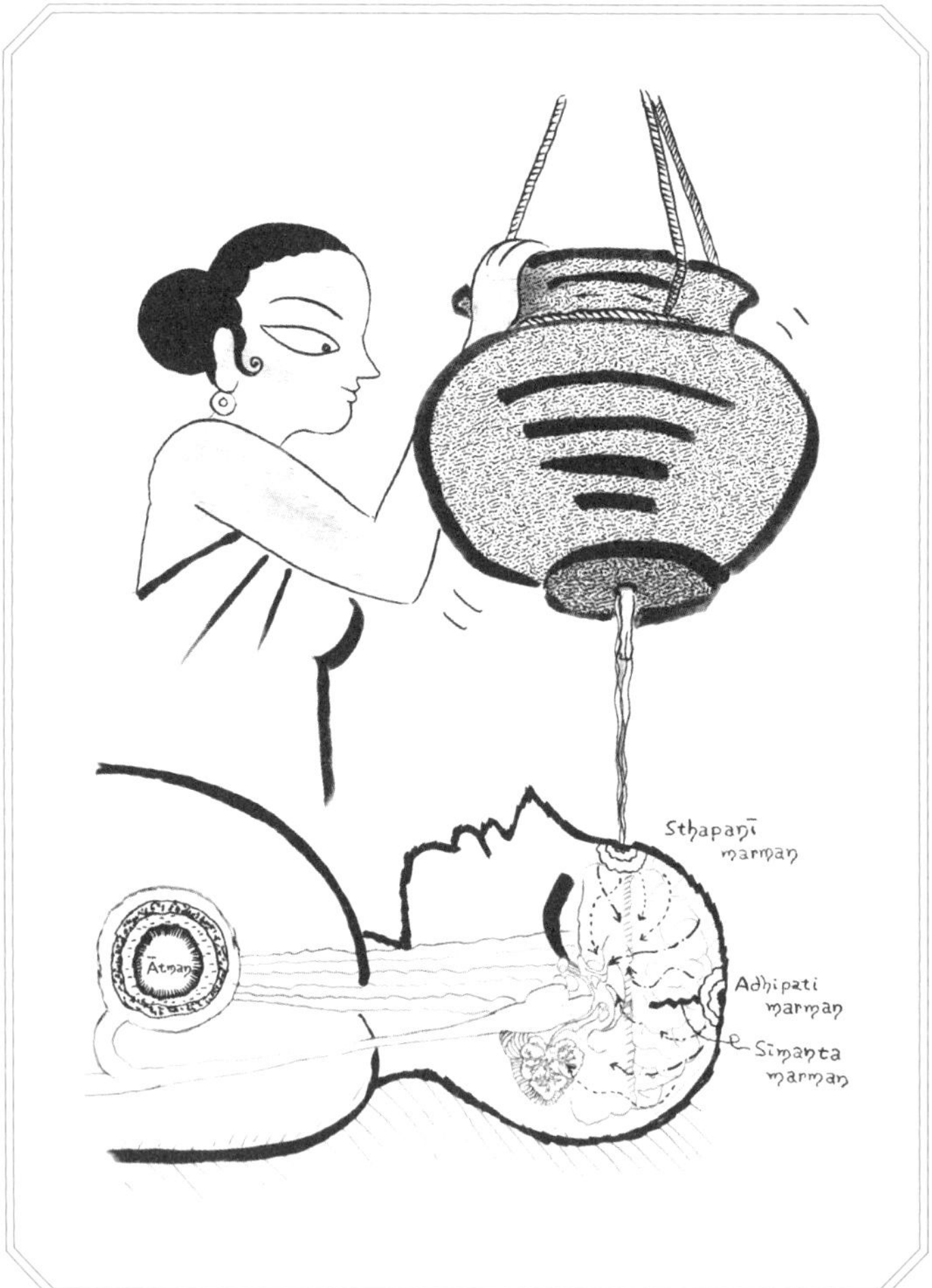

図12　シローダーラ

そこで、本書を通してアーユルヴェーダには自分でできることがたくさんあることを知って頂きたいと思います。わたしたちの身の周りにはトリートメントに活用できる自然が溢れていますし、手に入るものもたくさんあります。

必要があれば本格的な素材をインドから取り寄せることも可能です。実は、インドのアクセスが悪い地域よりも、日本のほうが素材を入手しやすいくらい環境が充実しているのです。まずは身近にあるものを活用しながら、自分でトリートメントしてみるとよいでしょう。

セルフケアの際の注意点

・病気の治療中または薬を飲んでいる方は、セルフケアが症状に影響する場合があります。必ずかかりつけ医や薬剤師に相談してから行ってください。

・新しいセルフケアを試す際は、生理中や妊娠中を避け、必ず体調がよい時を選ぶようにしましょう。また、身体の反応をチェックするためにパッチテストなどをすると安心して行うことができます。

・セルフケアで調子がよくならない、もしくは合わないと感じた時はすぐに中止してください。

パッチテストの方法

・腕の内側のやわらかい部分を洗い、10円玉程度の大きさでセルフケアに用いる素材を塗布する。痒みや赤みなどの異常が出る場合は使用を控える。

第2章

春

Vasanta《ヴァサンタ》

インドの春

日本が温暖な春を迎える頃、インドには猛烈な暑さがやってきます。インドにはたくさんの祭がありますが、春といえばヒンドゥー教の「ホーリー」という祭が有名です。色とりどりのパウダーや水をかけ合い、服の汚れなんか気にしていられないほど、すべてがカラフルに染まります。日本でも西葛西のリトルインディアなどで体験することができるので、気になる方は情報をチェックしてみてくださいね。

カラリパヤットゥの師匠に挨拶に伺った3月のある日のこと。師匠から近所のお寺で行われる「テイヤム」(Theyyam、**図13**)という祭に誘われました。この祭はケララ州北部からカルナータカ州南部にまたがるマラバール地方で数千年前から続いており、400種類を超える演目があります。

この日のテイヤムは、早朝から執り行われる予定だったので、前日から師匠宅に泊まることになりました。明日の本番に備え、ご馳走を頂き、眠る時間になったので、1階の師匠一家の寝室とわたしが泊まる2階の部屋にそれぞれかんぬき式の鍵をかけます。蒸し暑い1日を終え、就寝前にオイルを全身に塗り、シャワーを浴びようと蛇口をひねるとなんと水が出ません!

タンクの水がなくなってしまったようです。タンクの水を吸い上げるポンプのスイッチがあるのは鍵がかかった師匠たちの眠る1階……。師匠にご迷惑をかけるのもいけないので、シャワーは諦め、油まみれの身体を拭いて寝ることにしました。すると、今度は天井のファンが止まってしまいました……。停電のようです。外から風を入れて暑さをしのごうと窓を開けても風一つなく、身体中に膜が張っているかのようないたたまれぬ暑さの中で一夜を過ごしました。

しかし、朝になり、タンクに水が供給され、ようやく汗だくでオイルまみれの身体をシャワーで洗い流すと、不思議と一気に心身が生き返るのを実感することができました。ちなみに、インドには寺に参拝する前に水浴びをして身を清める習慣があるの

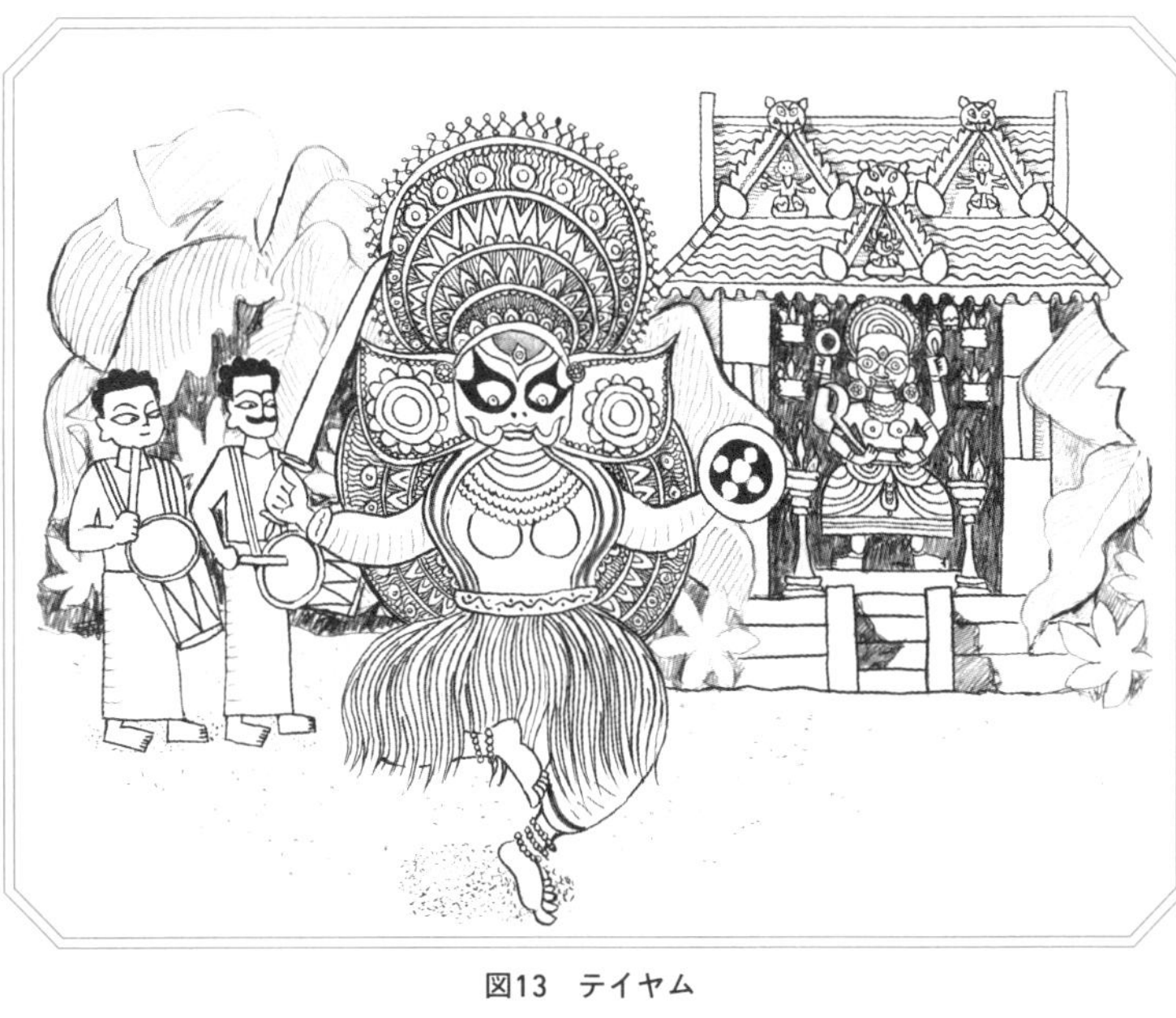

図13　テイヤム

ですが、この水浴びには単に汚れを洗い流すだけでなく、心身をリフレッシュさせる効果があります。

すっきりした気分でテイヤムに行くと、すでに多くの人が集まり、チェンダという打楽器の音が場を盛り上げています。そして、暗がりの本堂の前には大きな火が焚かれ、メラメラと赤く力強い炎が燃え盛っています。舞台に目をやると、「ポッタン」（Pottan、図14）という神様が、炎の上に寝そべったり、高いハシゴをかけのぼったり、飛び降りたりと、激しく踊っていました。

これを見た子供たちは恐れおののき、キャーキャー叫びながら逃げ回っています。寺は大勢の観客の熱気に包まれていましたが、燃え盛る炎が重だるいインドの蒸し暑さを燃やし尽くしているようで、なぜか爽快な気分でした。

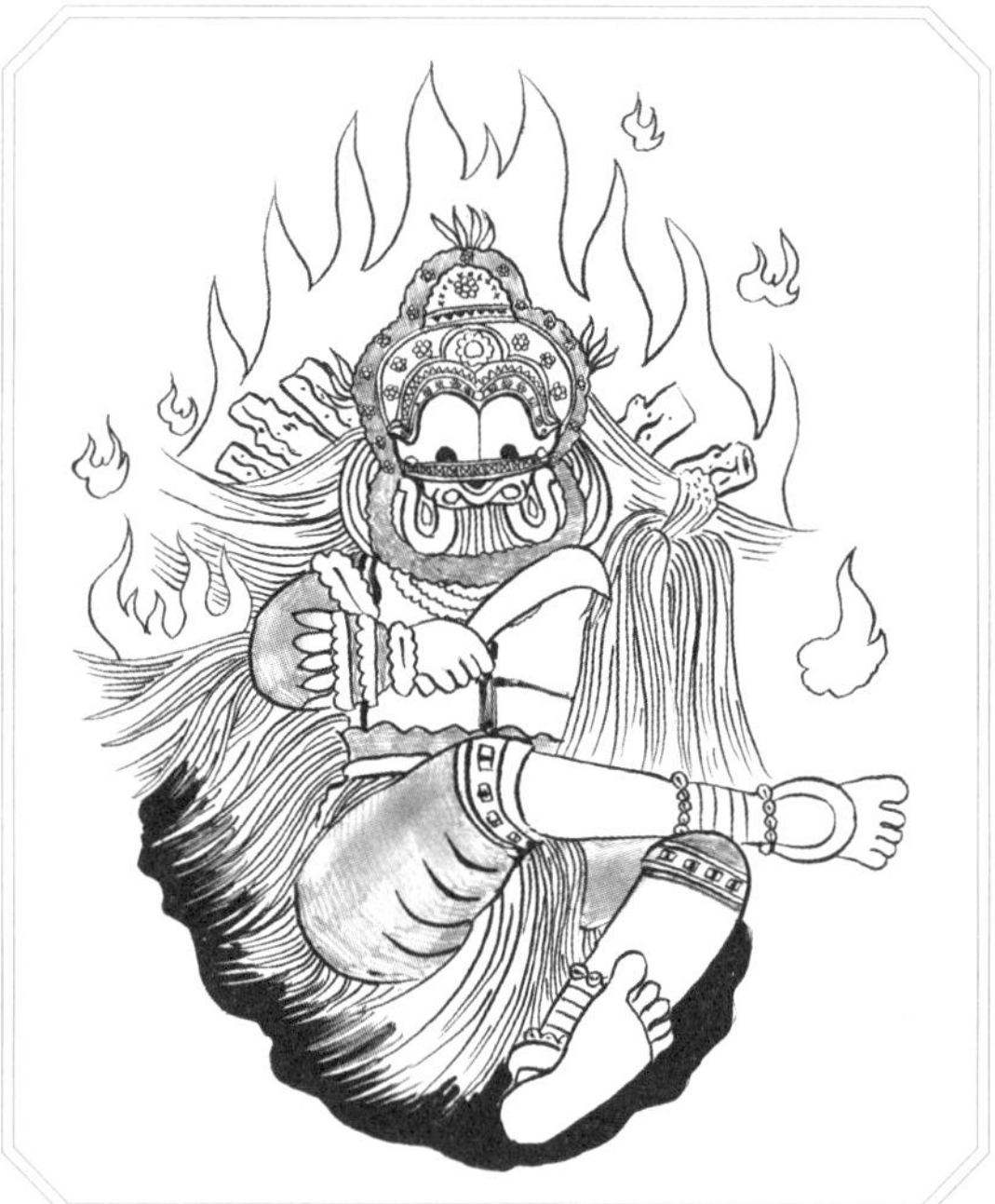

図14　ポッタン

2

春の特徴

冬から春になる季節の変わり目は、急に暖かくなったり、寒さが戻ったりを繰り返します。しかし、梅の花が咲く頃には春の訪れを強く感じ、桜が咲く頃には本格的に暖かくなります。そして、枯れ木のように見えていた木々には、淡い緑のやわらかな葉っぱが顔を出し、少しずつこの世界に慣れていくように濃い緑色に変わっていきます。ぽかぽか陽気の中、色が増えていく世界。

そんな春は、うつらうつらと眠くなったり、ぼーっとしやすくなったりします。自然の摂理なので仕方がありませんが、寝過ぎたり、ダラダラと食事をしたり、動かずに過ごしたりしていると、悪い影響が出やすくなります。

春の質

ぽかぽか　暖かい　肌寒い　風が強い　芽生える　重い　ダラダラ　雪解けなど

③ 春の過ごし方

春がぽかぽかと暖かいことを、快適に感じる方は多いのではないでしょうか？　春を快適に感じる方は、その気分を楽しんでＯＫ。冬の寒さの後に訪れた春の気持ちよさを思う存分満喫しましょう。ピクニック、お花見などもいいですね。

一方で、肌寒さを感じた時は体温を補えるようにしておきましょう。外出の際は羽織りものや靴下を携帯するなどして温度を調整します。また、折り畳みが可能なショールなどは、直接風が当たらないように身体を覆ったり、首元に巻けば呼吸器の冷えを防いでくれるので1枚携帯しておくとよいでしょう。なお、指を濡らして風向きを読んで強風を避けるルートを探してみるのもおすすめです。

春に心身の重さや気持ちがだらけるのを感じた時は、軽い、鋭い、動くなどのグナを増やすと効果的（P.063）。窓を開けて空気を入れ替えたり、掃除をしたり、ピリッと辛くて温かいスープなどを飲むだけでも心身の変化が実感できると思います。この心身の重さや気持ちのダラダラ感はカパの質といえます。『アシュターンガ・フリダヤム』では、「寒い季節に蓄積したカパは、太陽の熱により液化し、『アグニ』の火を消してしまう」といっています。ちなみに、アグニとは「消化を司る火」を指します。体内でこの火のはたらきが弱まると、病気などを生じるといわれています。つまり、カパが蓄積すると、消化不良、倦怠感、過眠、肥満など、さまざまな症状を引き起こします。春になったら、カパを早めにケアすることをおすすめします。

カパ体質の人やカパの質が増えた時は、ものを溜め込みがちになるので、部屋を整理するのもおすすめです。適度な空間ができると、風通しがよくなり、動く力がはたらきやすくなります。なお、アーユルヴェーダでは、「互いに作用し合っている」という考え方があるので、例えば、心がモヤモヤした時は反対に身体を積極的に動かすようにすると、心の澱みが流れやすくなります。でも、運動なんて大変……。そんな時は鏡をピカピカに拭いたり、明るい時間に散歩したりしてみましょう。日常生活に動きが出るのが実感できますよ。

4 春の食べもの

旬の食べものにはエネルギーがいっぱい。お財布にも健康にもやさしいありがたい存在。この素晴らしい自然の恵みを活用しない手はありません。

旬の食べものは自然にドーシャのバランスを調整してくれます。日々の食事に取り入れてみましょう。まずは生産者直売所、八百屋さん、魚屋さん、漁港などで旬の食べものを探してみてください。ちなみに、売場でたくさん売っている新鮮な食べものが旬の可能性が高いです。

春の食材売り場は野菜がたくさん並び華やかです。寒い大地の中で育ち、ひょっこりと芽を出したばかりのふきのとうなどの山菜類、新じゃがいも、春キャベツ、新玉ねぎなど、この季節の野菜ならではのみずみずしさも味わえます。

もし、旬のものが分からなければ、お店の人に尋ねてみると、おいしい食べ方も教えてもらえるでしょう。

春が旬の食べもの

野菜・きのこ……アスパラガス、うど、カリフラワー、きゅうり、グリーンピース、香菜、生姜、新ごぼう、新じゃがいも、新玉ねぎ、ズッキーニ、せり、セロリ、そら豆、大根、たけのこ、トマト、長ねぎ、なす、菜の花、にら、にんじん、パセリ、春かぶ、春キャベツ、ピーマン、ふき、ふきのとう、ブロッコリー、もやし、よもぎ、レタス、わらびなど
果物・木の実……あまなつ、いちご、いよかん、オレンジ、キウイ、スイカ、夏みかん、パパイヤ、びわ、マンゴー、メロンなど
魚介・海藻……あさり、あじ、いか、うに、えび、かつお、かに、かれい、こんぶ、さざえ、しじみ、しらす、のり、ひじき、ひらめ、ふぐ、ぶり、ほたて、まだい、もずく、わかめなど

三　春の献立

わたしの頭に浮かんだ春の献立は、あさりのクラムチャウダー、ふきのとうの天ぷら、うどのきんぴら、ベーコンと煮込んだ皮付きそら豆など。春にいつもより多めにしたい味は、カパを減らす苦味・辛味・渋味です。一方、控えめにしたい味は、カパを増やす甘味・酸味・塩味になります。「春の過ごし方」でカパの影響が出やすいと紹介しましたが、カパが持つ油性、冷性、重性、緩慢性、滑性、粘稠性などの質を調整する献立にすると対処できます（p.062）。

それでは、どういった調理法がカパのバランスをととのえるのか具体的に考えてみましょう。以下のQ1のうちカパを減らす献立は1と2のどちらでしょうか？

Q1

1. チーズたっぷりグラタン

2. 春野菜のスパイスロースト

A1

カパには重性（p.063）という質があるので、反対の軽性でバランスをとりたいですが、チーズグラタンに含まれる乳製品のほとんどが消化に時間がかかる重性の食材です。したがって、トッピングのチーズや生クリームのソースなどは春の献立にはおすすめできません。食べたくなった時は春が旬のブロッコリーなどの野菜、カパを減らす苦味や渋味の食材などを入れて、乳製品の割合を減らしてみましょう。

A2

ローストは、カパの持つ油性を使わずにつくれるおすすめの調理法です。そして、この献立にはスパイスが入っているのもポイント。スパイスの大半は温性で辛味や苦味を感じるものが多いので、カパにとっては積極的に取り入れたい食材です。カパの冷性を抑える黒胡椒などの温性のスパイスをリスト（p.294）から選ぶとなおよいでしょう。また、さっと焼いたり、蒸したりするのもカパにおすすめの調理法です。

続いて、もう一問。以下のQ2のうちカパにおすすめなおやつは、1と2のどちらでしょうか？

Q2

1．せんべい
2．クッキー

A1

カパには油性があるので、せんべいのような油分を含まないカラッとしたおやつはおすすめです。ただし、カパはもともと消化に時間がかかりやすく、三ドーシャの中でもっともおやつを必要としないといわれています。そのため、よく噛んで少量に留めておきましょう。甘味・酸味・塩味はカパを増やす味なので、味付けは濃すぎないものを選び、揚げせんはなるべく避けましょう。

A2

小麦粉、バター、砂糖をたっぷり使ったクッキーは、油性や甘味をたくさん含んでいるので、カパにはおすすめできません。食べたい時は、量を少なくしたり、乾燥の質を持つレーズンなどのドライフルーツを少量用いて甘味を出したものや生姜などカパにおすすめの辛味や温性のスパイス（p.294）入りのものを選んだりしてみましょう。

6 春のトリートメント

食べものでカパを調整できるように、トリートメントという身体の外側からのアプローチでもカパを減らすことができます。冷たいコップに温かい飲みものを注ぐとコップも温まるように、身体の内外は互いに作用し合っているのです。アーユルヴェーダでは、毎日マッサージすることが推奨されていますが、オイルを使う場合と使わない場合があります。カパは油性の質を持っているため、オイルを使わないマッサージを積極的に取り入れてみましょう。

とはいえ カパには絶対にオイルを使わないというわけでもありません。治療に用いられるオイルの中には、カパを下げる作用を持つものもあります。一方で、動く、速いというカパとは反対の質を活用したマッサージが行われることもあります。

アーユルヴェーダでマッサージが、重要なことは分かったけれども、自分でやるのは難しそう……。実は、そんなことはありません。身近にあるものを活用した春におすすめのトリートメントを紹介します。

①手軽にできる　乾布摩擦

カパを下げるトリートメントとしておすすめしたいのが乾布摩擦です。手軽にマッサージと同様の作用を得られます。乾布摩擦に使用する布は、古くなった手ぬぐいなどでＯＫ。布はある程度長さがあるほうがおすすめです。無理なく背中に届き、適度な負荷も加わるのでちょっとした運動にもなります。注意点としては、肌を傷める恐れがあるので、最初はやさしく擦ってみましょう。ちなみに、痒みがある人、傷がある人は症状が悪化する恐れがあるのでおすすめできません。

乾布摩擦は全身に行うのがベストですが、時間がない時は、胸から喉の辺りを中心に擦ってみましょう。なぜかというと、身体には三ドーシャのそれぞれを、主に含んでいる部位（**図15**）がある

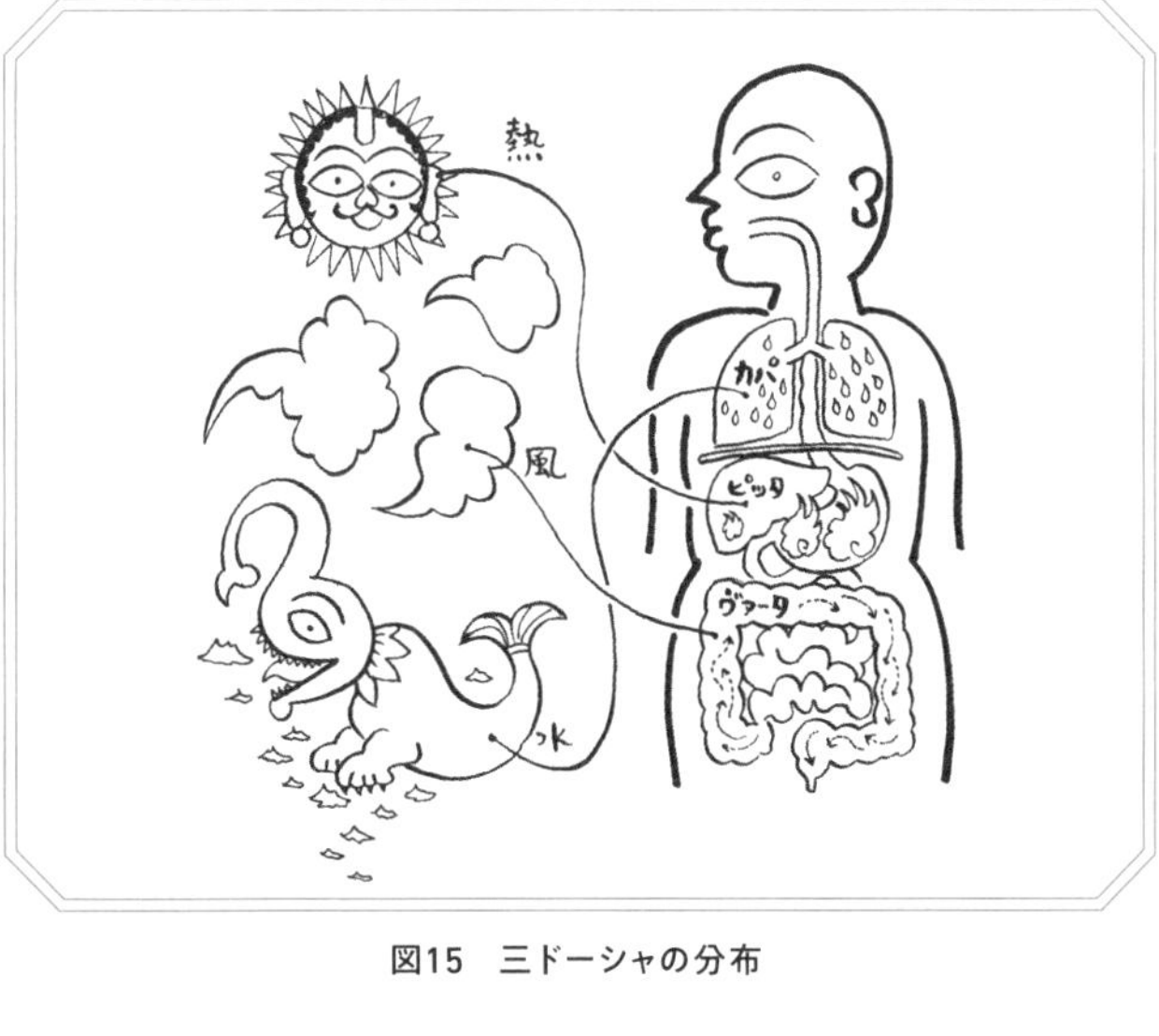

図15　三ドーシャの分布

からです。

心臓より上がカパ、心臓からへそがピッタ、へそより下がヴァータとなります。身体は一面ではないので、カパを減らしたい場合は、胸の正面、背面、側面など、あらゆる方面から擦ってみてください。なお、年齢を重ねると関節が硬くなりがちです。肩をじっくり回しながら乾布摩擦をすることで肩こりなどの予防にもつながります。ゆっくりと深く呼吸をしながらやってみましょう。

②パウダーで毛穴スッキリ　ウドワルタナ

インドのアーユルヴェーダ病院では、パウダーを使ったウドワルタナ（Udvartana、図16）というマッサージがカパを下げる目的でよく用いられます。使用するパウダーは、古典に基づいたレシピや、症状に合わせたレシピなどがあり、微細な粉末をくるくるごしごしと皮膚にこすりつけるように、手でマッサージしていきます。パウダーは、一部日本でも購入可能です。このマッサージをすると、パウダーによるクレンジング効果で毛穴がすっきりし、余分な水分や油分を減らすことができます。病院での実際の治療では、7日、14日、21日といった期間で連続して行われ、一人ひとりの体質に合わせてほかのトリートメントや、薬、食事療法、運動などが組み合わされて処方されます。このマッサージは肥満にも作用があり、実際に治療を受けた方に話を聞くと、「最初は触ると痛かった脂肪が、日々やわらかくなって身体から離れていった感じがする」といっていました。ただし、乾いた粉末を用いて強く擦るため、人によっては痛みを感じる場合があります。

手順

1. パウダーを温める。
2. 乾いた身体に擦り付けるようにマッサージ（下から上、末端から中心へ。毛穴に擦り込むようにゴシゴシと擦る）。
3. パウダーを落とす。
4. スチームバスで発汗させる。自宅の場合は毛布にくるまり、暖房に当たるとよい。
5. シャワーを浴びる。

※患者さんの状態によって、粉をペーストにしたり、オイルマッサージを組み合わせたりすることもある。

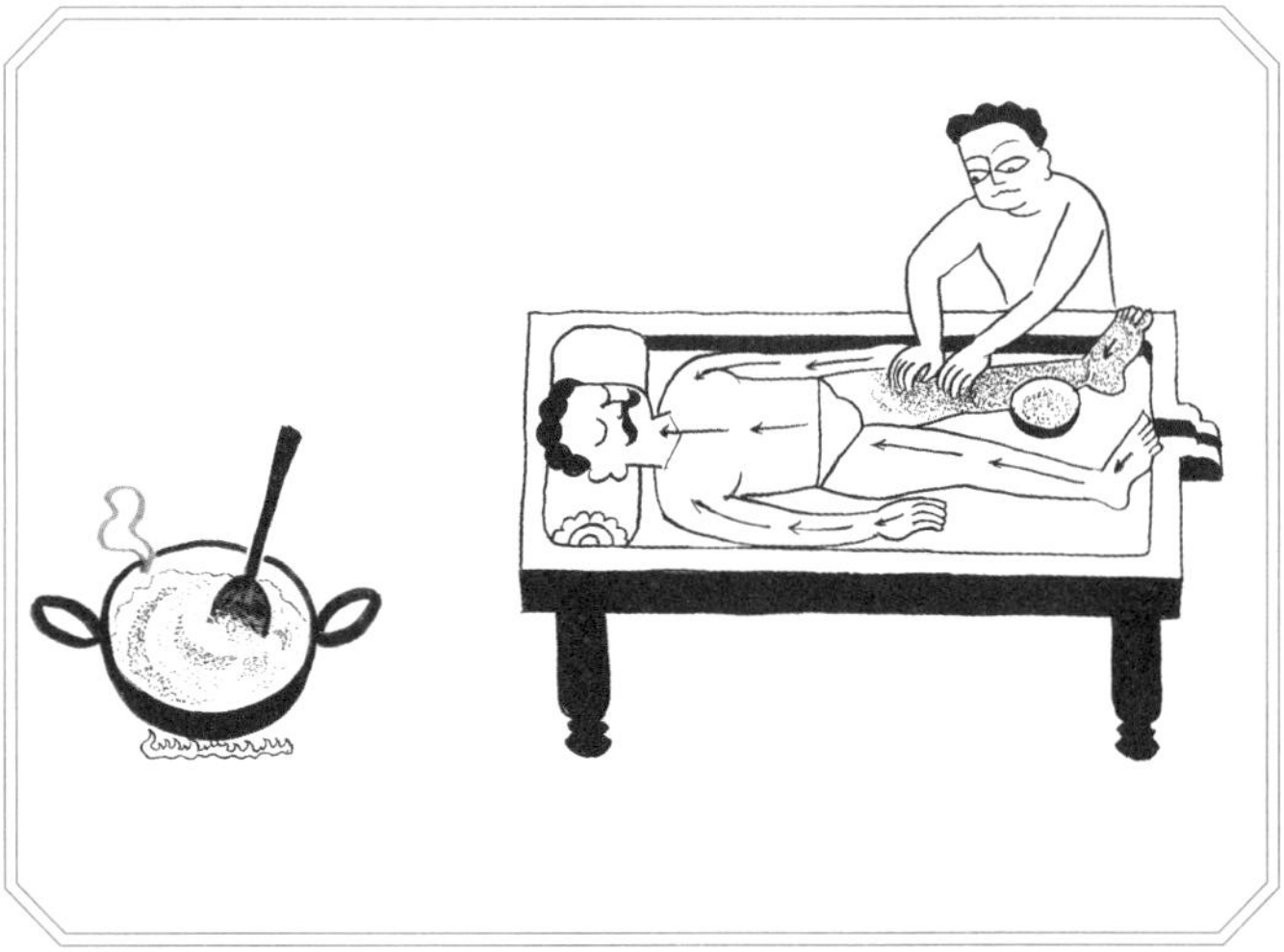

図16　ウドワルタナ

春におすすめの素材1 はちみつ

甘味全般を控えめにしたいカパですが、唯一おすすめなのがはちみつです。カパを抑制する作用があり、乾燥の質も持っています。日本では砂糖のように甘味料として使うことが多いですが、アーユルヴェーダにおいては薬として使われています。

例えば、はちみつは目薬としても使われています。伝統医におすすめされたのは、蓮の花からとったロータスハニー。ドロドロした強烈に沁みる伝統処方の目薬にもはちみつが入っています。そのほかにもはちみつは、なめ薬やナチュロパシーという自然療法でも大活躍。そのままなめてもよし、スパイスなどと混ぜてもよし、塗ってもよし、飲みものに入れてもよしの優れものです。

ちなみに、『アシュターンガ・フリダヤム』には「はちみつを熱すると毒になる」と書かれています。わたし自身も、アーユルヴェーダを学んでいたこともあり、生はちみつにこだわってきました。しかし、はちみつを温かい飲みものに入れる家庭療法を、アーユルヴェーダ医から教わっていたので「必ずしも生はちみつでなくてもいいのでは？」という疑問が湧いてきました。

そこで、アーユルヴェーダの先生方に見解を尋ねてみると、「はちみつは、高い温度で加熱して変質させるようなことは避けるべき」という回答でした。つまり、温かい飲みものに加える程度であれば問題ないとのことでした。インドでは、昔ながらのはちみつ売りもいて、生はちみつ（ローハニー）を入手することもできます。なお、生はちみつは気温の変化にとても敏感です。わたし自身日本へ空輸した際に、発酵してしまったことがありました。

そのほかにもはちみつを摂取する際の注意点として『アシュターンガ・フリダヤム』には、「高熱で苦しんでいる時もはちみつは摂取してはならない」と書いてあります。

平熱時に摂取するように心掛けてください。ただし、厚生労働省の指導に基づき、1歳未満の乳児にははちみつを与えないでください。

はちみつの作用

眼によく・口渇・中毒・しゃっくり・出血の抑制などの作用がある。皮膚疾患、嘔吐、咳、下痢、創傷などにも用いられている。

①便秘やダイエット、疲れた時に　ハニーウォーター

アーユルヴェーダが伝わる地域であってもハニーウォーターのレシピはさまざま。インドでは、朝の空腹時や疲れた時に、常温の水で割ったものを飲むことが多かったです。ちなみに、スリランカのアーユルヴェーダリゾートでは、インド出身のヨガの先生がクラスの終わりにお湯で割ったものを提供してくれました。チベット医学を学びに行ったヒマラヤのダラムサラでは、生姜を入れてお湯で割ったものが人気でした。はちみつの1日の摂取量の目安は、小さじ4〜5杯。適量を毎日摂るのがおすすめです。調子に合わせて、量と組み合わせを変えてみてくださいね。ハニーウォーターに、レモン汁や生姜汁を加えるのもおすすめです。

手順

便秘対策には、1日2〜3回、グラス半分のぬるま湯にはちみつ小さじ1/2を入れて飲むとよい。

ダイエット目的であれば、朝空腹時、グラス1杯の水にはちみつ小さじ1を入れて飲むとよい。

疲れた時やパワー補給には、グラス1杯の水もしくはぬるま湯にはちみつ小さじ1を入れて飲むとよい。

②ニキビやくすみが気になる肌に　はちみつマッサージ

ケララのアーユルヴェーダリゾートで行われていたのは、はちみつマッサージ。はちみつ小さじ1を水でサラサラに溶いたものを、顔のマッサージに使います。やさしく、くるくる円を描くようにマッサージして、水またはぬるま湯で洗い流します。そのほか、パックのように15～20分ほど置いてから洗い流すのもよいでしょう。マッサージの際は甘味料などを足していない、天然の純はちみつを選びましょう。

春におすすめの素材2　トリファラ

春特有のだるさを取り除くために浄化作用があるトリファラ（Triphalā）を活用してみましょう。別名はトリパラー、三果。アーマラキー、ハリータ―キー、ビビータ―キーという三つの果実を組み合わせたアーユルヴェーダの薬です。ちなみにアーユルヴェーダでは、トリファラを原料にした薬は果実一つひとつの名称ではなく、単にトリファラと記載します。素材としては三つでありながら、完成された一つとして考えられる、そんな大切な存在です。トリファラの薬は三つの果実を乾燥させ、パウダー状にしたものを同量ずつ混ぜてつくります。名前の響きはおいしそうなのですが、渋くて酸っぱいです。アーユルヴェーダでは六つの味（甘・酸・塩・苦・辛・渋）があると考えていますが、トリファラはなんと塩味以外の五つを含んでいます！

普通であれば「ヴァータは下がるけれどピッタは上がる」といったように反作用があるものですが、トリファラはすべてのドーシャを落ち着かせる（トリドーシャハラ）貴重な素材です。カプセル入りも売っていますが、パウダーを持っておくとお肌のクレンジングなど使い道が広がります。「トリファラパウダー」でWebサイトを検索してみてください。

トリファラの作用

強壮薬ラサーヤナとしてもっとも優れている。眼によく・抗酸化作用などがある。創傷、肥満、糖尿病、皮膚・泌尿器系・血液性疾患、カパの悪化などにも用いられている。

①便秘・消化不良におすすめ　トリファラの薬

トリファラには便をゆるめる作用や整腸作用があります。便秘や消化不良の時には、寝る前にトリファラパウダー小さじ1/2～1とぬるま湯をいっしょに飲むとよいでしょう。また、トリファラパウダーをカップ1杯弱のぬるま湯に混ぜ、5分ほど置くとトリファラティーになります。トリファラパウダーで胃がシクシク感じる時は、カプセルや錠剤にすると飲みやすくなります。

②毛穴スッキリ　トリファラクレンジング

インドのアーユルヴェーダ病院では、トリファラは顔のクレンジングにも使われていました。やり方は簡単！　乾いた肌にパウダーを乗せて、指先でくるくると円を描くようにやさしくマッサージ。最後は水でよく洗い流しましょう。肌の刺激を強く感じる方はココナッツオイルを混ぜてみましょう。

春におすすめの素材3　ニーム

アーユルヴェーダのハーブの中でも最も手に入れやすく、春に増えるカパを抑える苦味・渋味を含む素材がニーム（図17）です。和名はインドセンダン（印度栴檀）やセンダン科・センダン属で、学名はAzadirachta indicaなどといいます。大きな木で、葉、花、樹皮、枝、オイル、種まですべてが薬になり、枝はそのままで歯ブラシになります。葉っぱもそのまま食べてもOKですが、強烈に苦いです。カパとピッタを下げ、軽い質を持っています。ちなみに、アーユルヴェーダではニームの木でできたベッドでトリートメントを行うことも。インドでは、患者さんが寝るベッドさえも薬だと考えているのですね。ニームは乾燥させた葉をパウダー状にしたものが売られていますが、そのまま飲むと胃に負担を与え過ぎることがあります。

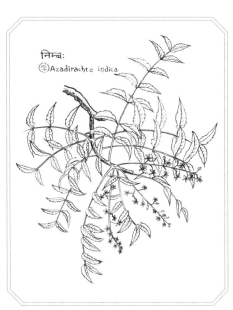

図17　ニーム

ニームの作用

冷却・防腐・抗菌・駆虫・抗毒・食欲増進・鎮痛・鎮痙などの作用がある。灼熱感、痒み、皮膚・眼疾患、消化不良、寄生虫感染、湿疹などにも用いられている。

①食欲増進に　ニームポテト

材料

●ニームパウダー……少々　●じゃがいも……適量　●塩……少々　●水……適量

手順

1. 水にじゃがいもと岩塩少々を入れて茹でる。
2. 粗めにマッシュする。
3. ニームパウダー少々をかけ、よく混ぜる。
4. 食事の初めに食べる。

※ニームパウダーは、少量でも苦味がかなり強いので、食べる際はかけ過ぎに注意すること。

※ニームの若くやわらかい生葉で代用することもできる。

②虫歯予防に　ニーム歯磨き

材料

●ニームパウダー……小さじ1　●岩塩パウダー……小さじ1

●炭パウダー……小さじ1/2

手順

1 材料をすべて混ぜる。

2 歯ブラシにつけて歯磨きする。または指につけて歯を磨き、歯ぐきのマッサージも行う。

※歯や歯茎を傷つけないよう、微細なパウダーを用意する。

3 水でよくゆすぐ。

③クリアな素肌に　ニームパック

材料

●ニームパウダー……小さじ1　●ローズウォーターまたは牛乳……適量

●ベサン（ひよこ豆パウダー、ベイサン、ベイスン）……大さじ2　●ローズウォーターまたは牛乳……適量

手順

1. ニームパウダーとベサンをよく混ぜる。
2. 脂性肌の方はローズウォーター、乾燥肌の方は牛乳を混ぜてマヨネーズ程度の硬さのなめらかなペーストにする。
3. 目などの粘膜を避け、顔にニームパック（図18）のペーストを塗布する。
4. 乾き切る前に、水またはぬるま湯でよく洗い流す。

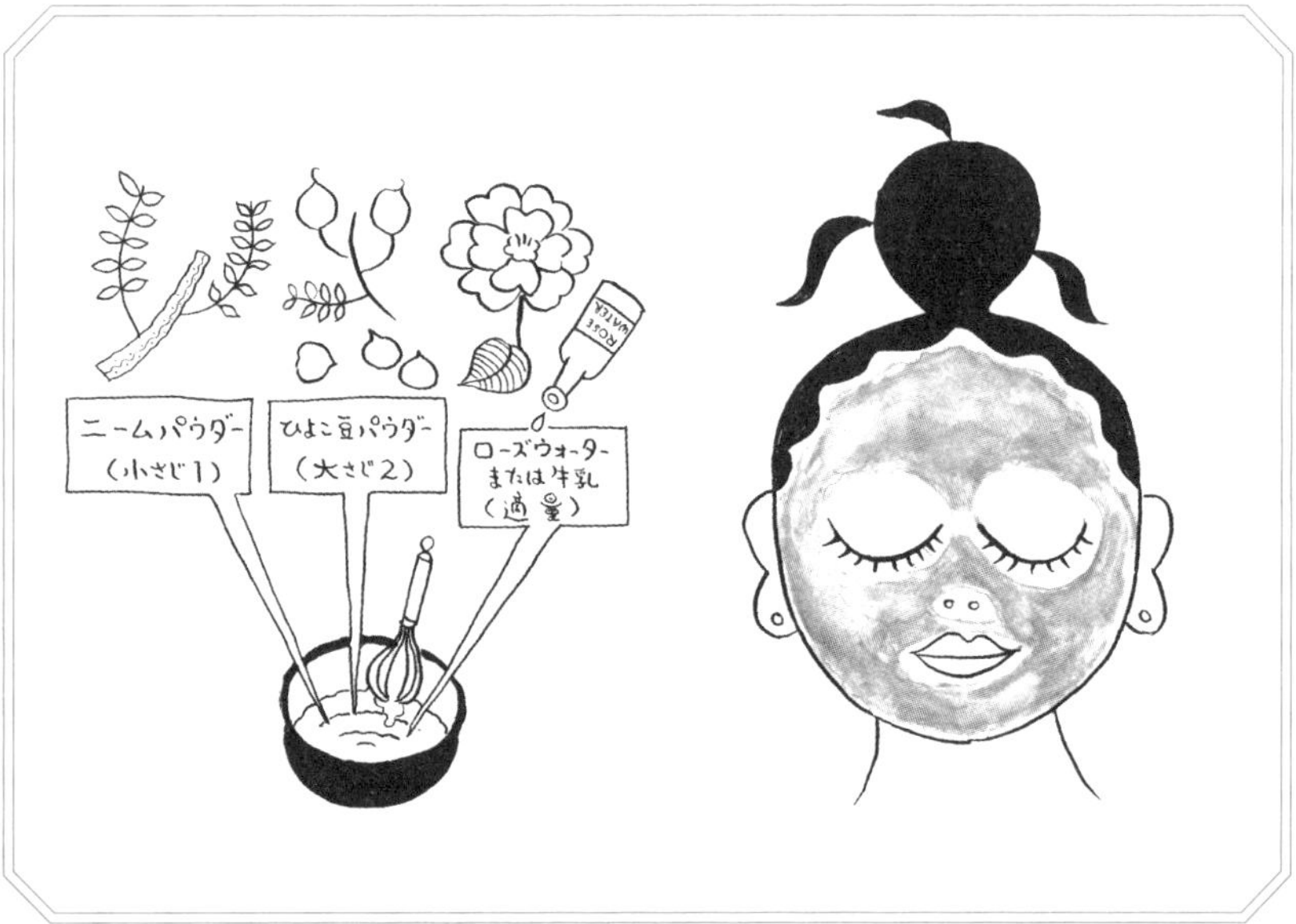

図18　ニームパック

column 1

教えて！伊藤せんせい

Q1

アーユルヴェーダは、どの時代にどの国の医学と結びついて発展していったのか教えてください。

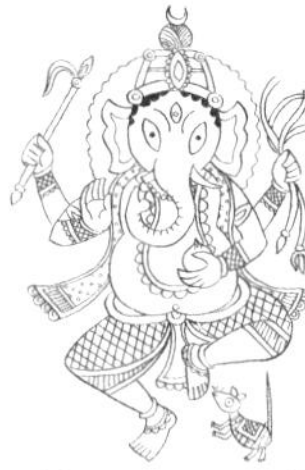

アーユルヴェーダが太古のヴェーダ祭式に始まったことは疑いありません。

ヴェーダ祭式というのは、ありていに云えば、現世利益の魔法にほかなりません。いまの日本でも、密教寺院にお参りすれば、護摩《ごま》を焚いて、家内安全・事業繁栄・当病平癒・良縁成就……をお祈りしてもらえますが、そんな感じです。

煉瓦で祭壇を築き、神々の讃歌を滔々《とうとう》と詠じながら、祭火に供物であるバター油、ソーマ（幻覚飲料）、穀物、胡麻などが焼《く》べられます。供物は、煙となって天上の神々に届けられ、これに満足した神々が人間の願いに応えてくれる——というのが、ヴェーダの宗教の原形でした。

とはいえ、祭式を執行する祭官たちとて、そうした儀礼だけで病気を治すことができる、と思っていたわけではありません。彼らは、治病祭式を完全なものにするために、医薬や病気そのものを研究しました。それが、アーユルヴェーダの始まりです。

が、初期のアーユルヴェーダをリードしたのは仏教。布教におもむく僧侶はかならず医学を修めました。インドにあって医学と仏教はセット。アーユルヴェーダは仏教に乗って、インド内外に波及してゆくのです。

まずは、BC3世紀に現在のパキスタンやアフガニスタンを含むインド世界を統一したマウリヤ帝

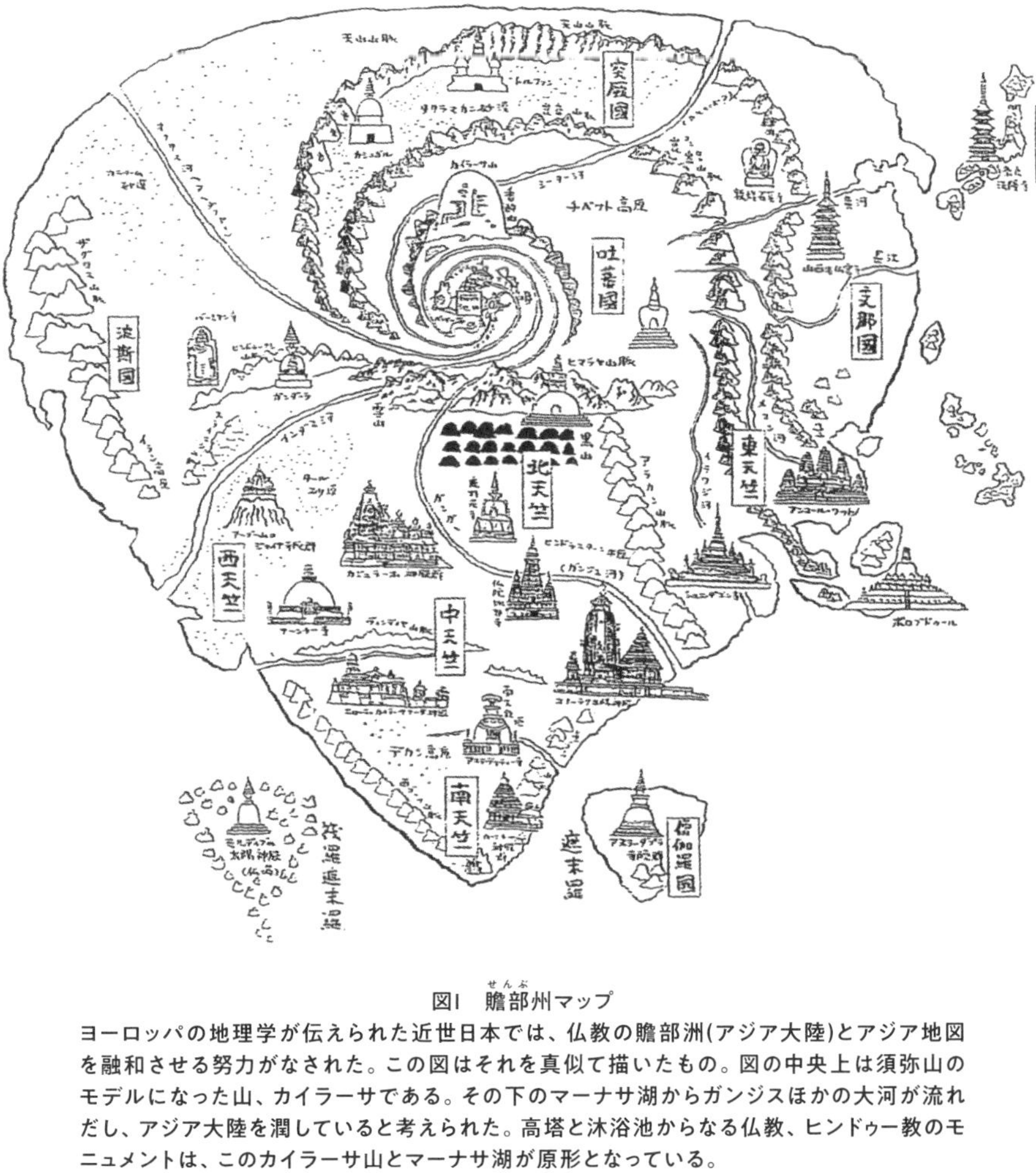

図1 贍部《せんぶ》州マップ

ヨーロッパの地理学が伝えられた近世日本では、仏教の贍部洲(アジア大陸)とアジア地図を融和させる努力がなされた。この図はそれを真似て描いたもの。図の中央上は須弥山のモデルになった山、カイラーサである。その下のマーナサ湖からガンジスほかの大河が流れだし、アジア大陸を潤していると考えられた。高塔と沐浴池からなる仏教、ヒンドゥー教のモニュメントは、このカイラーサ山とマーナサ湖が原形となっている。

そしてアーユルヴェーダは仏教、ヒンドゥー教とともに、諸国に伝えられた。

国のアショーカ大王。彼は、仏教の慈悲の精神にのっとり、各地に人間と動物のための病院と薬草園を設けます。アーユルヴェーダはそこで全インドへの普及の足がかりを築くことになります。

そして、大王は実の息子のマヒンダを長老とする仏教使節団をスリランカに派遣しました。このことがきっかけで、スリランカ仏教＝スリランカ・アーユルヴェーダが始まりました。

大王はピラミッドの国のアレクサンドリアにも使節団を遣《おく》りました。アーユルヴェーダとエジプトやギリシアの医学の交流がもたれたことでしょう。

◆中国

中国に仏教が伝来するのはＡＤ1世紀の後漢の時代。しかし、それ以前のＢＣ2世紀の秦代にスシュルタ系の外科学が伝えられ、秦医とよばれる医師が大胆な外科手術を行っていたということです（加納善光著・中国医学の誕生・東京大学出版会，1987）。

仏教伝来以後の中医学には、アーユルヴェーダがくっきりと刻印されています。たとえば、中医学の「気血水《きけつすい》」というコンセプトは、アーユルヴェーダのヴァータ・ピッタ・カパに倣ったもの。また、『ラヴァナの小児科儀軌《クマーラ・タントラ》』『カーシャパ本集《サンヒター》』といったインドの医典が『漢訳大蔵経』に含められています。

7世紀にインドのナーランダー大学に留学した唐の義浄《ぎじょう》は、仏教とともに、内科のチャラカ系医学と外科のスシュルタ系医学を統合したヴァーグバタ系のアーユルヴェーダを学び、医学書的な性格のつよい『金光明最勝王経《こんこうみょうさいしょうおうきょう》』と『薬師瑠璃光七佛本願功徳経《やくしるりこうしちぶつほんがんくどくきょう》』を新たに漢訳しました。

◆日本

8世紀の日本。先述のアーユルヴェーダの実践家、義浄の訳した『金光明最勝王経』が奈良の都に届けられました。

この経典には、疾病の原因、その症状と治療法が説かれていますが、それらは、アーユルヴェーダの影響を受けた医学、ではなく、アーユルヴェーダそのもの。ヴァータ・ピッタ・カパは風病・熱病・痰陰と訳されています。聖武天皇の命によってその講述が行われ、写経が国家鎮護の目的で建立された全国の国分寺に配布されました。光明皇后は医療施設「施薬院」を設けたことで知られますが、奈良医学はまさにアーユルヴェーダだったのです。

インド医薬のハリータキー（訶梨勒《かりろく》）、ピッパリー（畢撥《ひはつ》）、マリチャ（胡椒）、アーマラカ（阿麻勒《あまろく》）も輸入され、その一部は1300年を経たこんにちも正倉院御物《ぎょぶつ》として大切に保存されています。

◆チベット

7世紀前半、ボト（吐蕃《とばん》）のソンツェン・ガンポ王が、広大なチベット高原を統一。ボトは、のちのジンギスカンのモンゴルのごとき、おそるべきアジアの征服者。かれらは唐をゆさぶり、何度も長安を襲い、シルクロードの要衝を占領しました。バグダッドのカリフ（イスラム国家の指導者）とも二度戦って勝利をおさめています。

チベットは、そうして得た財を、インドの仏教と医学を吸収することに注ぎこむのでした。かくして、湿潤のインドで生まれたアーユルヴェーダは、ヒマラヤの向こうの標高4000mの苛酷な大地に見事に適応しました。仏教がそうであったように。チベット医学史の主なトピックを年表的にしるすと

8世紀、ティソン・デツェン王の侍医の古ユトク（742～866年、享年124歳！）がアーユルヴェーダの原典を訳して『四部医典《ギュー・シ》』を編纂。以来、この医典は究極の古典として君臨しつづけ、医療実践に用いられ、何世紀にもわたって——たとえば伝説的名医・新ユトク（12世紀）やダライ・ラマ五世の摂政サンギェー・ギャンツォ（17世紀）らによって註釈がなされました。

10～11世紀には、西チベットのリンチェン・サンポ（958～1055年）が、『アシュターンガ・フリダヤ・リンヒター』（八支医学の心髄集）とその註釈書を翻訳。

その後も、続々とアーユルヴェーダ文献が訳され、21の医典が『チベット大蔵経』に収録されています。

17世紀、『四部医典』を絵解きした60幅《ふく》からなる『医学タンカ』（現在80幅）が制作されました。チベット医学、すなわち雪原に適応したアーユルヴェーダのすべてをヴィジュアルに表現した『医学タンカ』は、世界の医学史に燦然《さんぜん》と輝く至宝です。

近現代では1916年、ダライ・ラマ十三世が医学暦学教育機関メンツィーカンを建設。

1962年には、チベット亡命政府がインドのダラムサラに新メンツィーカンを設立しています。

東南アジア

「東南アジア」はサンスクリット語では、スヴァルナドウィーパ（黄金の洲《くに》）。インド商人は、東南アジアの富——スパイス、香木、宝石、錫《すず》などの金属——を求め、紀元前からベンガル湾やインド洋を往来していました。そうして、東南アジア諸国——現在のミャンマー、インドネシア、マレーシア、カンボジア、ベトナム南部（チャンパー）はインド文明の波に洗われ、西暦紀元の初《はや》いうちに「インド化」した国家が続々と誕生します。

ジャワのボロブドゥール（8～9世紀）やプランバナン（9世紀）、カンボジアのアンコール・ワット（12世紀）といったインドのもっとも素晴らしい寺院に勝るとも劣らない建築からも、東南アジアが受容し、はぐくんだ仏教とバラモン教のレベルの高さがうかがえます。そして、その中にアーユルヴェーダが含まれていなかったはずがありません。

注目すべきは、「赤道にかけられた緑のネックレス」にたとえられるインドネシアの島嶼《とうしょ》のつらなり。この国の熱帯雨林は薬用植物の宝庫です。数億年にわたって虫と植物とがくり広げた化学物質による求愛と排斥の結果、ほかには存在しない天然の薬物が無数に蓄積されているのです。そうした生薬を利用する土着の医療とアーユルヴェーダが結びついて独自の発達をとげたのが、ジャワのジャムゥ医学です。

ジャワ語の"jamu"は、「念誦、呪文、魔法、祈禱」を意味するサンスクリット語の"japa"に由来する言葉。ジャワの人々は今日も、ジャムゥ医薬とマッサージと本来のジャムゥ（祈り）をもって、ほとんどすべての疾病をカバーしています。

東南アジアの医学史を語るにおいて、12～13世紀のアンコール（カンボジア）最大の王、ジャヤヴァルマン七世の存在も忘れてはなりません。大乗仏教（密教）を篤く信仰した彼は、人面塔の林立するバイヨンその他の仏教寺院を建立しただけではありません。アショーカ大王にならい、国中に薬草園と薬師如来を祀ったアーユルヴェーダ施療院を設立します。当時のアンコールの版図《はんと》には現在のタイとラオスも含まれていましたから、彼の施療院はタイ古式マッサージ（図II）のルーツの一つといえるでしょう。

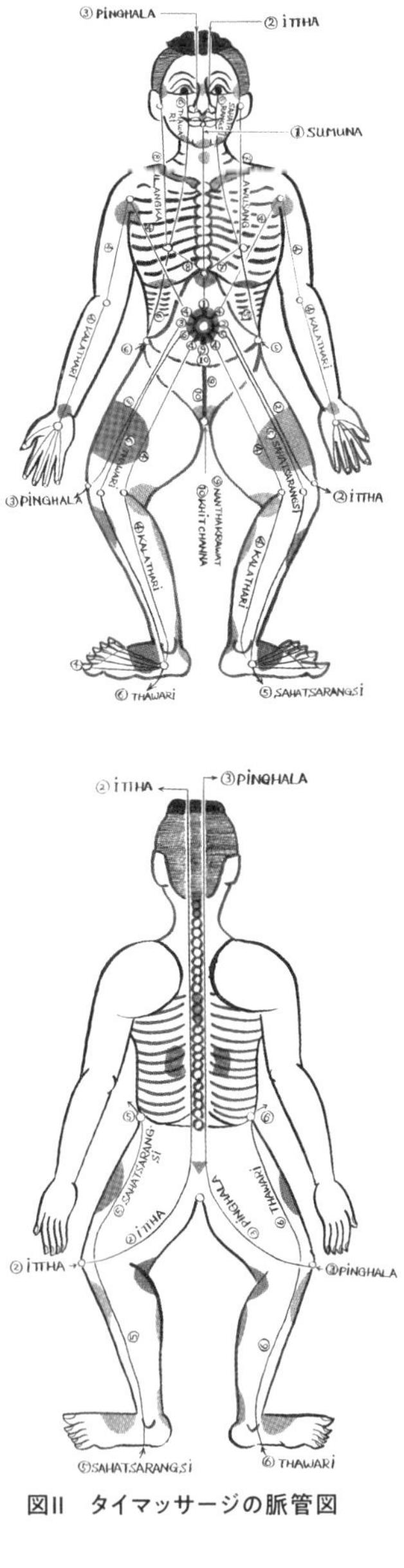

図II　タイマッサージの脈管図

イスラム圏

7世紀のアラビアに興《おこ》ったアッラーの帝国はあっという間に拡大し、何度もインドに襲いかかりました。そして、ムスリムはアーユルヴェーダを発見するのです。

アーユルヴェーダの古典『チャラカ・サンヒター』と『スシュルタ・サンヒター』は、8世紀にアラビア語に翻訳されました。

アッバース朝全盛期のカリフ、学問芸術の保護者としても名高いハールーン・アッラシード（在位786～809年）は、アーユルヴェーダの素晴らしさを認め、バグダッドに病院と医学校を作るためにインド人医師を招聘しています。そうして、アラビア伝統のユナニ（「ギリシア医学」の意）とアーユルヴェーダを融合させた新しいユナニ（アラビア医学）がはぐくまれました。

13世紀のイスラム政権樹立後のインドにおいて、十分に発達したユナニはアーユルヴェーダの強力なライバルとなって、後者を脅かします。

中世前半（7～12世紀）のアーユルヴェーダの最高学府は、玄奘《げんじょう》や義浄も学んだナーランダー大学でしたが、大学もこれを後援した仏教王国はすでになく、ヒンドゥーの王たちはムスリムとの戦いに財力を削がれ、文化を後援する余裕がない。アーユルヴェーダは停滞または衰退を余儀なくされます。

◆ヨーロッパ

チャラカとスシュルタの名は、ユナニ（アラビア医学）を集大成したアル・ラーズィー（865～925年）とイブン・スィーナー（980～1037年）の著作のラテン語訳にくり返し登場します。特に後者の『医学典範』は近世までヨーロッパの医学校の教科書とされていました。

そのためもあってか、18世紀以降、本格的にインドの植民地化に乗り出した英国人も、インドの文化をおおむね「野蛮」として斥《しりぞ》けたにもかかわらず、アーユルヴェーダについては例外的といえるほどに好意的な態度を示しました。たとえば、サンスクリット語を学び、カルカッタの最高裁判所の裁判官をつとめたウィリアム・ジョーンズ卿（1746～1794年）は、予言的な言葉をつむいでいます。

「インドの植物と鉱物の名称や治療経験のなかで発見された処方をふくむサンスクリットのさまざまな医学書から、無限ともいえる恩恵が、ヨーロッパ人によって抽《ひ》き出されるかもしれない」

（*Eminent Orientalists: Indian, European and American*. Asian Educational Services. p.021）。

じっさい、大英帝国の医学者たちはアーユルヴェーダを研究しました。

その成果のひとつが、インドではずっと昔から行われてきたティーカー（天然痘の予防接種、種《しゅ》痘《とう》）の「発見」。それをもとに、1794年に英国の医師ジェンナーが種痘を「発明」します。

その後、植民地政府はインドの伝統医学に対する態度を一転し、これを「野蛮」として弾圧。19世紀、アーユルヴェーダは研究機関も皆無となり、衰微の一途をたどることになります。

※20世紀に入ると、インド全土で反英感情が高まっていきました。と、ヒンドゥーのアイデンティティは、大英帝国によって弾圧された伝統武術や舞踊、そしてアーユルヴェーダといった身体文化に目を向けるようになり、それらの復興運動が来るべき時代に向けての地下水流となって進行します。

１９４７年の独立後は、インド政府主導のもとにアーユルヴェーダの教育制度が整備され、やがてその総本山としてグジャラート・アーユルヴェーダ大学が設立されて、本格的な復興が始まりました。

Q2

ケーララでアーユルヴェーダを学んでから、インドの他の地域を訪れました。しかし、わたしの知っているケーララのアーユルヴェーダとは、異なるアーユルヴェーダが存在しているように感じました。どうしてなのでしょうか？

また昔のアーユルヴェーダの姿に近いと思われる場所はありますか？

インドは広い国。都会の集合住宅はどこもたいした差異はないが、田舎の民家は地域ごとに異なる風貌をしています（図Ⅲ）。屋根は草葺きが一般的ですが、雨の多いヒマラヤ地域や南インドの海岸部は瓦で葺く。内陸の降雨の少ないところでは平屋根が多い。

しかし、家の間取りは、何処《いずこ》であっても、玄関は東に、台所は東南に、トイレを設けるときは西北に……などといったヴァーストゥ・シャーストラ（インド風水、p.282）の規則に可能なかぎり従います。

風水《ヴァーストゥ》は、居住者に幸福をもたらす吉なる住居をデザインすることを目的とし、家の間取りは太陽の位置と対応しています。

アーユルヴェーダにも同じことが言えます。

アーユルヴェーダの治療原理を一言でいえば、

——バランスをとる！

ということです。この身の外に広がる大宇宙と、内に展《ひろ》がる小宇宙のバランスを。外も内も、地水火風空の五大元素でできています。

暑い、寒い、風が吹く、雨が降る……外の世界の五大の組成は、刻一刻と変化しています。内なる宇宙の五大の組成が、それによって乱れると、病を発します。

ならば、食事や医薬などを通して乱れて増加した元素を減らし、減少した元素を増やしてやればいい。そのバロメーターとなるものが、そして五大元素の混淆のうちアーユルヴェーダにおいてもっとも重要な用語が、

・ヴァータ（空＋風）
・ピッタ（火）
・カパ（水＋地）

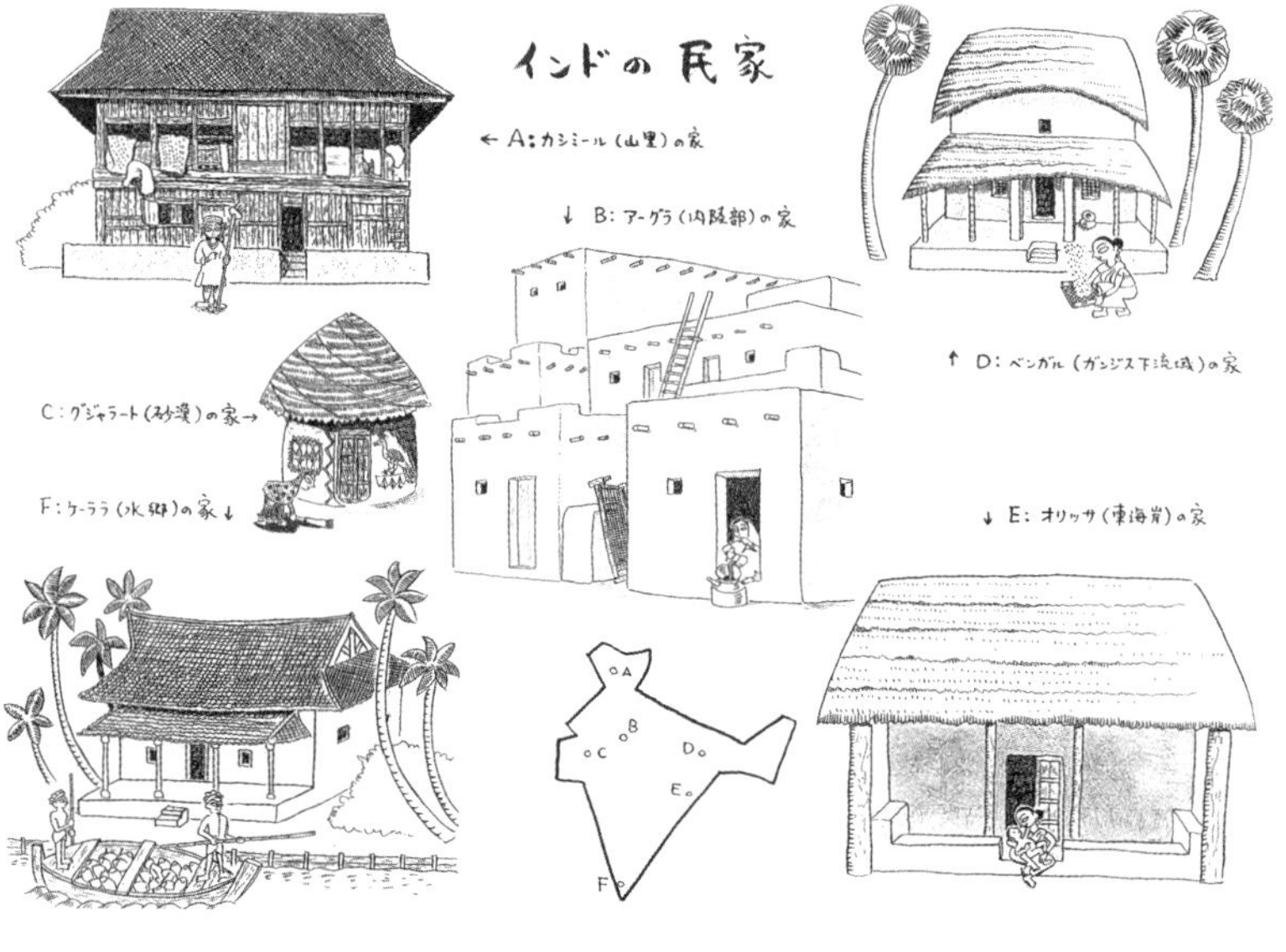

図III　インドの民家

の三ドーシャ（「害《そこな》うもの」が原意）。

こうした宇宙論と三ドーシャにかんする「原理」が、アーユルヴェーダに「普遍性」を与えます。

アーユルヴェーダは、一個人の息災《そくさい》も病も、その治療法も、そこの土地、環境全体と直結している、と考えます。同時に、大自然はつねに調和を図ろうとしている、とも。

ある病がはびこる時期になると、その病を癒す植物が繁茂する。したがって、その地で採れるものを摂ることが、息災でいられる秘訣である。

そうして、「地産地消」的傾向が促進され、アーユルヴェーダ以前からあった土着療法もそれに組みこまれて、アーユルヴェーダに「局地性」がもたらされることになります。

「いにしえのアーユルヴェーダの伝統をもっとも色濃く残している地域《ところ》はどこ？」

幾人ものインド人に質《ただ》したことがあります。いずれのときも即答が返ってきました。

「ケーララ！」

第3章

梅雨

Varṣā《ヴァルシャー》

インドの梅雨

インドの梅雨にあたる雨季モンスーンは、酷暑の後にもたらされる喜びの涼しさ。「雨季はケララに始まり、ケララで終わる」といわれるほど大雨が続き、現地では「カラスが目を開けられないほど」と表現されます。ちなみに、同じインド国内でも雨季が穏やかな地域もあります。ケララにアーユルヴェーダを習いに来ていたインド人の生徒さんは、毎日続く激しい雨に辟易。「もし、地元でこんなに雨が降っていたら、気が滅入ってしまうよ……」とため息混じりにいっていました。

ケララでは、伝統的に雨季に浄化療法を受ける習慣があります。その理由としては、「すべてのドーシャが悪化する季節のため、これらの悪い影響を体外に排出するのに適している」「大気中の埃が少ない」「日光が強くない」など、さまざまな見解があります。そうした背景もあり、雨季のアーユルヴェーダ病院やカラリパヤットゥの診療所は、浄化療法を受けに来る患者さんの施術で大忙し。以前から「雨季の浄化療法も体験してみたい」と思っていたわたしは浄化療法パンチャカルマ（**図19**）を受けに行ってみました。

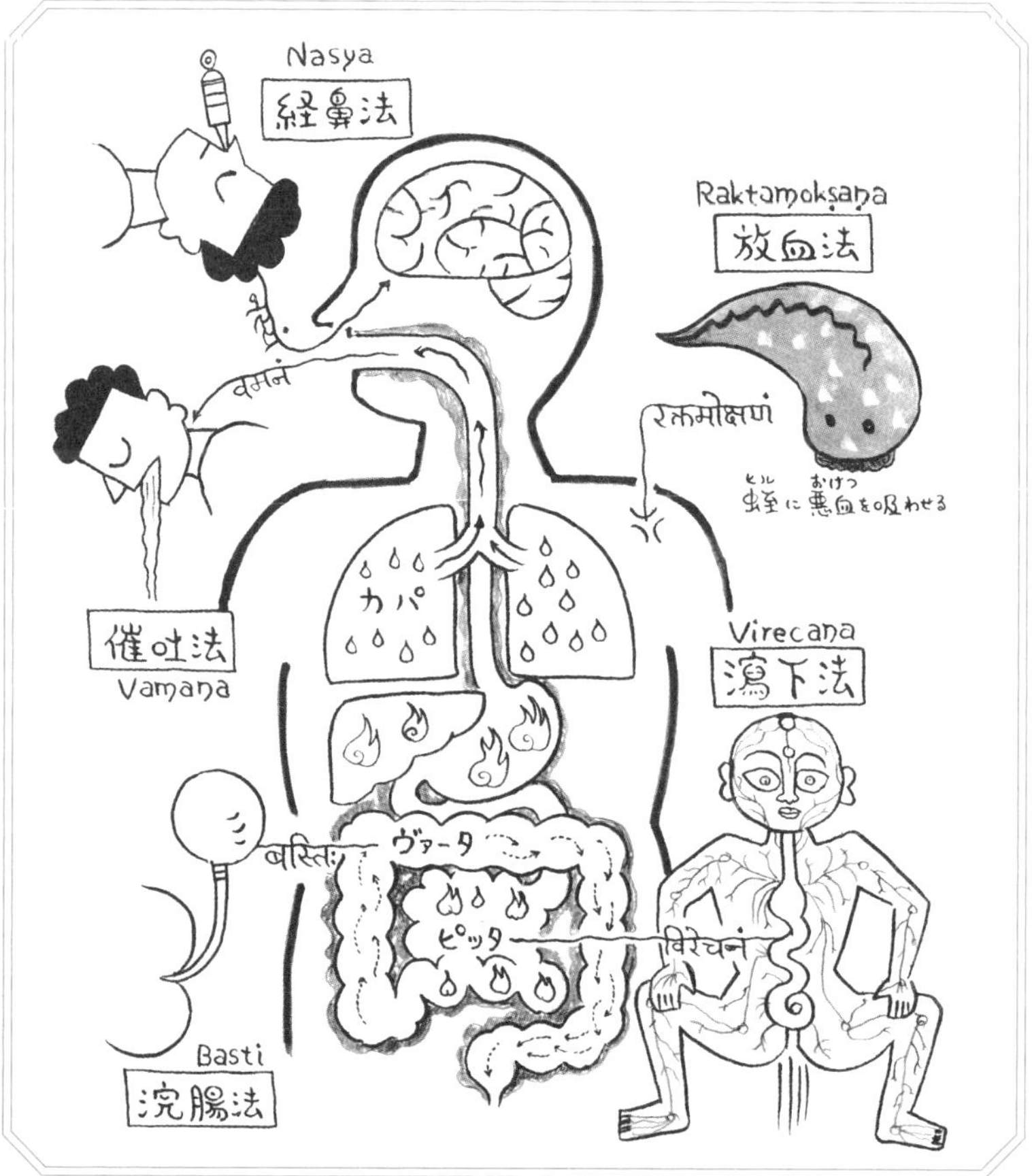

図19　パンチャカルマ

パンチャカルマとは「五つの処置」の意。三ドーシャのうちカパは、消化管の浅いところで発生し、肺に蓄積される。アーユルヴェーダでは、カパ疾患に対しては、カパをマッサージなどによって胃に移動させ、胃に溜まった粘液を無理矢理吐き出させる（図では肺から直接排出されるかたちになったが）「催吐法《さいと》」が原則。ピッタは、消化管の中間部の胃～小腸で発生する。ピッタ疾患に対しては、下剤を服《の》ませて下痢をさせる「瀉下《しゃっか》法」で対処する。ヴァータは、消化管の終末部分で発生する。ヴァータ疾患に対しては、「浣腸法」によって大腸～直腸を浄める。以上の三処置に「経鼻法」と「放血法」を加えたものがパンチャカルマである。篩骨《しこつ》（鼻腔の天井の骨）には多数の空洞があるため、「経鼻法」によって鼻腔に入れた薬液は直接脳に届く。悪化した血液は、蛭などを用いる「放血法」によって取り除く。伊藤 武事前準備として、あらかじめ天気予報でモンスーンの到来予定日をチェック。モンスーン到来の前日に入院し、朝起きると予測は見事的中！　風が吹き荒れ、河川や木々には雨が激しく打ちつけ、まるで嵐が吹いたかのような状態になりました。そして、病院内にも雨が吹き込み、石の床が雨水で濡れ、徐々に体温が下がり、身体が冷えていくのを感じました。

すると、モンスーンの到来から2、3日後、セラピストの一人がかぜをひきました。彼女は鼻水が出て、少しだるそうでしたが、いつもと変わらず仕事をしていました。さらに2、3日後には、かぜをひいたセラピストと相部屋のスタッフを皮切りに、ほかの部屋で診察するアーユルヴェーダ医やスタッフたちも流れるようにかぜをひいていきました。

しかし、雨水が打ちつけ、涼しくなった部屋でほぼ裸でパンチャカルマを受け続けていたわたしはなぜかかぜをひきませんでした。不思議に思っていましたが、どうやら滞在中の外国人でかぜをひいた人は一人もいないようでした。ひょっとしたら、わたしたち外国人のドーシャが悪化する時期は現地の人々とずれているのかもしれません。パンチャカルマを受けに行くのは、現地の人たちが元気なモンスーン以外の時期がよいかもしれません。

2 梅雨の特徴

日本で初夏にあたる梅雨の時期は、湿気が増えます。雨が上がると急に暑くなったかと思えば雨が降り、急に冷えたりします。また、窓を閉め切って屋内で過ごすことも増えるので、室内の空気がよどみ、カビや菌が増える時期でもあります。そして、気圧が低くなり、大地は雨によってぬかるむとともに緑が色濃くなり、苔も増えます。ちなみに梅雨は身体が重く感じたり、むくんだり、気持ちが晴れなかったり、関節が痛んだりしやすくなります。

梅雨の質

じめじめ　梅雨寒　日差しが少ない　蒸し暑い　カビや菌　ぬかるみ　緑が濃い
苔　水が汚れる　気圧が低くなるなど

③ 梅雨の過ごし方

梅雨になると、太陽が隠れ、雨によって空気や大地が冷えるようになります。そのため、インドでは涼しく、寒い時期といわれます。大気や地中の水分が冷たくなると、わたしたちの身体も冷え、カパが増えます。この時期はピッタに影響を与えるアグニが弱まり、消化力が衰えます。ちなみに、冷たい質を持つヴァータが増える時期でもあるため、梅雨はカパの不調も感じやすく、三ドーシャのすべてが乱れる時期だと考えられます。特に梅雨のようにドーシャが複雑に影響している時は、グナを考慮するのがおすすめです。

この時期は雨上がりに太陽が出てくると、蒸し暑くなります。暑いからといって冷たいアイスクリームや氷を入れた飲みものなどをたくさん摂取すると、冷たい質を持つヴァータやカパが影響を受け、かぜのような症状が出る可能性があるので注意してください。ちなみに、梅雨は、常温の飲みものや、冷却作用を持つハーブなどを使ったお茶を飲んだりするのもおすすめです。

また、雨が多い時期だからといって身体を動かさずに消化に負担がかかるものや脂っこいものを食べていると、カパが増えます。カパが増えてくると、うつのような症状やだるさが出てさます。こうした症状で気持ちが晴れない時は、風通しのよい清潔な衣類を身につけたり、爽やかさをもたらす香りを嗅いだり、身につけたりするのもおすすめです。

特に煙は窓を閉め切って淀んでしまいがちな空間を浄化するのにも役立ちます。心を落ちつかせるビャクダン（p.230）のお香や、ショウブ（**図20**）の根、ベチバー（p.186）、モッコウ（**図21**）、インド乳香（**図22**）などを焚くと煙が浄化を促してくれます。

インドでは、アーユルヴェーダ病院でもよく焚かれているので、換気をしながらお香を焚いてみましょう。

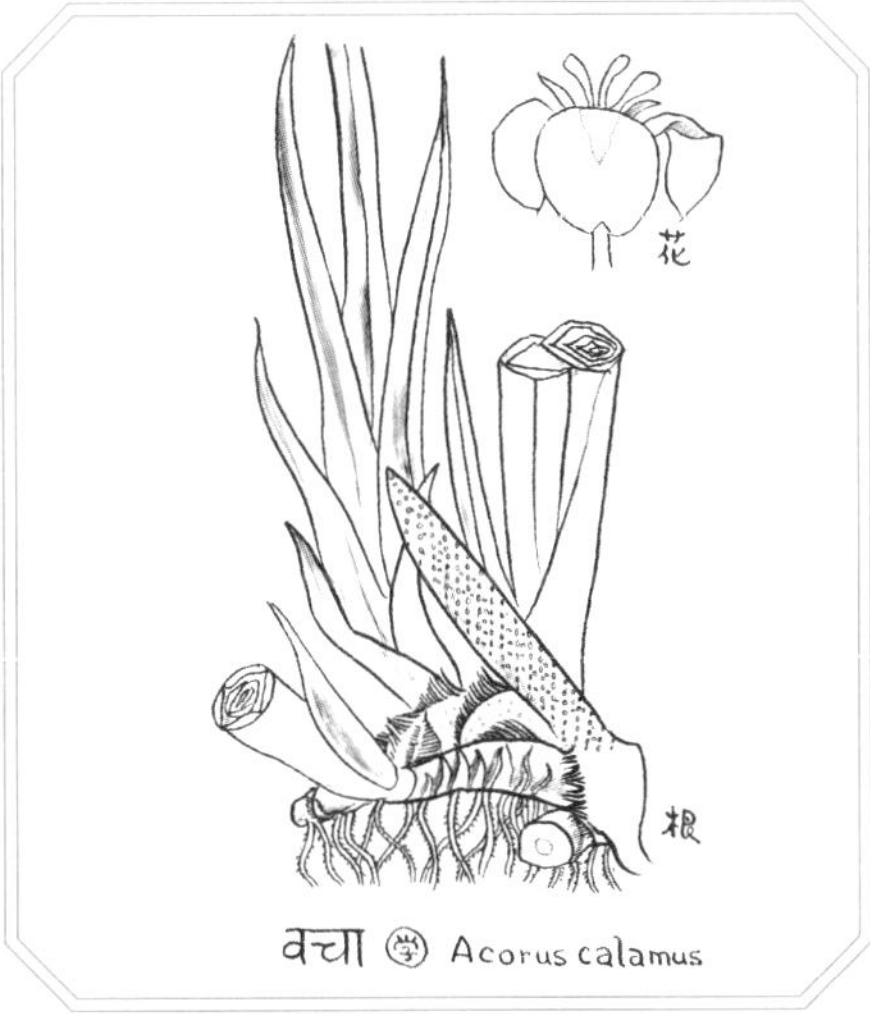

図20　ショウブ

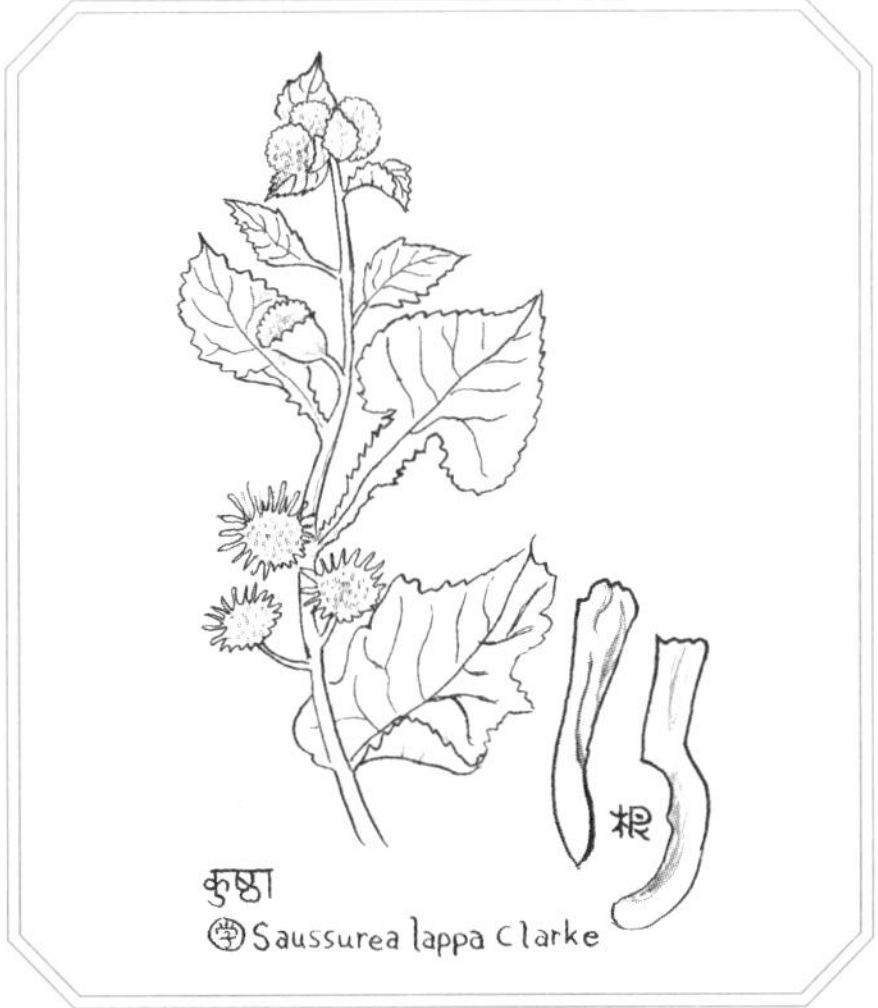

図21　モッコウ

また、『アシュターンガ・フリダヤム』では梅雨の過ごし方として「太陽で乾かした衣服を身につける」ことが挙げられています。お日様をいっぱいに浴びた衣類は、繊維の1本、1本が太陽を吸収しているようで気持ちがいいですよね。天日干しが難しい時でも、アイロンを使うなどしてしっかり衣類を乾かすことが重要です。こうした対策をとることで、不快さや健康を害するきっかけとなる悪臭やカビを防ぐことができます。アーユルヴェーダでは、清潔な衣類やよい香りを身につけることは、「ディナチャリヤー」という毎日の過ごし方でも大切であると考えられています。

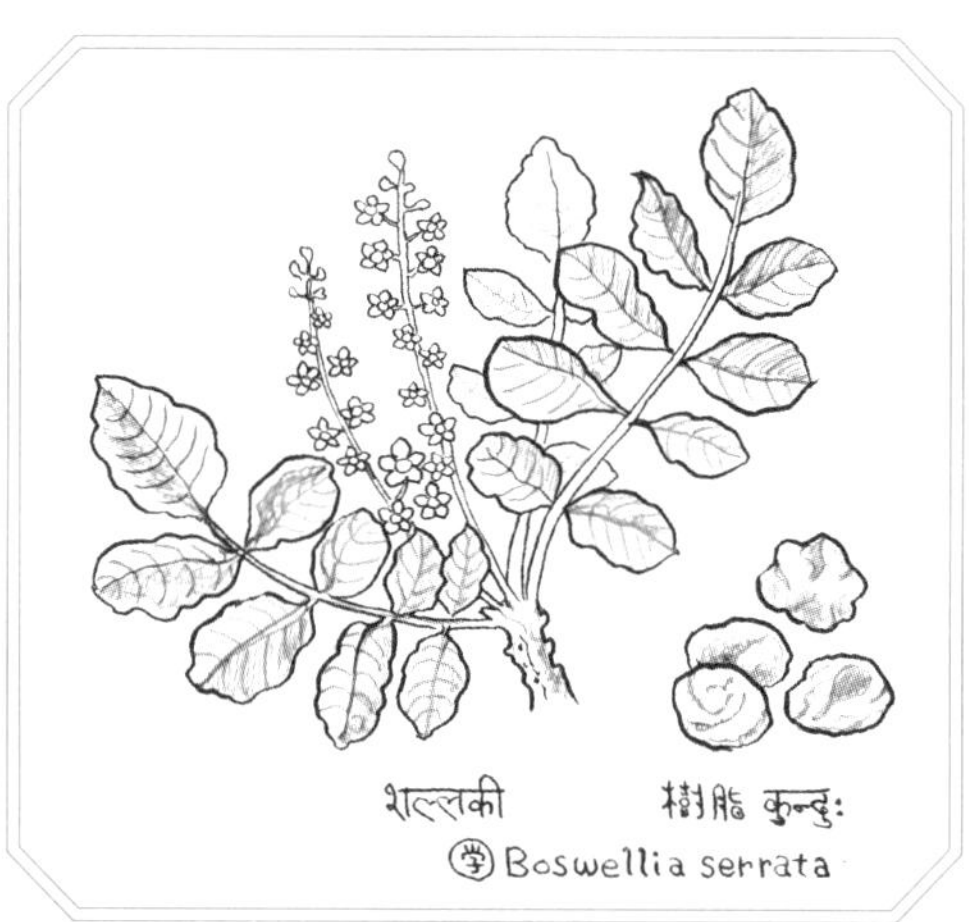

図22　インド乳香

梅雨の過ごし方の注意点

古典の記述のため、時代にそぐわない部分もありますが、参考にしてみてください。

- 裸足で外を歩かない。香りを身につける。直射日光に当てた清潔な衣類を着る。
- 湿潤、寒冷、霧雨を避ける。これらの影響を受けない屋根裏部屋で過ごす。
- 川水の飲用、穀物スープ、昼寝、肉体的・精神的過度の努力、直射日光を避ける。

梅雨の食べもの

梅雨は雨で緑が茂り、美しい季節ですが、水分、暑さなどの影響で食べものが傷みやすくなります。天然の抗菌作用を積極的に活用してみましょう。旬のものは、新鮮でその季節のドーシャを調整する作用があるものが多いと紹介しましたが、近くの土地で採れたものを食べるのもおすすめです。もし、近所で採れたものでなかった場合でも、輸入と国産であれば国産を選ぶようにしてみましょう。

例えば、インドでは、お皿や食品を包む時に天然の抗菌作用のある葉が用いられており、バナナの葉（図23）やサラソウジュの葉などが使われていました。食後にはこれらが食動物のエサや薬になり、一石二鳥。日本でも柿、笹、ハスなどの葉や竹の皮は食器として使われてきました。プラスチック製の弁当箱

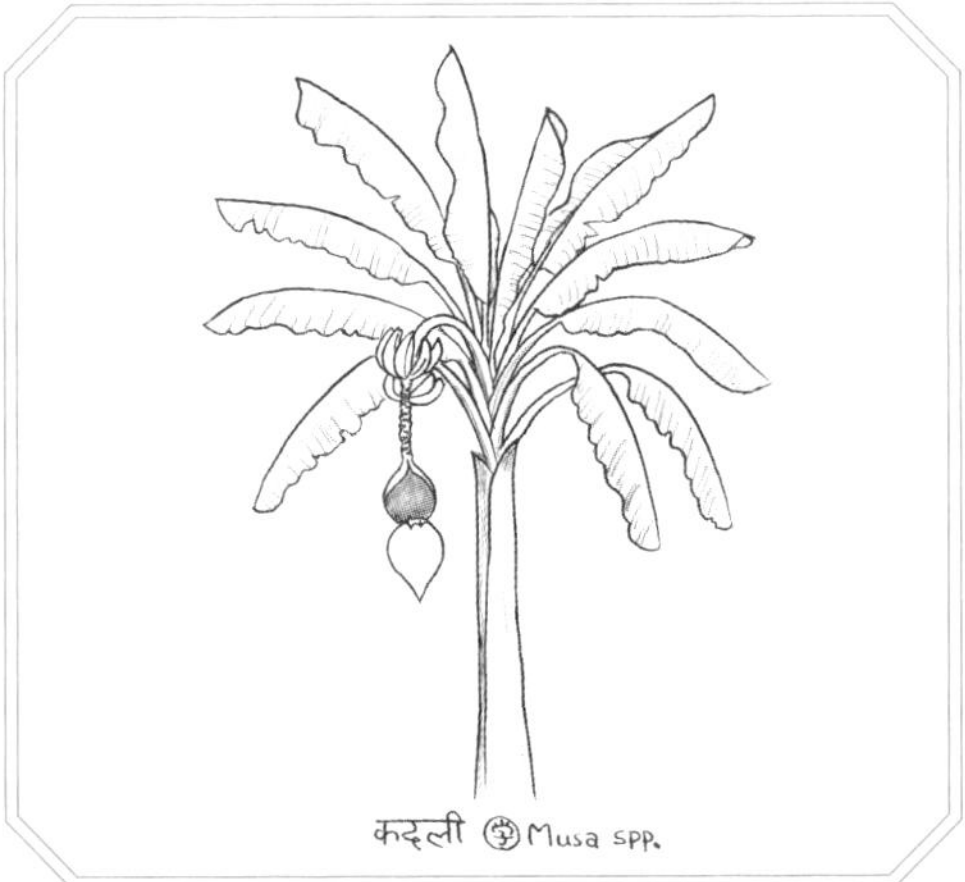

図23　バナナ

を薬にしてみることなどで、抗菌作用や風味もプラスされ、環境にもやさしくなります。そのほかにも、天然の抗菌作用がある黒胡椒（p.146）、トゥルシー（p.271）、わさび、クローブ、ミント、シソ、ドクダミ、ヒノキなども食事の際に取り入れてみるとよいでしょう。ちなみに祖父が伝統医だったというスリランカの方の家庭では、「水辺に育つ野菜（ツボクサなど）を雨季に使う時は、信頼できる生産者から買うか、自宅で栽培したものを使う」といっていました。

この季節を元気に過ごすためにもきれいな水を吸って育った元気な野菜を食べたいですね。

梅雨が旬の食べもの

野菜・きのこ……アスパラガス、オクラ、きゅうり、クレソン、香菜、ごぼう、さやいんげん、しそ、じゃがいも、生姜、ズッキーニ、そらまめ、とうもろこし、トマト、長ねぎ、なす、苦瓜、にんじん、ニンニク、ピーマン、みょうが、もやし、モロヘイヤ、ルッコラ、レタスなど

果実・木の実……あんず、イチヂク、梅、スイカ、パイナップル、パパイヤ、びわ、マンゴー、メロンなど

魚介・海藻……あさり、あじ、あなご、あゆ、あわび、いか、いさき、いわし、うに、えび、かつお、かれい、かんぱち、きす、さざえ、しじみ、すずき、たら、はまぐり、ほたて、まだい、めばる、もずくなど

5 梅雨の献立

わたしがイメージした梅雨の献立は、あじの梅シソ挟み焼き、竹の皮に梅干しを挟んだものなど。梅雨の献立は少しイメージしづらいかもしれませんが、アーユルヴェーダに基づいた梅雨の献立についてお話ししたいと思います。梅雨は、カパの不調が出やすく、かつ、三ドーシャが悪化する時期だと考えられています。アーユルヴェーダでは、甘・酸・塩・苦・辛・渋の6種類の味を摂るようにすすめていますが、この時期は消化力や免疫力が落ちやすいので、全体的にやさしい味つけにするのがおすすめです。なおアーユルヴェーダでは、油分を含んで温かく消化しやすくしたものが、よい食事の条件の一つにされています。そこで、この時期は消化しにくいものはなるべく減らしたり、消化しやすい緑豆や消化を促進する生姜などを加えたりするのもおすすめです。

一方、梅雨の時期に冷たいものをたくさん摂取すると、焚き火に水をかけるように、体内のアグニがいっそう弱まり、消化力が落ちてしまいます。したがって、冷たい生ものやサラダなどを食べると、ただでさえ弱りがちなアグニに悪影響を及ぼすので注意が必要です。ちなみにアーユルヴェーダでは、消化の結果として、「ラサ」（**図24**）という体液や血液がつくられます。

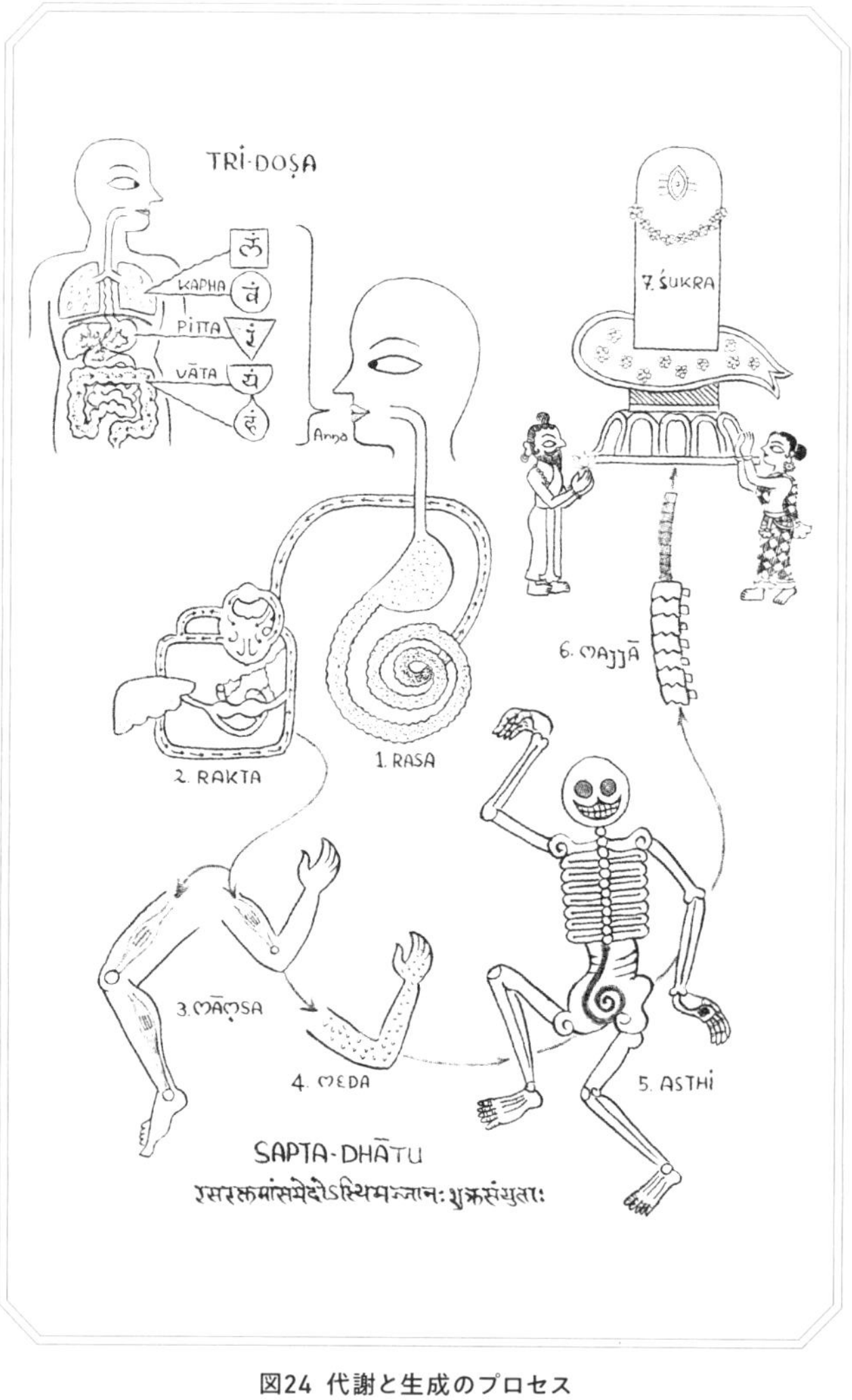

図24 代謝と生成のプロセス

さらに筋肉や脂肪、骨、骨髄、精子あるいは卵子が生じ、最後に「オージャス」という生命のエッセンスが生まれる、といった生成の一連のプロセスがあると考えられています。そのプロセスの一環で、わたしたちの爪や髪の毛などがつくり出されたり、老廃物が生み出されます。

しかし、アグニの力が弱ってしまうと、代謝と生成のプロセスがうまくいかなくなります。つまり、アグニはわたしたちの健康を担う重要な要素。アグニが弱りやすい時期は、体内の火を絶やさないように注意しましょう。

参考までに『アシュターンガ・フリダヤム』で、雨季の食事として挙げられている食べものを一部紹介します。

1年以上保存して乾燥の質が増えた大麦、小麦などの穀類、オイルや乾燥生姜などを入れた肉のスープ、スパイシーな豆スープなど。

Q1

では、すべてのドーシャが悪化してしまう梅雨には、どんな献立がよいか具体的に考えてみましょう。以下のQ1のうちドーシャをととのえる献立はどちらでしょうか？

1. 寿司
2. スパイスカレー

A1

消化しやすいのは、油分や水分を含んだ温かい食べものです。したがって、生ものはおすすめではありません。ちなみに、寿司を食べたくなった時はなるべくつくりたてにするのがおすすめです。ただし、消化をしやすくするために、よく噛んで唾液をしっかりと混ぜて食べましょう。また、食中毒を防ぐ目的でガリとして、寿司といっしょに食べられている生姜はすべての季節におすすめの食べものです（p.292）。寿司の具材に生姜を加えて、たたきにしたり、生姜醤油で食べたりするのもよいでしょう。

消化が落ち気味になる梅雨には、食欲増進、健胃など、さまざまな作用があるスパイスを豊富に含んだカレーはおすすめです。旬の食材やあなたの消化力に合わせて、具材を選ぶとなおよいでしょう。ただし、生クリームなどの動物性の乳製品を使ったカレーよりもサラッとしたカレーのほうが消化への負担が軽くなります。なお、油たっぷりの肉入りカレーは、消化に負担がかかりやすいので注意が必要です。肉入りカレーを食べる時は、脂身の少ない部位を選んだり、使用する量や油を控えめにしたりして、よく噛むようにすると消化への負担が少なくなります。なお、味は辛いものよりも、マイルドにするのがおすすめです。

Q2

続いてもう一問。以下のQ2のうち、梅雨におすすめのおやつはどちらでしょうか？

1. ポップコーン
2. キャラメルナッツ

A1

とうもろこしを乾燥させたものを炒り、弾けさせたポップコーンは、太りそうなイメージですが、実はカパにおすすめのおやつです。パフ化させた穀物は乾燥の質と軽性が増えるので、重さを避けたいカパにはおすすめです（パフとは「とうもろこしが弾けた」状態を指す）。ただし、梅雨の時期は消化が弱っているので、油脂類を使うなら、バターやオイルではなく、消化力を強める作用のあるすべての季節におすすめの少量のギー（p.224）を使い、スパイスも消化力を強める作用のある生姜（p.141）や黒胡椒（p.146）どをトッピングするとさらによいでしょう。

A2

ナッツ類は栄養価がとても高いですが、油脂を多く含み、甘味もあるので、カパは少量に抑えましょう。しかもキャラメルも用いているので、砂糖やバターによって、さらに甘味と油性が加わっています。ナッツを食べたくなった時は、油を使わずにローストしたものを選び、少量をよく噛んで食べましょう。

6 梅雨のトリートメント

雨の時期に、気圧の変化で調子が悪くなる方も多いですよね？　「気象病」や「天気痛」などもいわれますが、これらに耳のマッサージがよいことをご存じでしょうか？　アーユルヴェーダでも、耳のケアはとても大切です。

アーユルヴェーダの耳のケアの一つが、カルナプーラナム（Karṇapūraṇam）といい、耳の中に液体を満たすトリートメントになります。作用としては、乾燥によい、耳の聞こえがよくなる、痒みによい、内耳の神経や骨を強くする、耳の痛みによい、耳垢を減らすなどがあります。また、めまい、耳鳴り、メニエール病、外耳炎、頭痛、偏頭痛、首の痛み、顎の痛み、関節症、内耳神経の弱りなどの症状にもよいとされます。

ちなみに、アーユルヴェーダ医の処方するオイルなどを用いてカルナプーラナムを行うと、たった1回の施術でも長年のめまいや偏頭痛で苦しんでいた患者さんがよくなることがあります。

カルナプーラナムのやり方は、セラピストがアーユルヴェーダ医に処方されたオイルを温めて横になった患者さんの耳の穴にゆっくりと満たしていきます。そして、耳とその周囲をマッサージした後、しばらくオイルを保持します。

その後、反対の耳も同様の施術を行います。施術が完了したら、コットンや綿棒などで余分なオイルを拭います。

アーユルヴェーダ病院での治療の場合は、7日以上連続して行いますが、本格的なカルナプーラナムは毎日行うようなケアではありません。毎日のケアには耳へのオイルの塗布とマッサージを取り入れてみましょう。

①忙しい時はこれだけ　耳オイル

材料

- オイル（焙煎していない伝統製法のゴマ油）

※アーユルヴェーダ医に処方されたオイルがある場合は、それを使う。

手順

1. 掌に1円玉ほどのオイルを垂らす。
2. 指にオイルをつけ、耳の中に塗る。

②時間がある時におすすめ　耳マッサージ

マッサージのタイミングは、朝、夜眠る前、お風呂に入る前などがよいでしょう。

ただし、入浴後で耳が濡れている時は避けましょう。マッサージ後の油が気になる方は、ホットタオルで拭き取ったり、入浴前に行ってみてください。

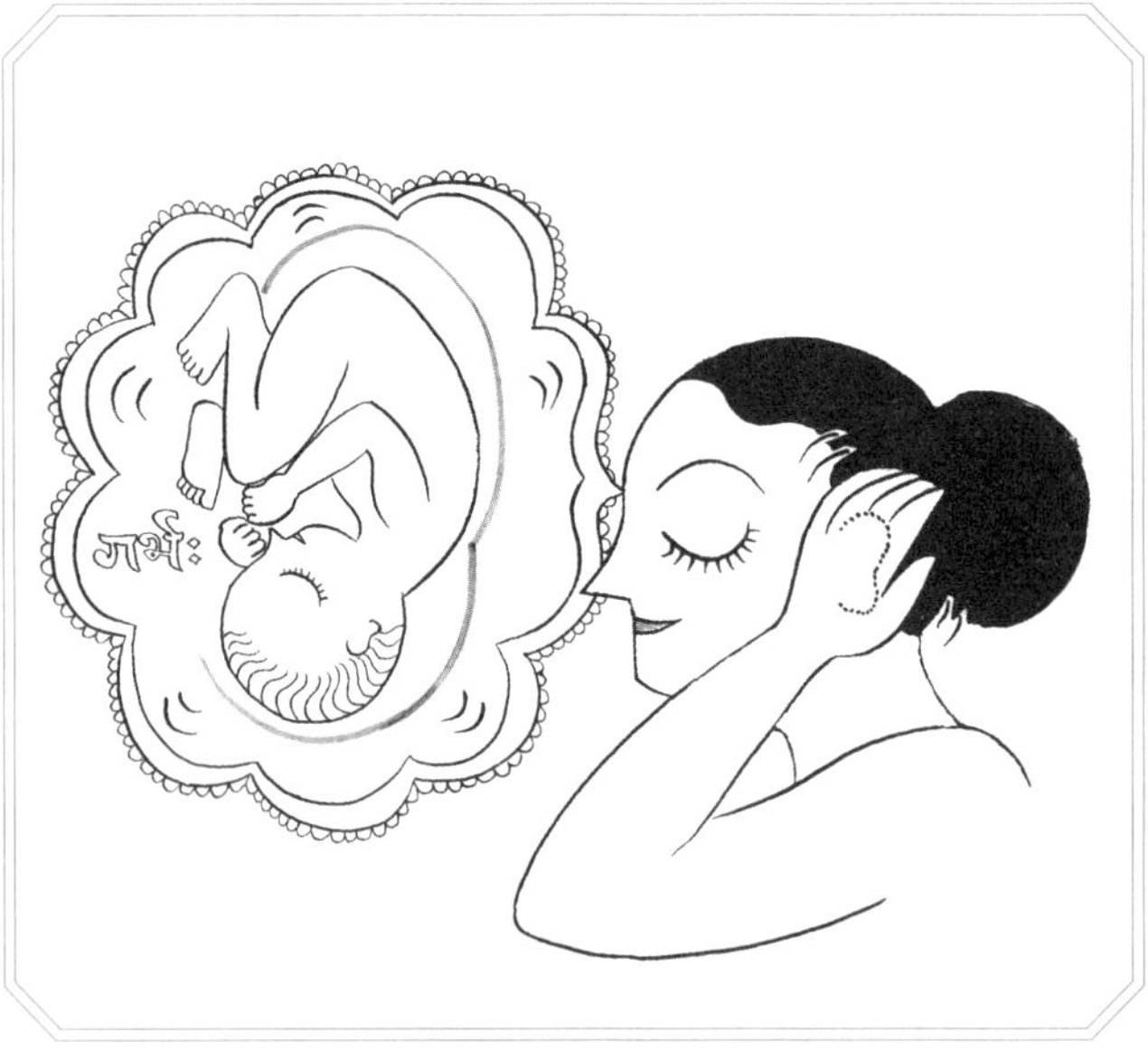

図25　耳マッサージ

手順

1. 掌にオイルを垂らし、両耳全体に塗る。耳の前後や付け根もお忘れなく。また、耳は赤ちゃんが逆さまになっている姿（耳たぶが頭。くるりと背を丸めて、耳上の付け根が足先）だとイメージして、やさしく扱う（図25）。
2. 目を閉じて、赤ちゃんをイメージしながら、耳をやさしくじっくりとマッサージ。その後、耳の中や前後をマッサージしたり、軽く引っ張ったり、ゆっくり無理のない範囲で曲げたりするとよい。
3. 耳全体が気持ちよく温まったところで、耳付近から首へと数回さする。
4. 両掌を擦り合わせ、やさしく両耳を覆い温める。静寂と温かさを味わうようにイメージする。
5. 両掌をゆっくりと開き、目をゆっくりと開ける。

梅雨のレシピ

梅雨におすすめの素材1 フェヌグリーク

インドでは、季節が移り変わるタイミングを大切にしています。梅雨の場合、春の終わりの1週間から梅雨の始まりの1週間と、梅雨の終わりの1週間から夏の始まりの1週間の時期を「リトゥ・サンディ」と呼び、少しずつ生活習慣や食べものなどを変えていきます。特にケララでは、雨季は集中トリートメントの時期であると同時に養生の時期でもあります。消化力や免疫力なども下がる時期なので、スパイスを入れて炊いたお粥などを食べる習慣もあります。この習慣はケララ以外にも伝わり、「カリキダカチキツァー」と呼ばれて広まってきています。

たしかに、季節の変わり目は、体調を崩す人も多いですよね。そうした背景から、このリトゥ・サンディに、カリキダカチキツァーの習慣を取り入れるようになってきているそうです。このお粥によく入っているのが、フェヌグリーク（図26）という梅雨の時期に低下しがちな食欲を増進し、強壮作用を持つ苦みが特徴のスパイスです。和名はコロハ（胡盧巴）で、学名はTrigonella foenum-graecumといいます。マメ科の植物で、種は日本のカレー粉にも入っており、苦味と独特の芳香があります。メティーシードという名前で売られていることもあります。インドでは、少し芽を出したスプラウトや生葉、乾燥葉（カスリメティ）も料理に使われていました。栽培方法も簡単なので、インド食材店で売られているフェヌグリークを見つけたら、ぜひ試してみてください。摂取量の目安は種子の場合、1日3～5gになります。

※豆類のアレルギーがある方は注意。

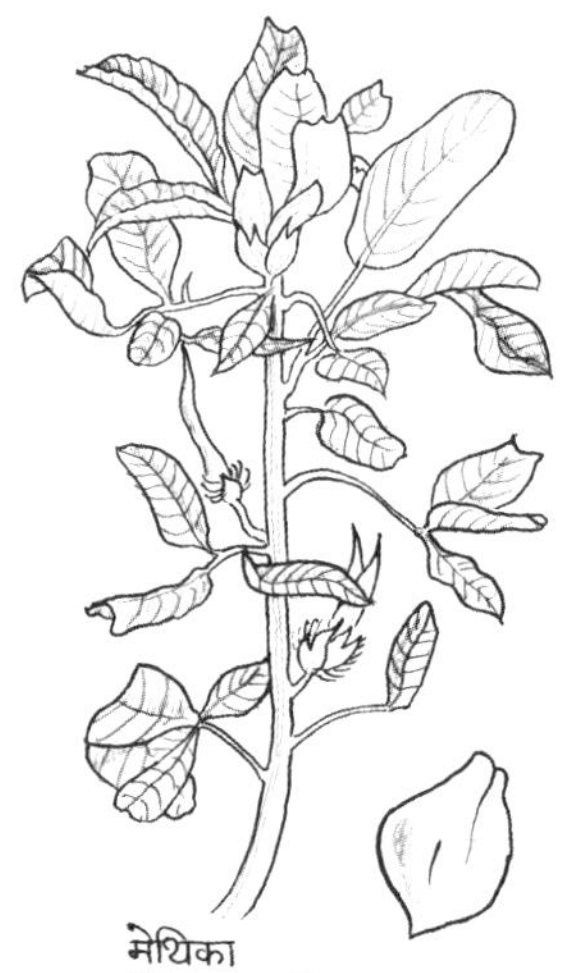

図26　フェヌグリーク

フェヌグリークの作用

食欲増進・芳香・駆風・強壮・解熱・催乳・収斂・皮膚軟化・性欲の抑制などの作用がある。味覚障害、疼痛、糖尿病、嘔吐、食欲不振、咳、気管支炎などにも用いられている。

①保水力抜群　フェヌグリークヘアパック

フェヌグリークヘアパックは、頭髪の傷み、フケ、頭皮の炎症や痒みの予防などに役立ちます。また、頭髪に艶や輝きを与えます。フェヌグリークは、生のままでは硬くてとても食べられませんが、水に6時間から一晩浸けておくと、種の周りにぬるぬるとした透明の膜ができて種自体もやわらかくなります。

材料

●フェヌグリークシード……大さじ2　●水……200ml

手順

1. 水200mlにフェヌグリークシードを入れて、6時間から一晩浸けておく。
2. フェヌグリークと水を分け、フェヌグリークはさらに同程度の水を加えてミキサーなどでペースト状にする。ただし、粒が残りやすいので、適宜水を加えながらマヨネーズ程度のやわらかさになるまで混ぜる。
3. ペーストを、頭皮と頭髪に塗布。

5
4

乾燥しないように、ラップ（またはシャワーキャップ）でカバーし、20分程度置く。よく洗い流す。
※フェヌグリークを浸けた水は、インドでは糖尿病予防のために飲まれており、洗髪や洗顔に使うのもおすすめ。
※ヘアパックの時間は最大30分程度にする。長い時間放置すると、パックが落ちづらくなるので注意。パックが落ちにくい場合はたっぷりの水で、ペーストをゆるませるようにしながら洗い流す。

② パウダーでつくる　リッチな使い心地のフェヌグリークヘアパック

パウダーになってもフェヌグリークの保水力は抜群です。ヨーグルトも使ったこのパック（図27）は、ぷるっとした感触に仕上がります。洗い流した後は潤いたっぷり。

材料

- ●フェヌグリークパウダー……大さじ1/2　●ヨーグルト（全脂肪）……大さじ3
- ●オリーブオイル／ココナッツオイル……大さじ1
- ●アムラパウダー（お好みで）……小さじ1/2

手順

1. すべての材料をボウルに入れてよく混ぜる。
2. ラップをして常温で2時間置く。
3. さらによく混ぜる。
4. 頭皮や頭髪全体に塗布する。
5. ラップやシャワーキャップなどでカバーし、最大30分置く。
6. ペーストを水でよく洗い流した後にシャンプーをする。

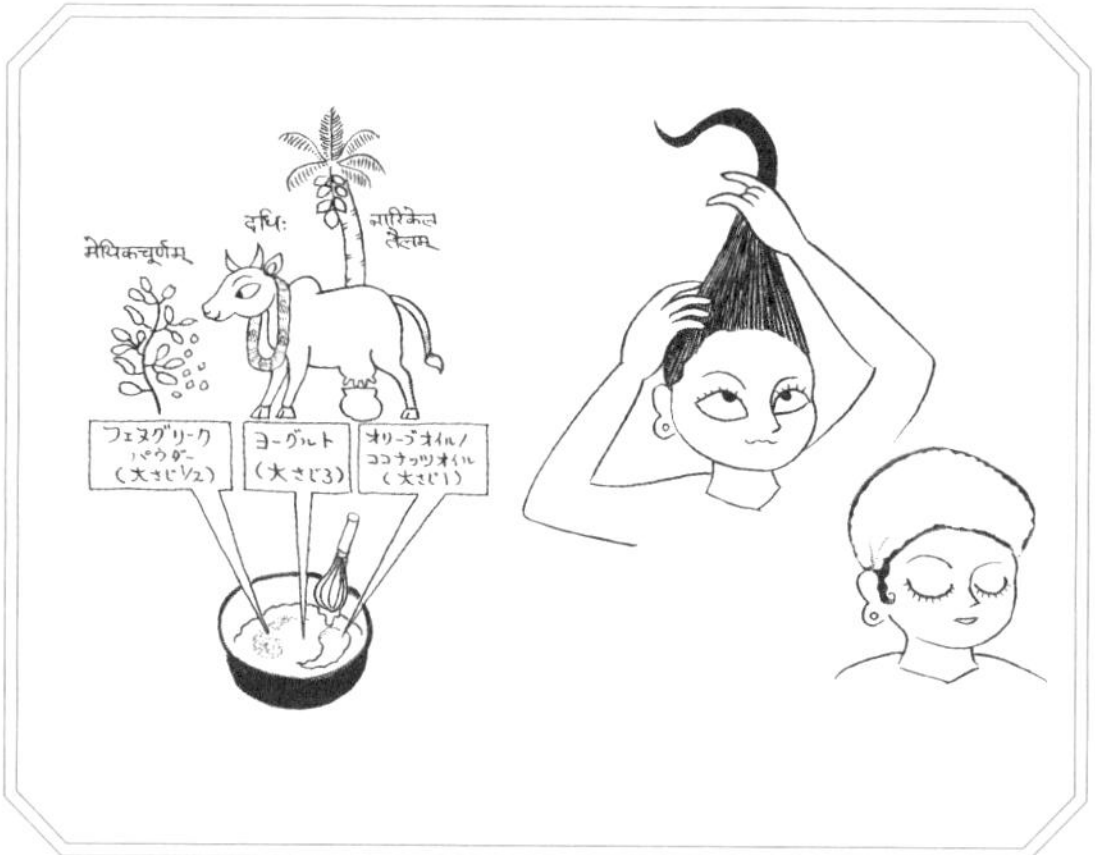

図27　フェヌグリークヘアパック

③ケララのデトックス粥　ウルワカンニ

インド各地でお粥は日常的に取り入れられています。ちなみに、ケララで雨季に食べられている本格的なお粥は、薬効が高いナヴァラ米や専用のアーユルヴェーダミックスを使っているので、味も薬のようなものになってしまいます。本書では、マイルドな味付けの食べやすいお粥を紹介したいと思います。

材料

●フェヌグリーク……大さじ1/2　●米……60cc　●水……450ml
●クミンシード……小さじ1/4　●玉ねぎ……1/4　●ココナッツフレーク（ファイン）……大さじ2（ココナッツミルクまたは水でふやかしておくとよい）　●塩……適量

手順

1. 前日の晩にフェヌグリークを水（分量外）に浸けておく。
2. 米を洗い、水（分量外）に30分浸ける。
3. 圧力鍋に米、フェヌグリーク、分量の水を入れて中火に10分かける。
4. 火を消し、自然に圧が抜けるのを待つ。
5. ミキサーなどで、ふやかしたココナッツフレーク、玉ねぎ、クミンシード（図28）を滑らかなペーストにする。水が足りない場合は継ぎ足す（分量外）。
6. 圧力鍋の蓋を開けて、ペーストを加えてよく混ぜる。
7. 塩で味をととのえる。
8. 弱火で3分煮る。水分が少なければ、お湯を加える。

※ドライジンジャー、ニンニク、黒胡椒などを少量加えてもＯＫ。フェヌグリークの苦味をココナッツが緩和する。ココナッツフレークがない場合、ココナッツミルクで代用可能。

※専用のミックスに使われるもの

フェヌグリーク、コショウソウ、クミン、生姜、黒胡椒、カルダモン、アニスシード、ブラッククミン、クローブ、アジョワン、コリアンダーシード、ターメリックなど。

※家庭やアーユルヴェーダ医などによって、さまざまなレシピがある。

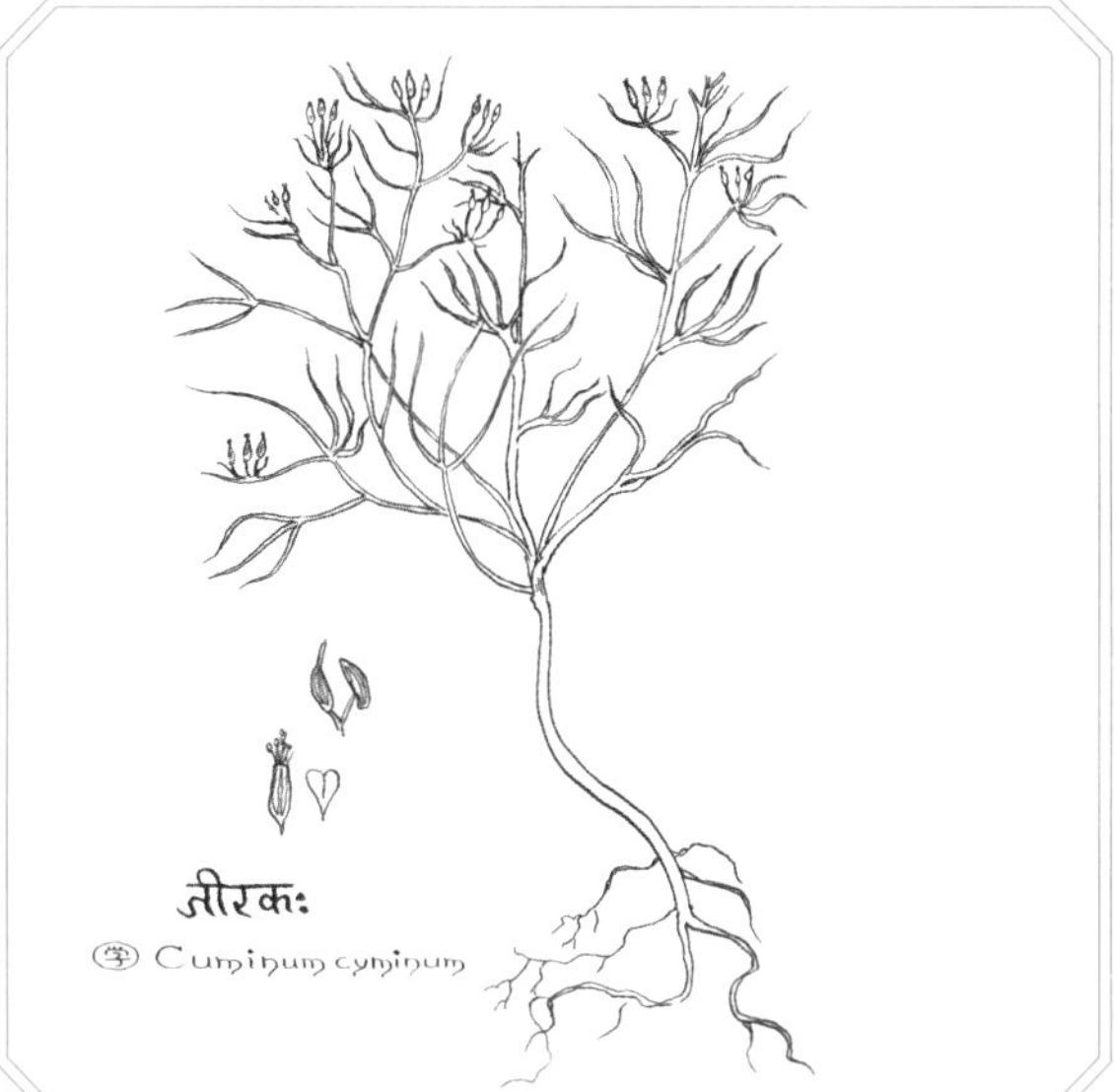

図28　クミン

梅雨におすすめの素材2　生姜

生姜（図29）はインド料理にもよく使われるスパイス。消化促進、抗炎症、温めるなどの作用があるので梅雨の体調管理に役立ちます。生姜の辛味をきつく感じる時は、胃への刺激を減らすために食事中、もしくは食後に摂取しましょう。

ちなみに、わたしは旅行などで外食の機会が多くなったり、食事が重くなりやすい時は、生姜アイテムをバッグに潜ませています。おすすめは、生姜しぐれ、生姜飴など。これらのアイテムを持っていない時は、生の生姜、紅生姜、ジンジャーティーなどの手に入りやすいもので消化を促進させています。生姜飴は甘さ控えめで、生姜の風味がしっかりして

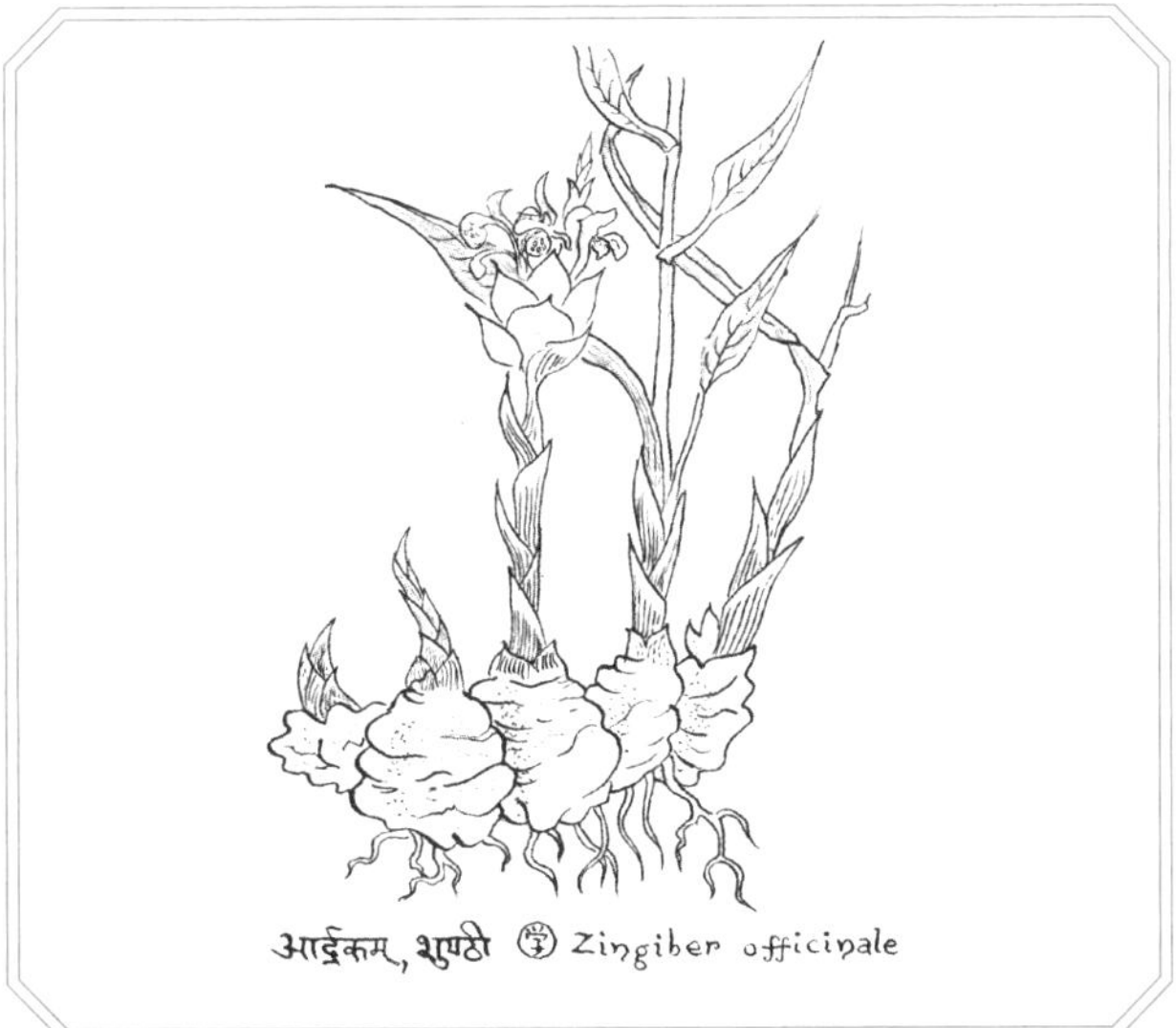

図29　生姜

いるものを選ぶのがおすすめです。

生姜は、乾燥（Shunti、Nagara）と生（Adraka）があり、アーユルヴェーダ医によると、乾燥のほうが作用は強いとのこと。摂取量の目安は乾燥は１日２gまで、生姜汁は5～10mlになります。

※夏の時期や頑固な皮膚疾患、貧血、排尿障害などの場合は摂取を控えめにする。

※血液をサラサラにする作用があるため、ケガなどの流血時はＮＧ。

生姜の作用

生生姜：抗炎症・駆風・下剤・アグニを強めるなどの作用がある。食欲不振、ヴァータとカパの悪化などにも用いられている。

乾燥生姜：鎮痛・強精・去痰・下剤・皮膚軟化・駆虫・駆風・健胃・アグニを強めるなどの作用がある。耳痛、頭痛、食欲不振、消化不良、嘔吐、疝痛、咳、心臓疾患、ヴァータとカパの悪化などにも用いられている。

①消化を高める　ジンジャーティー

このレシピは茶葉が入らないため、ノンカフェインで夜飲んでも安心です。使用する生姜は、生でも乾燥でもＯＫ。消化・食欲促進やかぜ、咳などの症状にもおすすめです。

材料

●生姜（生あるいは乾燥）……適量　●水……２４０～３００ml

手順

1. 小鍋に水を入れる。乾燥の場合はここで投入。水を沸騰させる。
2. 生生姜はこのタイミングで投入し、２００ml分になるまで煮詰める。生姜を大きめに切った場合は、煮出す時間を長くする。１日３回飲むとよい。
3. ※甘味がほしい時は砂糖、ジャガリーや少し冷ましてからはちみつを入れる。
   ※濃い目のジンジャーティーにしたい場合は、１６００mlに対し、乾燥生姜２００gを入れ、２００mlになるまで煮詰める。

②痛みの時に　ジンジャーオイル

生姜には鎮痛、抗炎症作用があります。関節痛、筋肉痛、神経痛には、掌や湯煎でオイルを温めてじっくり塗り込むのがおすすめです。ジンジャーオイルは、チャーハンやドレッシングなどの料理にも活用できます。

材料

●生姜……一片（みじん切り）　●ココナッツオイル……大さじ1

手順

1. 小鍋やステンレス製のお玉に、ココナッツオイルと生姜を入れる。
2. 火をつけて弱火で生姜とココナッツオイルを煮る。火を調節しながら、生姜が小鍋やお玉の縁や底につかないよう混ぜ、焦げないようにする。
3. オイルの泡が小さくなり、完全に泡がなくなる直前で止める（余熱を利用してオイルを仕上げる）。
4. オイルが冷めたら濾す。

③梅雨の季節に　生姜はちみつ

梅雨の時期におすすめしたい素材の生姜とはちみつの組み合わせ。咳やかぜのひき始めにもおすすめです。1日2回なめるとよいでしょう。

材料

●生姜パウダー……小さじ1/4　●ターメリックパウダー……小さじ1/2
●はちみつ……ペーストになる程度の量

手順

1. 生姜パウダーとターメリックパウダーをよく混ぜる。
2. はちみつを加えてペーストにする。

梅雨におすすめの素材3　黒胡椒

梅雨は免疫力が落ちやすいので、健胃作用のある辛味のスパイスである胡椒を多めに使ってみましょう。胡椒はケララ原産といわれ、サンスクリット語ではマリチャ、学名は Piper nigrum といいます。

ケララの民家では大きな木の幹にぐるぐると巻きついていて緑色の房状の実がぶら下がっています。これをほぐして天日干しにすると黒胡椒（図30）になります。

ケララでは黒胡椒とレモン汁を混ぜたものや黒胡椒パウダーをごはんに添えている人も見かけます。摂取量の目安は、1日0.5〜1gになります。

一方、実が赤く熟してから数日間水に浸け、

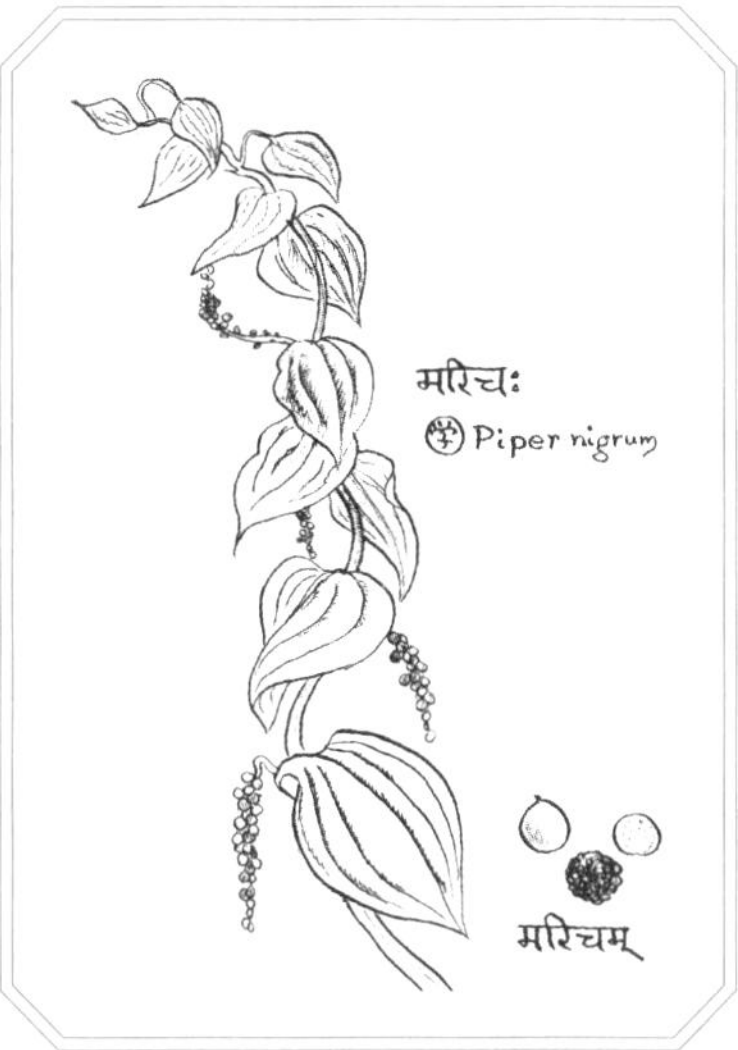

図30　黒胡椒

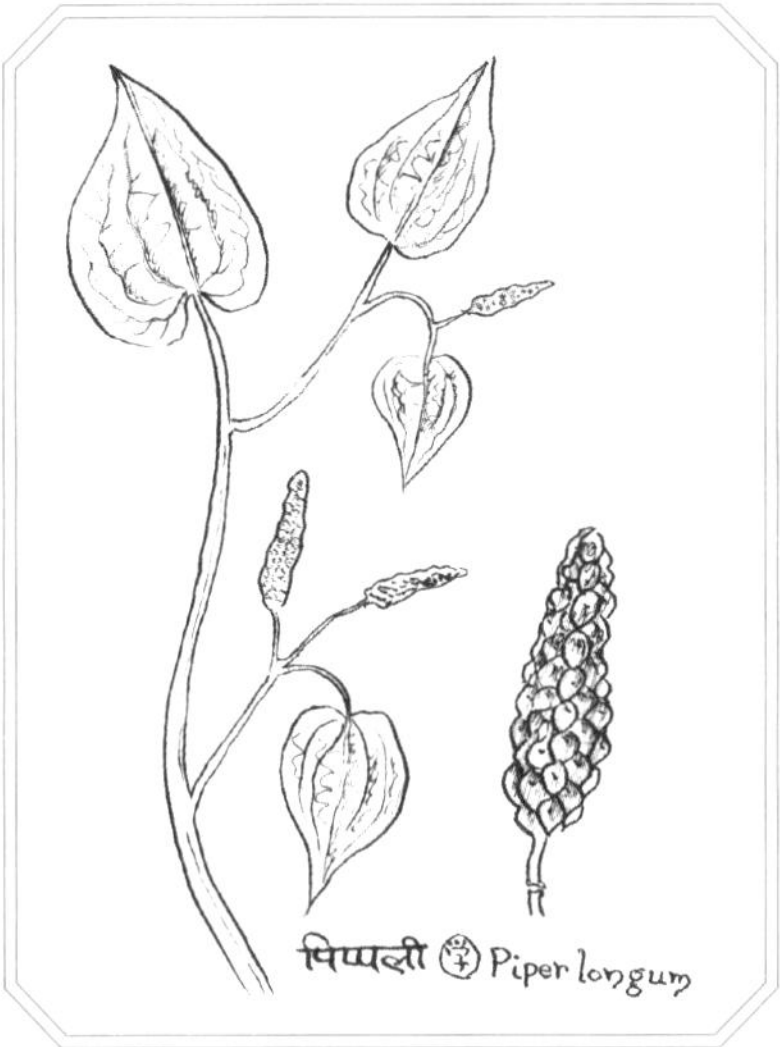

図31　長胡椒

やわらかくなった皮をむいて天日干しにすると白胡椒ができます。また、胡椒にはアーユルヴェーダの薬によく使われる長胡椒（ピッパリー、Piper longum、図31）というものもあります。

黒胡椒の作用

駆虫・鎮痛・抗毒・催淫・利尿・消化促進・催乳・刺激・健胃などの作用がある。関節炎、咽頭痛、喘息、発熱、咳、消化不良、鼓腸、痔、皮膚疾患などにも用いられている。

① かぜにおすすめ　ラッサム

南インド・タミルナドゥ州では、かぜをひいた時によく飲まれているのがラッサムというスープ。胸のつまり、喉痛、咳などによい黒胡椒や、消化によいクミンシードなどが入っていて薬にもなります。ちなみに、ラッサムに入れるマサラはスパイスミックスのことです。市販品もありますが、本書ではラッサム用のマサラ（ラッサム・マサラ）も手づくりしてみましょう。たくさんつくっておけば瓶などで保存することも可能です。

材料

●タマリンド……大さじ１　●水……４００ml　●熟したトマト……大１個
●塩……小さじ１程度　●油……大さじ１（なたね油など、クセが強くないもの）
●黒マスタードシード……小さじ１/４　●アサフォエティダ……耳かき１杯程度
●カレーリーフ……５枚　●赤唐辛子……１本　●コリアンダーリーフ……適宜

マサラの材料

●ニンニク……１～２片　●赤唐辛子……１～２本（ちぎって種を取る）
●黒胡椒……10粒　●クミンシード（ホール）……小さじ１/４
●カレーリーフ……５～６枚（ドライの場合、10枚くらい）

手順

1. タマリンドを水に入れ、30分ほど置く。
2. マサラの材料を、すり鉢やミキサーなどで、粗目に潰す。
3. タマリンドを揉んで崩し、濾しながら鍋に入れる。
4. 鍋に火をつける（中～強火程度）。
5. トマトを１cm角に刻み、鍋に入れる。

6. ❷で潰したマサラと塩小さじ 1/2を入れ、トマトが崩れ、火が通るようになるまで5分ほど煮る。
7. 塩で味をととのえる。合計小さじ1程度がおすすめ。スープを濾しても濾さなくても食べられる。
8. 別の小鍋で油を熱する。
9. 黒マスタードシードを入れ、パチパチとすべて弾けさせる。
10. アサフォエティダ、カレーリーフ、赤唐辛子（二つくらいにちぎり、種を抜いたもの）を入れる。焦がさないように注意する。
※生カレーリーフは、油がはねるので注意。
11. 熱い状態で、スープの鍋に入れ、軽く混ぜる。
12. 器に注いで、コリアンダーリーフを散らす。

※スープを濾す場合は小さなカップに注ぎ、スープとして飲む。
※スープを濾さない場合は、そのままスープとして食べても、白米にかけて食べてもよい。
※カレーといっしょに食べる場合は、最後に食べると消化を促進する。

②ケララのアーユルヴェーダサロン直伝　ヘッドケアパウダー

アーユルヴェーダ病院では、トリートメント後に頭皮にかぜ予防のパウダー（図32）を塗ります。サロンを運営していた頃、ケララ出身の患者さんたちは「昔母が塗ってくれた」と懐かしんでいました。

　当初はインド全体の習慣だと思っていましたが、ほかの地域のインド人のお客さんに塗ろうとしたら、とても驚かれました。現地ではアーユルヴェーダ薬局で売られている伝統処方のパウダーを使うことが多いですが、本書では日本でも簡単につくれるレシピを紹介します。

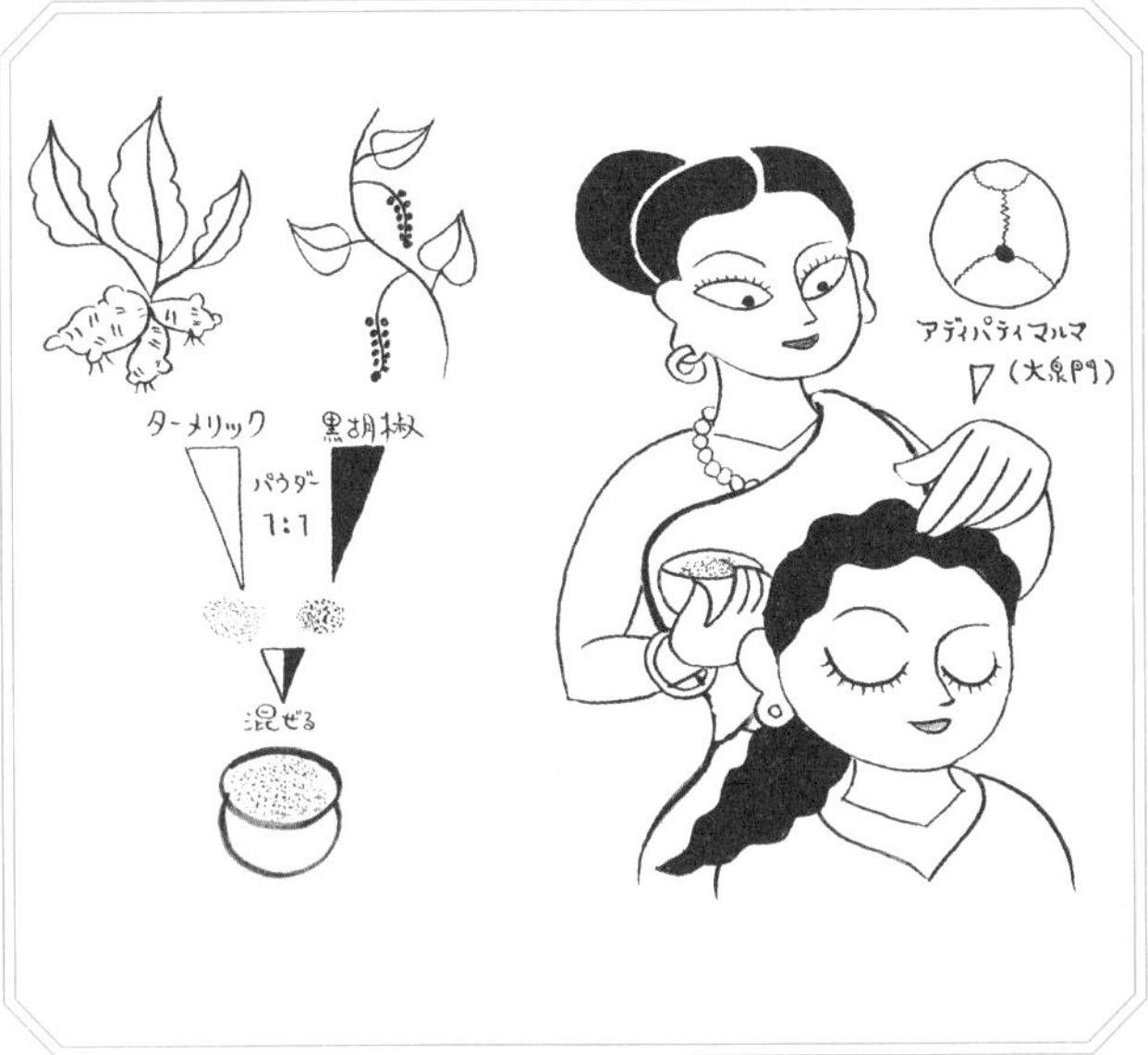

図32　ヘッドケアパウダー

材料

●黒胡椒パウダー（細挽き）……小さじ1　●ターメリックパウダー……小さじ1

手順

1 黒胡椒パウダーとターメリックパウダーをよく混ぜ、密閉容器に保存する。

2 雨などで頭が濡れた時、オイルケアの後、洗髪後、かぜの時などにひとつまみを取って、アディパティマルマ（大泉門）に擦るように塗る。

※ターメリックは色がつきやすいので、こぼさないように注意。

※マルマについては、伊藤武著『図説マルマ』（めるくまーる）を参照。

③簡単につくれる薬　トリカトゥキャンディ

アーユルヴェーダの薬にトリカトゥ（Trikatu、トリカツ）というものがあります。トリは三ドーシャと同じく3を意味し、カトゥは辛味の意味です。黒胡椒、長胡椒、乾燥生姜の三つの辛いスパイスを調合した薬です。

すでにミックスされたものも売っていますが、自分でつくるのも簡単。各パウダーを同重量ずつ用意して、よく混ぜるだけです。

トリカトゥには、肥満、消化力の低下、喘息、咳、慢性鼻炎などに対する作用がある、といわれています。本書では、トリカトゥを使って薬としても使えるキャンディをつくってみましょう。

材料

●トリカトゥパウダー……小さじ1　●水……50ml
●ジャガリー（インド黒糖、日本の黒糖でもOK）……150g

手順

1 ジャガリーあるいは黒糖と水を鍋に入れ、中火で溶かす。
2 トリカトゥパウダーを入れる。
3 トリカトゥの成分が全体的に絡むよう、混ぜながら煮詰める（水分が飛ぶ程度）。
4 ねっとりとした飴状になっているかを確認する。
5 ワックスペーパーの上にトリカトゥを広げる。
6 完全に冷める前に、一口サイズにカットし、密閉容器で保存する。喉の違和感が気になる時、消化が悪い時、鼻炎の時になめる。

※ダイエット中の場合は、トリカトゥパウダーにはちみつを混ぜたものをなめるようにす

るとよい。

column 2

教えて！伊藤せんせい

Q3

テイヤムやビリヤニなど、ケーララ北部で体験したことが、実は非常に珍しいことだったことがたびたびあります。ケーララ北部に独自の文化が残っているのは、どうしてなのでしょうか？

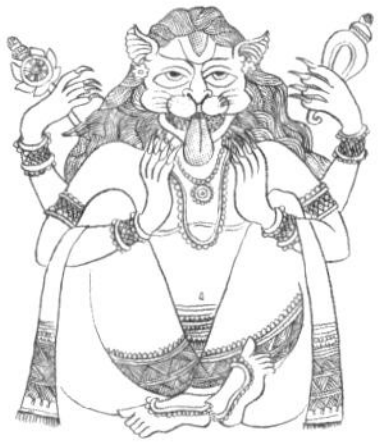

「椰子の緑が、風に吹かれて、そよいでいる。この国が、ようこそ、と手をふり、私をいざなっているように思われた」

と、胡椒を求めてインド航路を発見したバスコ・ダ・ガマは語っています。そう、ケーララ（「椰子の国」の意、図Ⅳ）は、胡椒のふるさと。かつてはこの地にのみ産した胡椒を求め、3000年も前に、はるか西方のフェニキア人やソロモン王が船を寄せたということです。その後、ケーララを中心に、世界の東西をむすぶ海のシルクロードが伸びてゆきました。

しかし、ケーララの東の山々（西ガーツ山脈）に発する無数の河川は、ジグソーパズルのピースのごとき複雑な陸の島々を織りなして人々の往来をさえぎり、現在もそのまま県境になっています。海が世界に向かって開いているのに対し、陸の交通はきわめて不便でした。

ケーララは、インドの他の地域とは、北の海岸沿いの平野部をもって接しています。仏教は西暦紀元前後、バラモン教は6、7世紀ごろ、いずれもこの北の入り口を通って流入しました。

そして、ケーララの、海と山に挟まれ、川に分断されたまるで袋小路のような地勢にはまり込んだ文物は、この地においてこそ、永き命を吹きこまれることになるのです。

インドの他の地域ではとっくの昔に消滅した古代さながらの木造寺院も、叙事詩のダヌルヴェーダ（武術）を彷彿とさせるカラリも、典雅なサンスクリット劇も、千個のレンガを積みあげて大祭壇を建立するヴェーダ祭式も、古きアーユルヴェーダも、神秘的なマルマ療法も、今も生きた伝統として、ケーララの人々の生活を潤しています。

ケーララは、歴史的・文化的にはおおよそ、カリカットを中心とした北部、コーチンを中心とした中部、トリヴァンドラムを中心とした南部に三分されます。

その文化は、土着文化に外来文化が上書きされた多層構造。それが「独特」というのであれば、北部に限ったことではなく、中部・南部も独自の文化が残されています。ことに南部はタミル文化の影響が色濃く、医術はアーユルヴェーダよりもシッダ医学が、武術もカラリよりもワルマアティが優勢です。

テイヤムについていえば、バラモン文化の下敷きにされていた北部先史のシャーマニズムの復活。年に一度の祭礼の日、ふだんは下層民として暮らすシャーマン・ダンサーに、太古の霊感が憑依《とりつ》きます。鬼神のごときメイクをした彼は、激しく踊りつづけ、このときばかりはバラモン以上の宗教的権威となって、人々を祝福します。

ビリヤーニーはイスラムの食文化。祝いの日のご馳走料理です。北部を長く支配したカリカット王国はヒンドゥーですが、イスラム教のペルシアやアラビアとの交易によって繁栄しました。18世紀、王国は、デカン高原のマイソール（イスラム）王国の侵略を受けて滅びます。北部にいつビリヤーニーがもたらされたのかは定かでありませんが、中部や南部よりもずっとイスラム文化に塗《まみ》れています。

異教徒の食いものといえど、美味いものは美味い！

北部の人は、よほどビリヤーニーがお気に召したのでしょう。

ケーララが、いったん手にした文化を手放すことはありません。

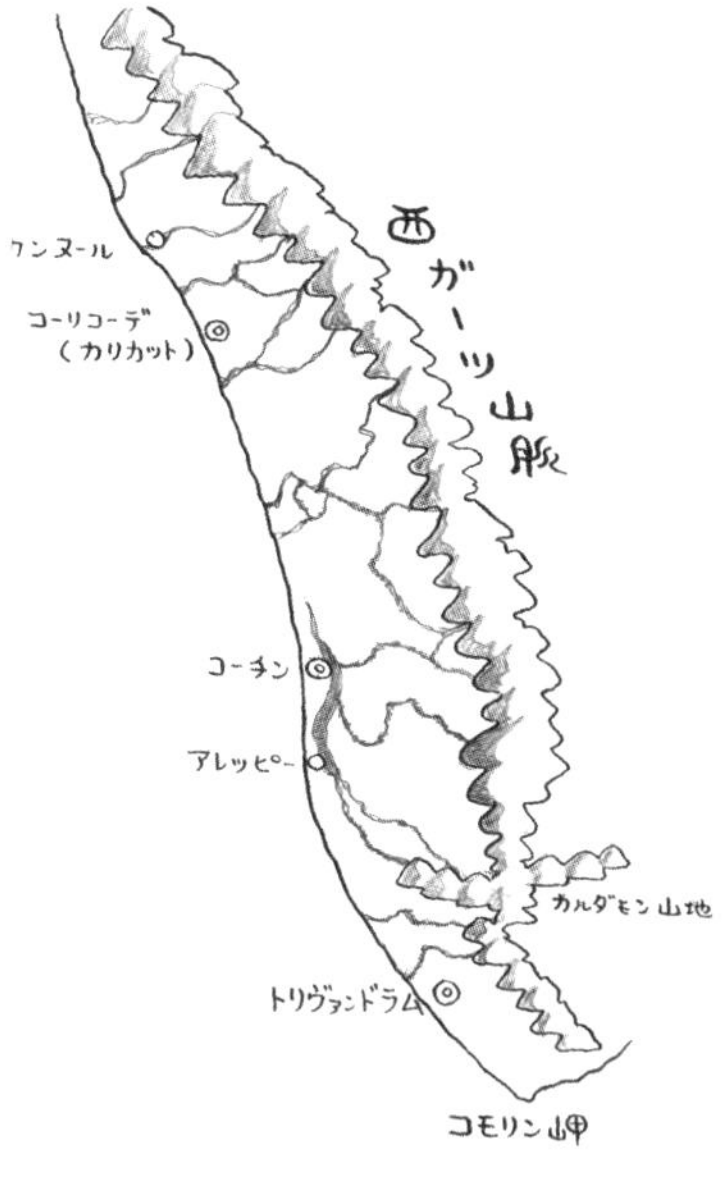

図IV　ケーララの地図

Q4

伊藤先生が１９７０年代にインドを旅された頃、アーユルヴェーダは身近でしたか？　また当時のインド人は体調を崩したら、アーユルヴェーダ病院に行っていたのでしょうか？　それともすでに西洋医学が根付いていたのでしょうか？

そのころ、インドは自由をもとめる西洋のヒッピーたちであふれていました。ヒッピーたちには学ぶことも多かった。ヴァータ・ピッタ・カパ云々《うんぬん》といったアーユルヴェーダの手ほどきを受けたのもヒッピーからです。当時、日本ではわたしをふくめ、アーユルヴェーダなんて聞いたこともない人がほとんどでした。しかし欧米人はけっこう詳しい。日本人にとっての漢方みたいなイメージを、彼らはアーユルヴェーダに抱いていました。

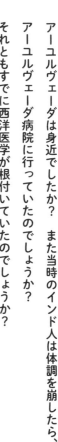

貧乏旅行者にとって、なにが怖いかといえば病気。生水飲むな、なんていわれても実際には不可能なこと。辛いカレーに灼けた喉は冷たい水で鎮めるほかない。屋台でラッシーを飲んでも氷が入っている。だから、下痢なんか日常茶飯事。日本人の長期旅行者であれば抗生物質を服む。が、ヒッピーというのは西洋文明に背を向けた連中ですから、現地の知恵に防衛策を模索します。

たとえば、スパイスを何種類か持ち歩いていて、腹の調子が悪いときには黒胡椒を噛む。歯が痛いときはクローブをしゃぶる。腹に虫がいそうなときは生のニンニクかタマネギをかじる。元気がないときはミネラル豊富なヒマラヤの黒岩塩をしゃぶる。道端にアムラーの木があったら、ビタミンＣのかたまりみたいなその実をかまわず失敬する。そんなことをやっています。ヒッピー連中には、「肝炎や赤痢になっても帰国しちゃダメだ。インドで、それもアーユルヴェーダで癒してしまえ」と力説されました。E型肝炎とかアメーバ赤痢というのは風土病で、国に帰っても治す手だてがない。ところがアーユルヴェーダにはそれがあるのだ、と。

そう云われて観察すると、どんな町にもアーユルヴェーダの薬局と診療所があることに気づきました。そうした施設は、**Āyurveda** という看板も現地の文字でしるされているので、見落としてしまいます。

しかし、ある程度リッチなインド人たちからは、

「アーユルヴェーダは、迷信じみた貧乏人の医学だ。まともな（金のある）者は、西洋医学に頼る」

とも聞かされました。

じっさい大都市には、西洋医学の病院が現代文明の宮殿めいた風情をして、でんと鎮座ましましています。当時の日本では、南アジアに滞在する者には半年に一回のコレラの予防接種が義務づけられていましたから、わたしもインドとネパールとスリランカの病院で予防接種を受けた記憶があります。

１９８０年代になると、西洋でのアーユルヴェーダの評判が逆輸入されるかたちで、一般のインド人にも伝統医学が浸透していったように思われます。インド人も外国人のヨイショに弱いようです。

１９９０年代には、インド各地に外国人向けのリゾート型のアーユルヴェーダ・クリニックが作られるようになりました。

第4章

夏

インドの夏

日本が夏の頃、インドでは、祭や結婚式のシーズンがやってきます。わたしが修行していたケララでは、10日間かけてオーナム（onam、オナム）という祭が行われます。古代神話のマハーバリという王様をお迎えするために、マリーゴールドやハイビスカスなどの花びらを用いて貼り絵のような絵を描くので、路上には花売りが溢れます。

ちなみに、この祭ではオーナムサッディヤ（onam sadya、図33）というご馳走を頂くのですが、バナナの葉の上に次々と並べられるおよそ20種類（5～100種類の場合もあり）ものおかずはまさに圧巻の一言。しかも、このおかずはアーユルヴェーダの教えにならって食べる順番も決まっているのです。

アーユルヴェーダで最初に食べる味とされているのは、消化しづらい甘味です。アグニが元気なうちに食べるとよいといわれています。オーナムサッディヤでは、「まず、バナナパパダム（豆などからつくる薄焼きせんべい、p.228）にギーを混ぜて食べるように」と、友人の義母から教わりました。一方で、初めはバナナチップス、バナナパパダムは最後という意見もあります。

続いて、やさしい味の豆カレーと白米にギー（p．224）を加えたものを食べたら、塩味・苦味・渋味などを含むサイドディッシュやカレーを食べます。さらに、口直しや食欲を刺激する目的でヨーグルトやタマリンドなどの酸味が効いた食べものを途中に挟み、食事の後半はラッサム（p．147）やバターミルクを飲みます。

シッダ医学の先生に教わったタミルナドゥ州の伝統的な食べ方は、ラッサムで締めくくっていましたが、オーナムサッディヤでは最後に甘いものを食べていました。ただし、満腹であれば最後のデザートはスキップしてもよいとされています。

ちなみに、インドは土地にもよりますが、30℃を超える暑さが7～12ヵ月も続きます。この猛烈な暑さを和らげるために、現地の人

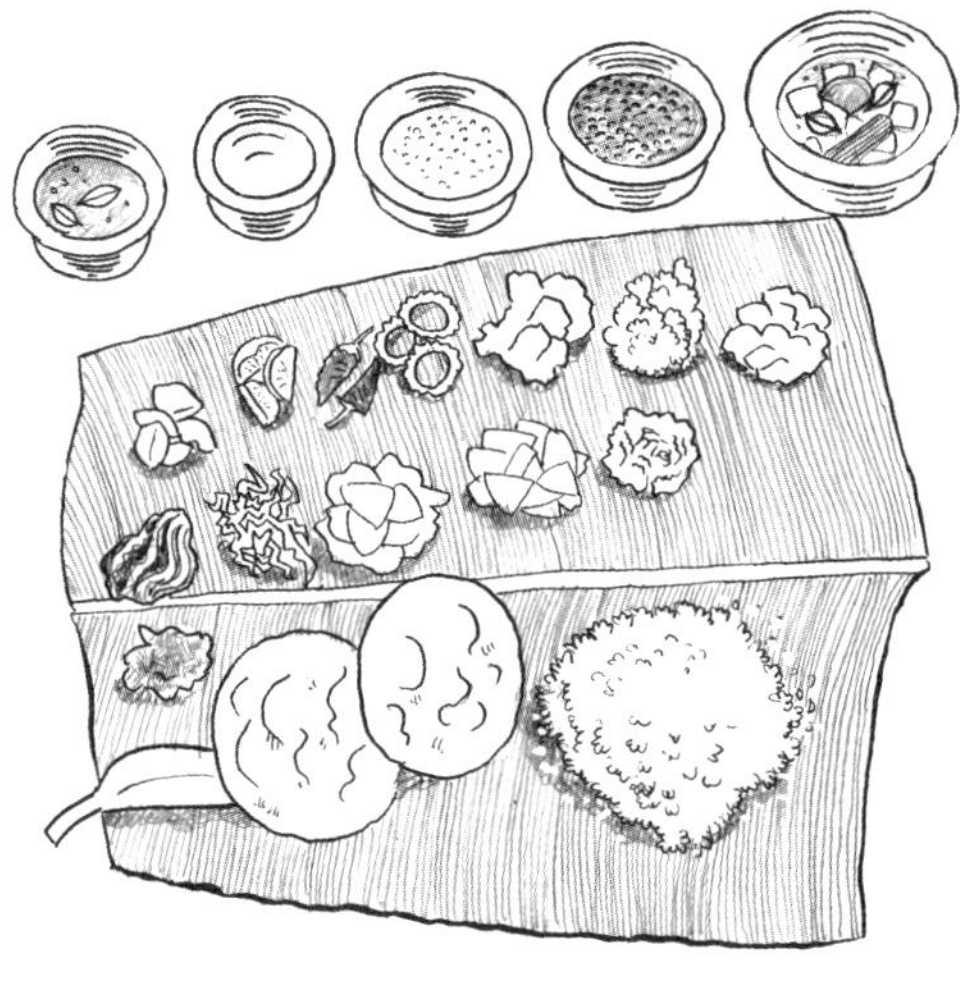

図33　オーナムサッディヤ

々はさまざまな工夫をしています。例えば、川で水浴びをしたり、暑さをしのぐため、床に水を撒いたり、コット（**図34**）という網かけベッドで睡眠をとっていたりするようです。またあるシッダ医学の先生は「朝ごはんに軽く発酵させたごはんを食べると暑さをしのげる」とおっしゃっていました。これを食べた日は、日中の暑さの感じ方がまるで違うのだそう。

また、インドの街中を歩いていると、路上や屋内などで素焼きのポットに汲み置かれた水をよく見ます。これは、気化熱で冷える自然の原理を活用したものでほんのり土の香りのする冷たい水になります。日本でも素焼きの容器があれば、簡単に試してみることができます。直射日光が当たらない風通しがよいところに容器を置いてみてくださいね。

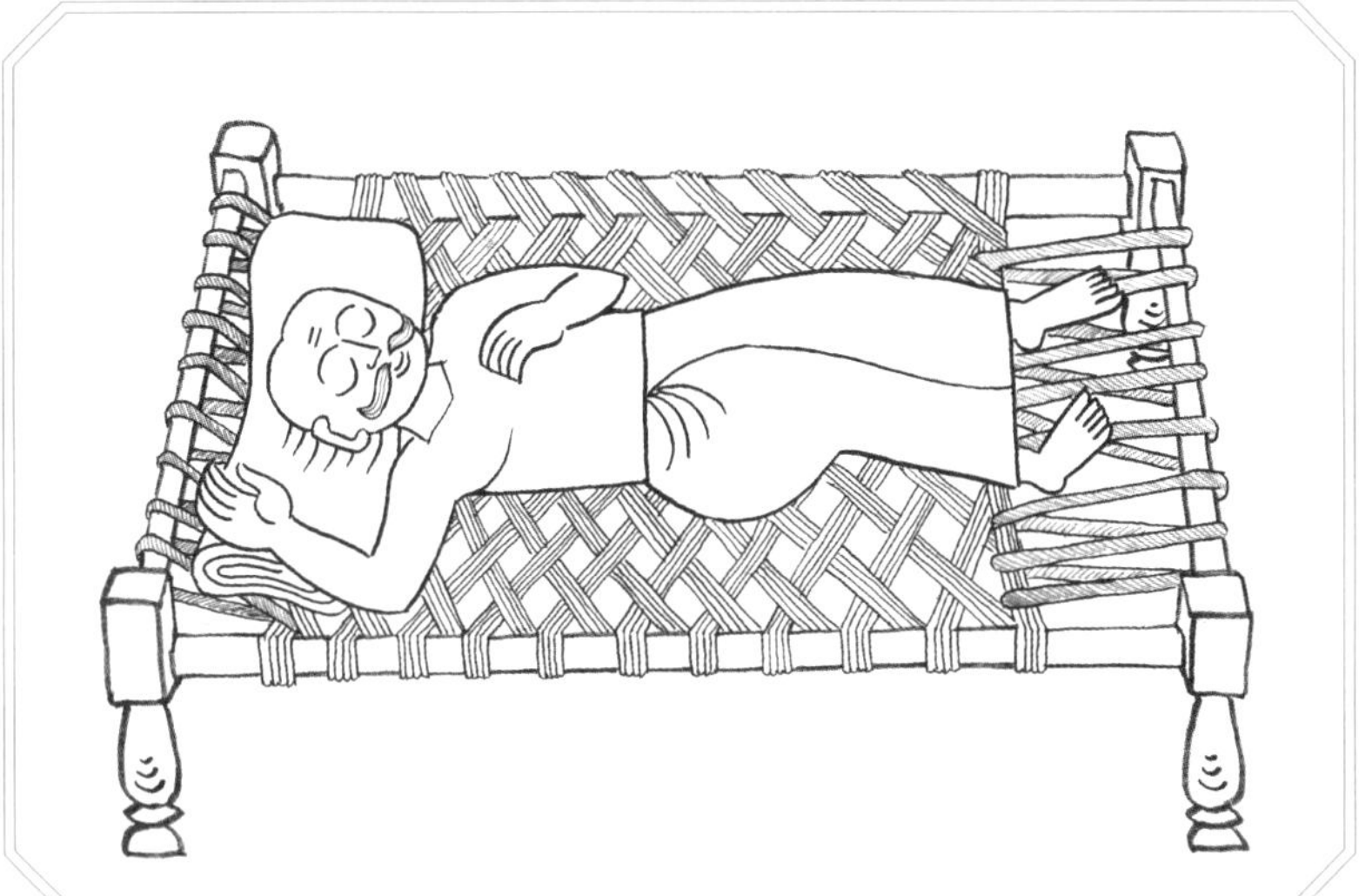

図34　コット

2 夏の特徴

梅雨から夏になる季節の変わり目は湿気が徐々に和らぎます。朝夕の涼しさで比較的過ごしやすく、日も長くなって海開きを迎える時期でもあります。そして、本格的な夏が訪れるにつれて、朝夕の温度が下がらなくなり、寝苦しい夜が続きます。海や川の水温も高くなり、入道雲が増え、夕立や雷に見舞われることもあります。

夏は活動が旺盛になるイメージがありますが、暑い日に草を引き抜くとすぐに萎びてしまうように、わたしたちの体力は消耗し、消化力も衰えています。動きたくなる気持ちが出てくる時期ですが、アーユルヴェーダでは、「夏は運動などを控えめにする」ようにといっています。この時期は冷やす質の食べものや香りを取り入れるようにするとよいでしょう（p．294）。

夏の質

暑い　高温多湿　台風　日が長い　日差しが強い　体力が落ちる　消化力が落ちる

3 夏の過ごし方

インドの少数民族が利用する市場を訪れた時のこと。野菜売りの女性がキャベツを1枚頭に載せていました。この不思議な光景について調べてみると、「適度な水分を含むキャベツが頭頂部を直射日光から守るのに役立っている」ことが分かりました。実はアーユルヴェーダでも「頭は熱に弱い」と考えられているのです。

したがって、夏は日差しが強い時間帯の外出は避け、なるべく暑さが和らぐ朝夕に活動するとよいでしょう。運動量も1年のうちでもっとも少なくするのがおすすめです。日中に外出せざるをえない時は、日陰で休憩したり、日傘や帽子で直射日光を防いだりしましょう。

また、体力を消耗しやすい夏こそしっかりと睡眠をとりたいものです。夜にしっかりと眠ることをおすすめしますが、お子さんやお年寄り、体力が落ちている時などは、軽い昼寝もOKです。睡眠不足になると熱中症にかかりやすくなるので、体力を養っておきましょう。

アーユルヴェーダでは、夏は火の質が増えることから、ピッタが増えると考えられます。また、ピッタには、軽度油性、鋭性、温性、軽性、悪臭性、移動性、流動性といった質（p.062）があり、ピッタが増えると、イライラしたり、身体に炎症が起こりやすくなったり、胃の荒れや胃酸過多、充血、発疹、黄疸のようなピッタ性の症状も出やすくなったりするので注意が必要です。

暑い時はシャワーやお風呂を熱くするのではなく、常温の水、もしくはぬるま湯で入るのがおすすめです。ただし、外が暑くても、冷房で身体が冷えていたり、冷たいものを食べていたりする場合は冷え過ぎてしまわないよう気をつけましょう。インドでは暑さ対策に「ビャクダン（p.230）のペーストを塗布するように」とよくすすめられます。このペーストを皮膚に塗ると、スーっと熱を取り去ってくれます。ちなみに、『アシュターンガ・フリダヤム』では、夏の過ごし方として「月光浴をして夏の強い日差しを浴びて疲れた身体を癒す」ことなどもすすめています。なお、体力を消耗する性行為は、2週に一度程度を目安にするとよいでしょう。

夏の食べもの

夏は梅雨と同様に、消化力が弱くなる季節です。暑くて食欲がなくなると、冷たく喉越しのよいものを食べたくなりがちですが、冷たいものを食べるとかえって消化力が弱まります。前項で紹介したように夏はピッタが増える時期なので、胃が荒れてしまうことがあります。こうした時に辛いものや過度の酸味や塩味などの味の強いもの、脂っこいものなどを摂り続けていると、さらに消化力が弱まったり、胃を傷めたりしてしまいます。また、消化に負担がかかると、夏バテしやすくなるので注意が必要です。

ピッタは温める質を持っているので、夏はその反対の冷やす作用を持つ食べものを多めに摂取したり（p.294）、ピッタにおすすめの食事を摂ったりするとよいでしょう。また、夏は汗が増え、体内の水分が失われてしまう時期ですが、氷入りや冷蔵庫から出したばかりのものは消化力を弱めるので、常温の飲みものや温かいスープなどを多めに摂るようにしましょう。

そうはいってもやはり夏の暑さは耐え難いものです。そこで、夏の水分補給におすすめしたいのが、ココナッツウォーターやレモン汁や塩、砂糖少々を入れたドリンク。電解質やミネラルが豊富に含まれ、浸透圧も人間の体液に近いので安心して飲めます。ちなみに、レモンには冷ます作用はありませんが、吸収がよく、体内のバランスをととのえるなどのメリットがあるため、インドでは各地で伝統的に飲みものとして飲まれています。

さらに、夏に旬を迎える食べものには、熱を冷ましたり、水分を補給できたりするものがたくさんあります。ピッタを落ち着かせる味には、甘味・苦味・渋味がありますが、甘くて水分をたっぷり含んだスイカなどもおすすめです。ただし、冷蔵庫から出したばかりのものは冷た過ぎるので常温でしばらく置いたり、水で冷やしたりする程度にして食べるとよいでしょう。

夏が旬の食べもの

野菜・きのこ……アスパラガス、枝豆、オクラ、かぼちゃ、キャベツ、きゅうり、空芯菜、ごぼう、さやいんげん、ししとう、しそ、じゃがいも、生姜、ズッキーニ、大根、唐辛子、冬瓜、とうもろこし、トマト、長ねぎ、なす、苦瓜、にんじん、ニンニク、バジル、ピーマン、みょうが、もやし、モロヘイヤ、らっきょう、レタスなど
果物・木の実……あんず、イチヂク、梅、さくらんぼ、すもも、パイナップル、バナナ、パパイヤ、びわ、ブドウ、ブルーベリー、マンゴー、メロン、桃など
魚介・海藻……あじ、あなご、あゆ、あわび、いか、いさき、いわし、うなぎ、うに、えび、かつお、かれい、かんぱち、きす、こんぶ、さざえ、さんま、しじみ、すずき、すっぽん、たこ、たら、はまぐり、まだい、もずくなど

三

夏の献立

わたしの頭に浮かんだ夏の献立は焼きとうもろこし、トマトやズッキーニを入れた夏野菜のラタトゥイユ。夏野菜が入った東南アジアの国々のごはんも食べたくなります。夏はピッタが増えるのでいつもより多めにしたい味は、甘味・苦味・渋味です。一方、控えめにしたい味はピッタを増やす酸味・塩味・辛味です。

夏になると、スパイシーなカレーを食べたくなりますが、辛味は控えめにしたいところです。もし、カレーを食べたい場合は唐辛子を減らしてマイルドな味にしましょう。なお、ピッタには熱い質があるので、その質を抑える献立を組み立てるとよいでしょう。

それでは、どういった調理法がピッタを増やしづらいか、具体的に考えてみましょう。以下のQ1のうちピッタを減らす献立はどちらでしょうか？

Q1　A1　A2

1．唐辛子入りの辛いラーメン
2．夏野菜の煮込み

辛いラーメンは、ピッタが控えめにしたい辛味と塩味（p．071）が強いのでおすすめできません。ラーメンを食べる場合は、辛さや塩味を控えめにしたり、スープは全部飲まないようにしましょう。また、熱いものに冷たいものを合わせると消化によくないので、ドリンクは常温の水や白湯を合わせるとよいでしょう。

旬の食べものはドーシャを自然と調整してくれるので、夏野菜はおすすめです。その中でもきゅうり、なす、冬瓜などはピッタにおすすめといえます。ただし、なすに関しては諸説あり、すべてのドーシャにおすすめという説もあればピッタは控えめにしたほうがよいという説もあります。『アシュターンガ・フリダヤム』でさえも、訳によって「わずかにピッタを増大させる」「ピッタを増悪させない」などと異なるのです。ちなみに、質も温性、冷性と見解が分かれており、なすの種類や産地などによっても見解が異なるようです。したがって、食材の選び方に困った時は、食習慣にならってみるのもおすすめです。調理の際は出汁をしっかり効かせるなどして、やさしい味つけにするとよいでしょう。

Q2 A1 A2

続いて、もう一問。以下のQ2のうちピッタを減らす飲みものはどちらでしょうか？

1．ホットハーブスパイスティー
2．アイスコーヒー

温かい質を持っているピッタ（p.062）には、冷たいドリンクがよいというイメージがあるかもしれませんが、冷ます作用のあるハーブを使うとピッタを鎮静し、余分な熱を減らすことができます。

ミントなどのハーブを冷性食べものリスト（p.295）から選んだり、ピッタを鎮静する甘味・苦味・渋味のあるスパイスを選んでお茶にしてみたりするとよいでしょう。

コーヒーは温性食材で、カフェインを含み、暑い時期に飲み過ぎると休息を妨げてしまうのでピッタにはおすすめできません（p.293）。冷性のコリアンダーシード（p.294）のコーヒーなどにすると、逆にピッタにおすすめのドリンクになります。もし、コーヒー豆のアイスコーヒーが飲みたい時は、ピッタにおすすめの甘味を少量加えてみてください。ただし、氷で冷やし過ぎると消化力をさらに弱めてしまうので控えましょう。

6 夏のトリートメント

夏は冷やす作用を取り入れるとよいとお話ししましたが、実は夏のトリートメントは、暑い時間に受けることが多いです。例えば、全身に冷却作用のあるハーブペーストを塗布するレーパム（Lepam、図35）や、薬用牛乳を用いるナヴァラキリ（p.256）というトリートメントは、空気が暖まっていない朝晩の涼しい時間帯に受けると、身体が冷え過ぎてよくないといわれています。

アーユルヴェーダの治療では、アーユルヴェーダ医の診察に基づいてトリートメントが処方されますが、癒しや美容が目的のサロンなどでは、メニューを自分で選択す

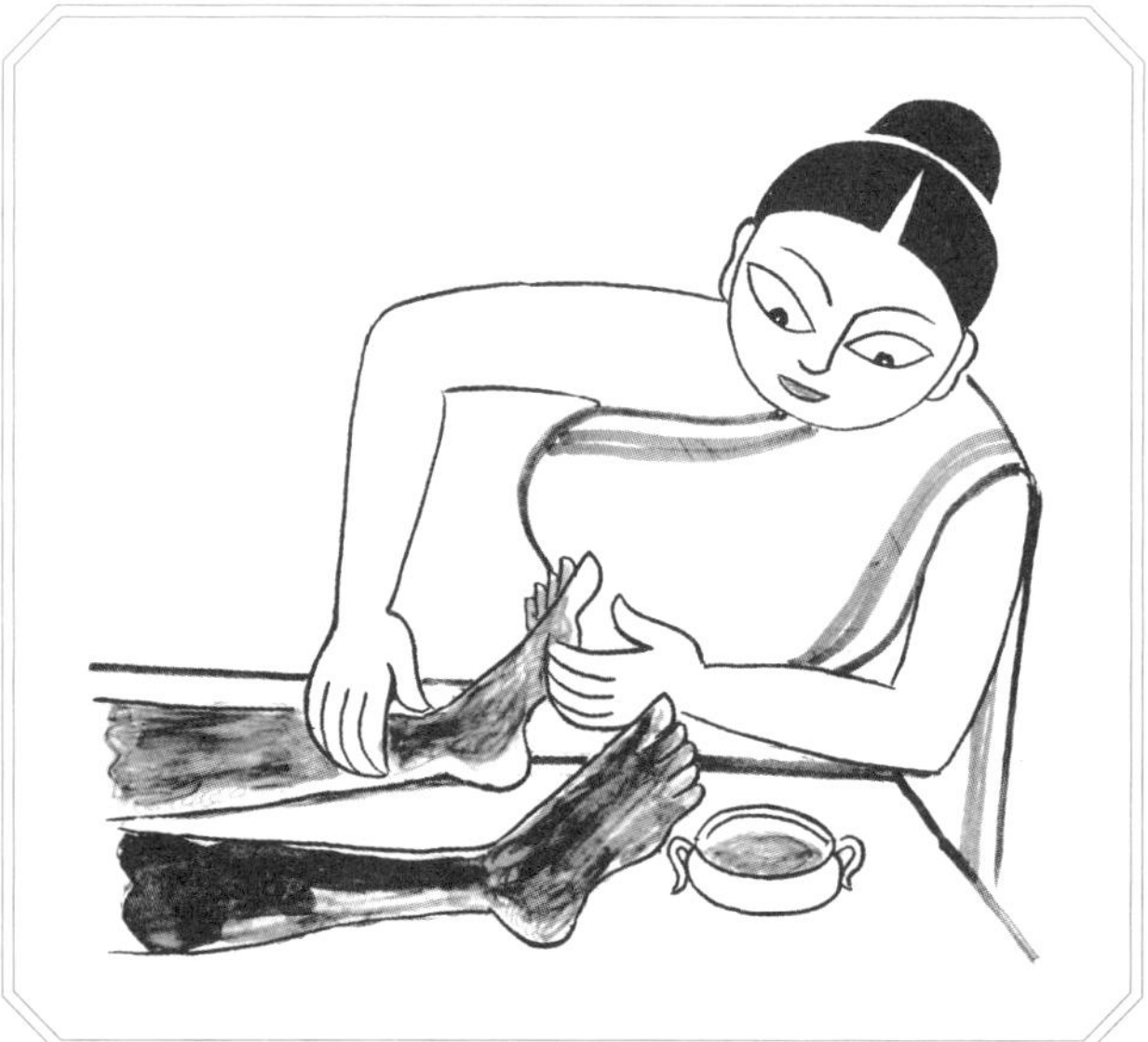

図35　レーパム

る場合が多いです。

あるスリランカのスパでは、アーユルヴェーダ医はいたものの診察はなく、自分でメニューの中から施術を選ぶシステムでした。わたしが冷却作用のあるレーパムを選ぼうとすると、アーユルヴェーダ医から「今日は寒いから止めたほうがいい」というアドバイスがありました。わたしにとっては真夏日でしたが、スリランカでは涼しい日だったのです。このようにトリートメントは環境も考慮して考えられているのです。暑くなり始める初夏は冷やすというよりも熱が溜まらないように予防することを心掛けましょう。なお、真夏日が続いて熱が溜まってきたら、積極的に冷ます方法も取り入れてみるとよいでしょう。

暑い夏におすすめ　ウォーターシローダーラ

『アシュターンガ・フリダヤム』では、夏の疲労を取り除く方法として、「時に強く、時にやわらかく噴き上げる噴水。時に雨降りのような大粒の水滴。霧雨のように心地よい冷たい微風」といったように水にまつわる方法を紹介しています。

ちなみに、日本でも水風呂、行水、川床、打ち水など、昔から暑さをしのぐために水をよく活用してきました。コンクリートに覆われた都会では熱の逃げ場がありませんが、ちょっとした水場があるだけで涼しさや潤いが得られます。

インドで涼しさをキープするためにときどき活用していたのが、井戸水を用いたシローダーラ。用意するのは水のみ。服を着たままの状態で行うと、より冷えるのでおすすめです。これは農作業でほてった身体を冷ますインドの村人の知恵です。このトリートメントは頭から冷やしてくれるので、イライラした時や、ホットフラッシュといった症状にもおすすめです。

手順

1. バケツや洗面器に、常温の水を入れる。
2. 立った状態で少し上を向く。
3. 水を入れた容器を持ち上げ、頭から10～20㎝くらいの高さから、一本の線になるように水を垂らす。水は額から後頭部、上半身、下半身へと流れる。
4. 数回繰り返す。

※濡れた頭は、タオルドライの後、ヘッドケアパウダー（p．150）をアディパティマルマに塗布しておくとよい。

夏のレシピ

夏におすすめの素材1 アムラ

アムラ（Amla、図36）はすべての季節とドーシャにおすすめ（p.292）ですが、特に夏に高まるピッタのバランスをととのえるのに役立ちます。和名はマラッカノキなどで、学名はEmblica offic nalis/Phyllanthus emblica、サンスクリット語でアーマラキー（アーマラカ）といいます。

また、アムラの一種として星型で小振りなものもありますが、味はほぼ同じです。こちらの和名はアメダマノキで、学名はPhyllanthus acidusといいます。現地の家庭ではアムラと同じように使っていました。

アムラは、春の章で紹介したトリファラの一つで、インドではとても身近な存在ですが、日本では、パウダー状になったものが手に入れやすいです。『Food for Good Health』によると、アムラは生の果実よりも乾燥させたもののほうが4～6倍ビタミンCが多く含まれています。[*1]

ちなみに、乾燥果実のビタミンCは、レモンのおよそ24～35倍になるそう。

２０１０年にアメリカ国立医学図書館が発表したデータでは、「２７８種類のフルーツと

303種類の野菜を比較した結果、アムラがもっともビタミンCの含有量が多かった[*2]」ともいわれています。

アムラは、通常加熱で壊れてしまうビタミンCが、壊れにくいという不思議な特性を持っており、ポリフェノールも豊富です。さらにアムラには塩味以外の五つの味（甘味・酸味・苦味・辛味・渋味）が含まれており、いくつものメリットがある素材です。

インドではアムラの木がよく庭に生えていて、果実をもぎって食べたり、ジュースやアチャールという漬物にしたり、ムラバという甘いシロップ漬けにしたりします。

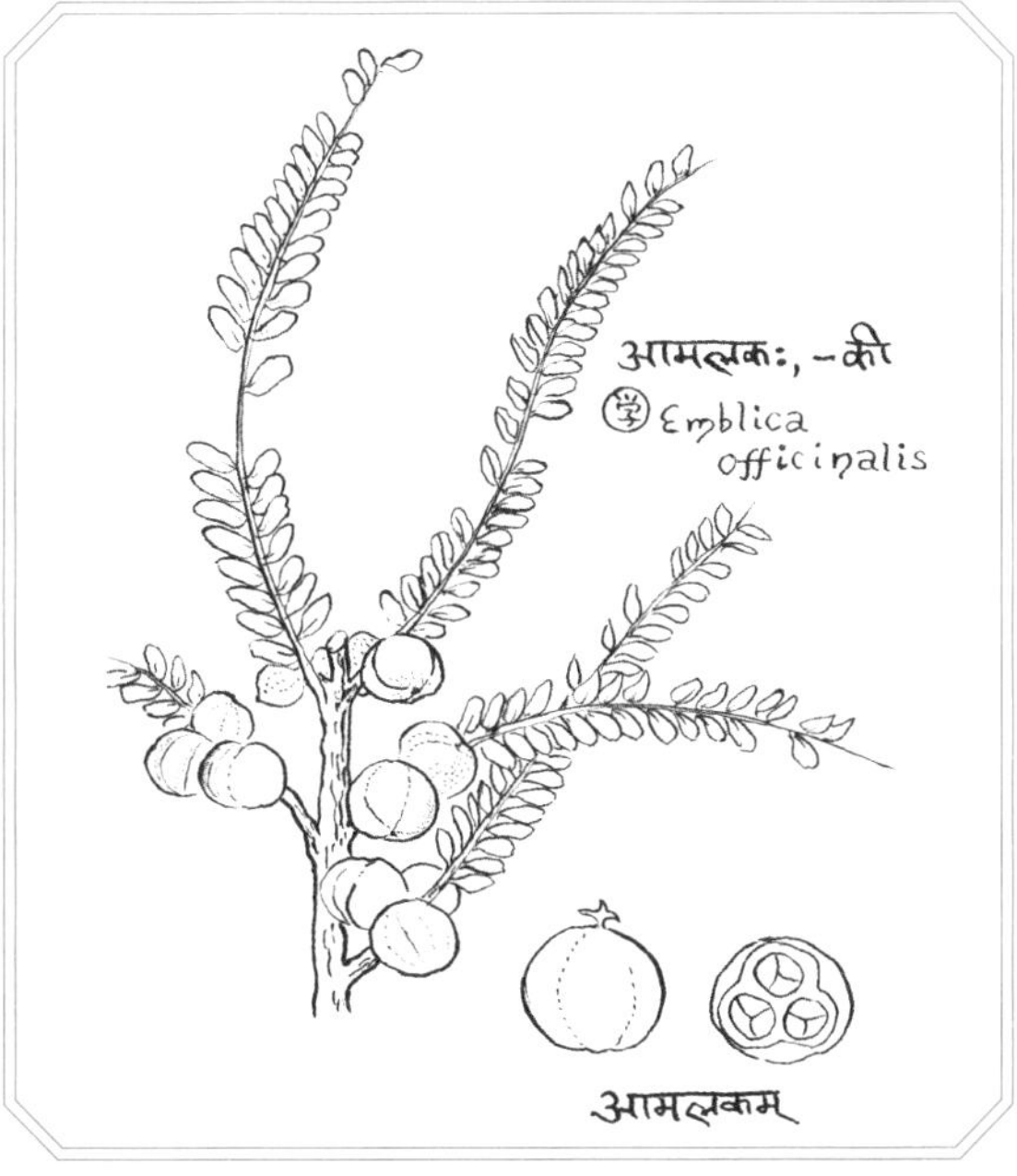

図36　アムラ

アムラは、シッダ医学、チベット医学など、さまざまな伝統医学でも重宝されています。アーユルヴェーダでは、アムラは、若返り、滋養強壮のなめ薬などとしてもよく知られています。

摂取量の目安は、パウダーで1日3gになります。

アムラの作用

収斂・刺激・抗毒・鎮痛・冷却・駆風・消化・健胃・下剤・催淫・利尿・解熱・強壮などの作用がある。

糖尿病、咳、喘息、感染症、気管支炎、消化不良、鼓腸、出血、頭痛、炎症、貧血、黄疸、月経痛、胃酸過多、眼・肝・皮膚・心疾患、白髪、消化性潰瘍、三ドーシャの悪化などにも用いられている。

① いろいろなシーンで活用できる　アムラティー

アムラだけのシンプルなドリンク。ノンカフェインなので安心して飲めます。多めにつくっておいて、洗髪や洗顔などに使ってみるのもおすすめです。その際はパウダーが目に入らないようにご注意を。

ドリンクにする時は、パウダーを濾さずにそのまま飲むとよいでしょう。クセのある味なので、はちみつやジャガリー（日本の黒糖でも代用可）を加えると、ぐっと飲みやすくなります。はちみつを入れる場合は、少し冷めてから加えてください。

材料

●アムラパウダー……小さじ1　●水……300ml

手順

1. 小鍋にアムラと水を入れる。
2. 200mlになるまで煮詰める。
3. お好みで濾して使用する。

② マイルドな洗い心地　アムラ洗体パウダー

ボディシャンプーや洗顔フォームの代わりに天然の洗浄成分を活用してみませんか？　古来の日本でも洗体に米ぬかやうぐいすの糞、灰汁などが使われてきました。現在は市販のボディシャンプーやせっけんがあるため、天然由来の素材を使ったことがない方も多いかと思います。しかし、インドでは、現在も天然成分を用いたパウダーでの洗体は健在です。病院や薬局独自のレシピでつくられたミックスパウダーがあるほか、スーパーマーケットでハーブパウダーを入手して自分好みにミックスすることも可能です。なお、パウダーは、オイルケアとも相性がよく、血流アップ、毛穴のクレンジングなどにも役立ちます。

本書では、アムラをミックスしたシンプルなパウダーを紹介します。頭、顔、身体、手など全身に使えますが、油脂を落とす作用は控えめです。粉っぽさが気になる場合は、数分置いて水と粉が馴染んでから使う、もしくは、水を多めにしてゆるいペースト状にするとよいでしょう。

※洗髪に使う場合は、念入りに洗い流す。
※髪を乾かしてから櫛でとかすと、粉が残りづらい。前項で紹介したアムラティーで代用してもよい。
※洗い流す際は目・鼻・耳などに入らないように注意。

材料

●アムラパウダー……小さじ1/2　●ベサン……大さじ1と1/2

手順

1. アムラパウダーとベサンをよく混ぜる。
2. 水を混ぜて、やわらかいマヨネーズ程度の粘度にする。
3. ペーストを塗布する。
4. 5分ほど置く。
5. 水あるいはぬるま湯でよく洗い流す。

※❶の状態で密閉容器に保管しておいてもOK。豆類のアレルギーの場合は注意。

③肌色が明るくなる　アムラはちみつパック

アムラを使ったフェイスパックです。パック後には、肌がやわらかくなり、肌の色も明るくなります。髪や全身にも使えるので、その場合は分量を増やしてください。本書では各成分を同じ割合にしたレシピになっているので、覚えやすいですね。

材料

●アムラパウダー……小さじ1　●はちみつ……小さじ1
●ヨーグルト（全脂肪）……小さじ1

手順

1 素材をよく混ぜる。
2 目・耳・鼻に入らないよう、顔全体に塗布する。
3 20分ほど置く。
4 水あるいはぬるま湯でよく洗い流す。

夏におすすめの素材2　アロエ

アロエは、冷やしたり、炎症を抑えたりする作用があります。日本でもやけどや日焼けのケアとしてお馴染みの素材ですが、インドでは家庭でのケアをはじめ、薬にも広く使われていました。食材としても食べられており、果肉をカレーに入れたりもしています。日本でよく使われているのは、キダチアロエ（図37）という品種です。学名はAloe arborescensで、果肉は少なく、さっぱりとした味です。一方、インドでお馴染みなのはアロエベラ（図38）。学名はAloe veraで、サンスクリット語でKumārīといいます。大地から大きな葉が生えていて、果肉が多く、ぬるぬるとしているのが特徴です。どちらのアロエを使ってもよいのですが、果肉をたくさん使えるのはアロエベラになります。一方、葉を使いたい場合はキダチアロエを選ぶとよいでしょう。

実は日本ではキダチアロエ以外のアロエの外皮を使うことは薬機法（医薬品医療機器等法）

上認められていません。ほかの種類のアロエは外皮をむいて使用しましょう。切ると黄色い汁が出てくる場合がありますが、強力な下剤作用があるので洗い流してから使ってください。摂取量の1日の目安は、ジュースの場合、10～20㎖、パウダーの場合0・125～0.5ｇ、生葉の場合15ｇになります。

※妊娠中・生理中・出血性の痔の場合、アロエの外皮の経口摂取は控える。

※インドでは外皮をむいていたが、スリランカでは外皮ごと食べるレシピもある。

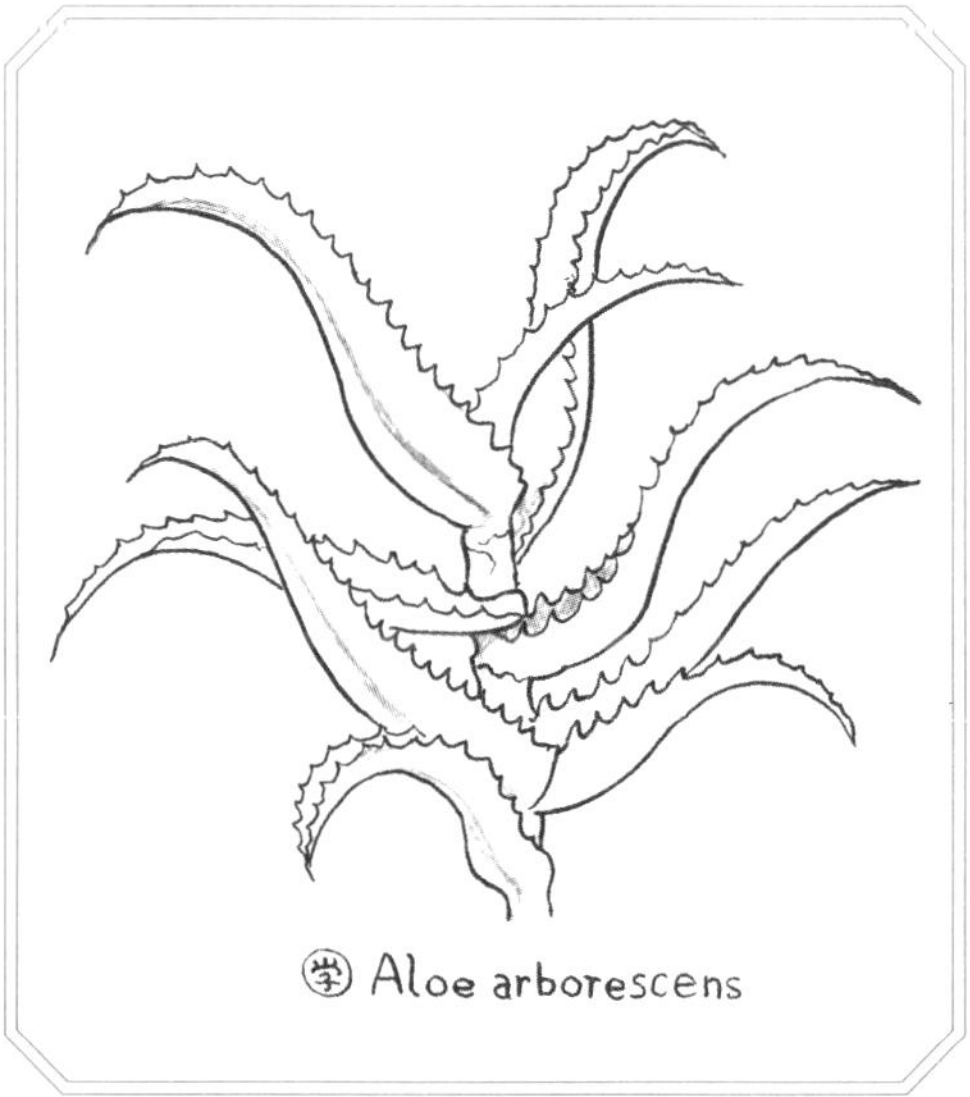

図37　キダチアロエ

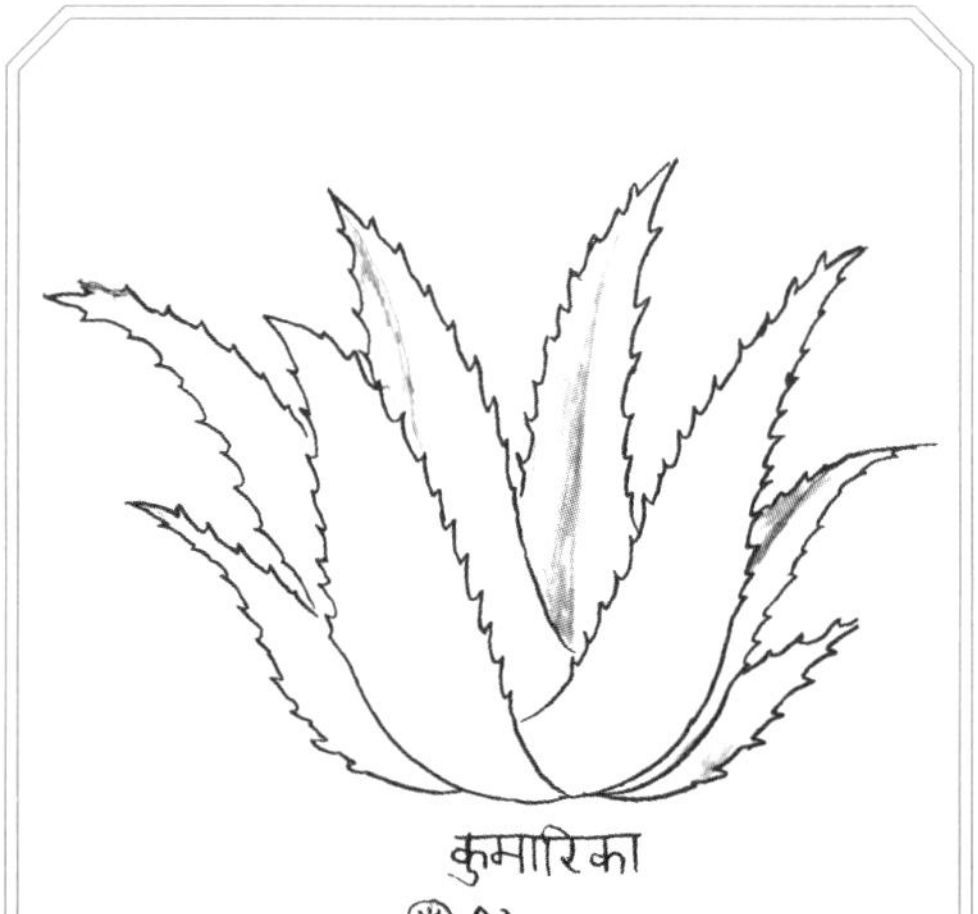

図38　アロエベラ

アロエの作用

果肉は、冷却・駆虫・鎮痛・抗炎症・下剤・利尿・健胃・催乳・眼によいなどの作用がある。

果汁は、消化不良、やけど、無月経、疝痛、肝・皮膚疾患、便秘、月経不順、吹き出もの、リンパ腺肥大、ヴァータとピッタの悪化などにも用いられている。

① さらさらつるつる　アロエモイスチャライザー

アロエの保湿成分は一般的にもよく知られており、市販品もたくさんあります。自分でつくれば、添加物なしで新鮮なものを簡単につくれます。お好きな部位に塗布してみてください。さらさらとした仕上がりで、軽い保湿作用を得られます。

材料

●生アロエ……好きなだけ

手順

1. アロエの葉を洗う。
2. 約10㎝の大きさに切り、葉の両脇のトゲを切り落とす。
3. 外皮をむき、透明の果肉を取り出す。
4. 水で洗う。
5. ミキサーにかける。
6. 清潔な密閉容器に入れ、冷蔵庫で保存する。

②冷やしてしっとり　アロエフェイスパック

パウダーを使ってもＯＫですが、緑色のものは、葉を含んでいるため、痒くなる恐れがあるので注意しましょう。

その場合、果肉をパウダーにした白色のものを利用するとよいでしょう。

材料

●アロエ……適量　●レモン汁……小さじ1/2　●水……大さじ1

手順

1. アロエの果肉をミキサーにかけ、ジュースにする。
2. アロエジュースとレモン汁小さじ1/2に水を加えて混ぜ、濾し器にかける。
3. 顔に塗布する。
4. 15分ほど置いてから、水でよく洗い流す。

※目や粘膜に入らないように注意。

③ 医者いらず　アロエ茶

アロエには「医者いらず」という別名があるほど、古くから身体によい素材として知られています。日本の飛鳥時代には民衆が疫病や天災に見舞われていましたが、修験道の開祖役小角《えんのおづぬ》が、十一面観音から授かった薬草を病人に与えるとたちまち治ってしまったという伝説が残っています。

実はこの薬草がアロエだといわれています。万病を防ぐといわれるアロエでつくるお茶を紹介します。

材料

●生アロエ……好きなだけ

手順

1. よく洗ったアロエの葉を3㎜くらいの薄切りにする。
2. アロエの葉を干し網やざるなどに、重ならないように広げる。
3. 日に当てて、からからに乾くまで干す（アロエの95％ほどが水分なので内側が萎む）。
4. 密閉容器に入れて保管する。
5. お茶として飲む時は、急須に約3g入れる。しっかり煮出すと、苦味を味わえる。

※お茶が余った時は、洗顔、洗髪、お風呂などに使うとよい。

※胃が弱い場合は、食後に薄めのお茶として飲むようにする。お腹がゆるくなるようであれば、摂取を止める。

夏におすすめの素材3 ベチバー

ベチバー（図39）は、夏によい苦味や甘味があり、冷やしたり、ピッタを落ち着かせたりする作用があるハーブです。インド原産のイネ科の植物で、「まさかりで刈る」という意味のタミル語に由来します。サンスクリット語でウシーラといい、学名はVetiveria zizanioidesといいます。ベチバーは、ヒンディー語でカスカスといわれているのに由来して和名はカスカスガヤと呼ばれています。根の香りがよく、アロマオイルやシャネルのNo5などの有名な香水にも欠かせません。

一方、南国では、植物自体が人々の生活にとても役に立っています。ベチバーの根は地下に向けて2～4mほど深く伸びるので、土砂の流出や崖崩れを防いだり、反対に硬くなった大地を適度にゆるめ、土壌を安定させたりする作用があります。

そのほかにも、水を浄化して水質汚染を防ぐ作用もあり、繊維としても使われていま

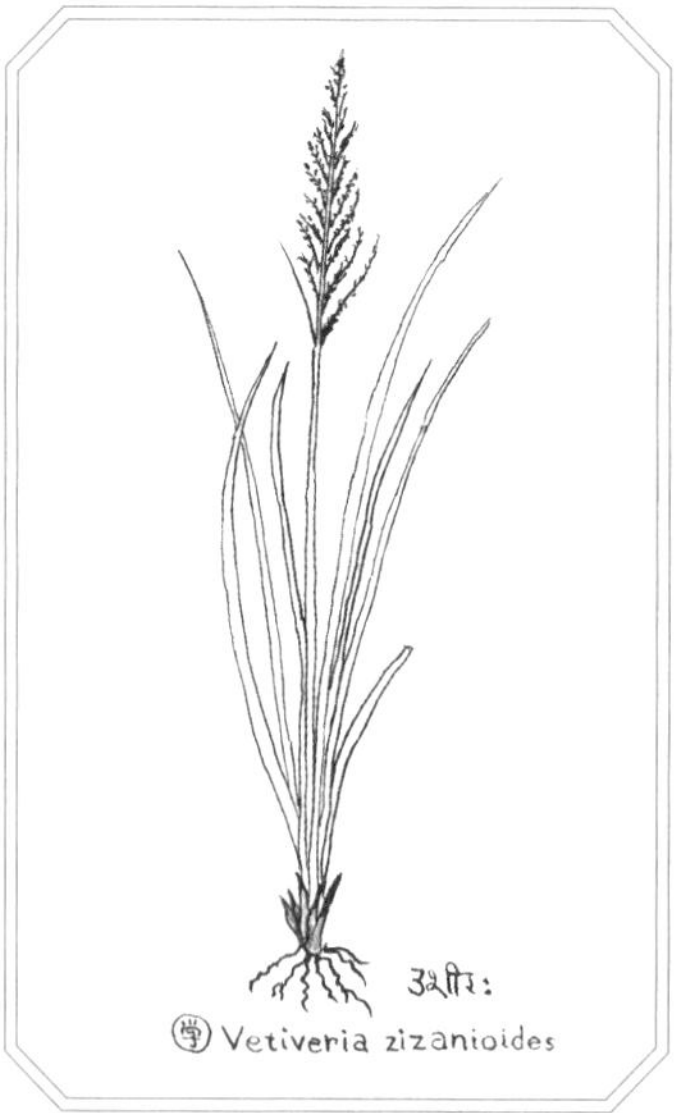

図39　ベチパー

す。ケララでは、ベチバーのすだれやうちわが使われています。水をかけると、ほのかな香りと涼しさをもたらしてくれます。デオドラントやたわしの材料としても使われています。

ベチバーの作用

鎮痙・強壮・冷却・駆虫・下剤・催乳・去痰・健胃・解毒・消化促進・駆風・利尿などの作用がある。

灼熱感、潰瘍、腰痛、捻挫、口臭、皮膚疾患、嘔吐、消化不良、喘息、しゃっくり、咳、痛風、体臭、頭痛、ヒステリー、蠕虫病、不眠、便秘、ピッタとヴァータの悪化などにも用いられている。

① 飲みものにもミストにも　ベチバーウォーター

ベチバーは身体を冷やし、清涼感を与えます。飲むだけでなく、空間に吹きかけたり、ボディローションとして使用したりするのもおすすめです。ドリンクにする際は、飲用のベチバーを選ぶか、よく洗いましょう。容器を釉薬が施されていない素焼きのポットにすると、常温で保管でき、涼感が増します。常温での保管もＯＫですが、飲む場合は濾してから飲みましょう。

手順

1 ベチバーを洗う。
2 ベチバーをまとめる（ベチバーどうしを結ぶか、お茶パックなどに入れるとよい）。
3 容器にベチバーを入れ、たっぷりの水を注いで蓋をする。
4 12～24時間置く。
5 濾し器にかける。

② 冷える作用をもたらす　ベチバージュース

インドには、シャルバット（Śarbat）という名前の飲みものがあります。アラブ文化に由来する飲みもので、シャーベットの語源ともなっています。シャルバットは、シロップを水などで割った飲みものです。インドでは、シャルバット用シロップもたくさん売られていて、ベチバーは緑、ローズは赤ととてもカラフルで初めはかき氷のシロップかと思いました。

飲む時にレモンやミントの生葉を加えると、さっぱりとした味わいになります。アーユルヴェーダの薬としてつくる際は、親指と人差し指で少量のシロップを取り、指先をくっつけたり離したりしながら糸のひき具合で粘度をチェックします。なお、糸１本分の太さになるまで煮詰めたシロップをシャルカラといいます。

材料

●ベチバー……25g
●氷砂糖……50g
●水……200ml

手順

1. ベチバーをよく洗い、ざるに上げて水を切る。
2. 水を切ったベチバーを、細かく刻む。
3. 氷砂糖を細かめに砕く。
4. 小鍋に、氷砂糖、水を入れ、中火にかけて砂糖を溶かす。
5. ベチバーを加え、中火で煮詰める。
6. 親指と人差し指でシロップを少量取り、指をつけたり、離したりしながら濃さをチェック。糸が1本引く程度の濃さになったら火を止める。
7. 火から下ろし、濾す。
8. 冷めたら、清潔な容器に入れて、冷蔵庫で保存する。
9. 飲む時は、水で10倍程度に割る。

※シロップは熱くなっているので、指でチェックする際はやけどに注意。

③痒み、不眠、イライラに　ベチバーヘアオイル

ケララの東にあるガーツ山脈には、良質なスパイスを求める人々がたくさん訪れます。そのスパイス屋さんでよく売られているのが、ヘアオイルの素。ボトルの中にアーユルヴェーダの生薬が詰められていて、オイルを注げばヘアオイルが完成します。

このオイルに欠かせないのがベチバーです。ヘアケア用品としてもよく使われているココナッツオイルを加えるのがおすすめです。ベチバー（p.295）もココナッツオイル（p.295）も冷やす作用があるので、かぜっぽい時には、使用を控えるか、塗布しておく時間を短くするとよいでしょう。

材料

●ベチバー……適量　●ココナッツオイル……適量

手順

1. ベチバーをボトルに詰める（水分が混入しないように注意）。
2. ベチバーがすべて浸るようにココナッツオイルを注ぐ。
3. 常温で3日間置く。
4. シャンプー前に頭皮に塗布して、やさしくマッサージする。

column 3

教えて！伊藤せんせい

Q5

ケーララのアーユルヴェーダ病院でヨガを教えてくれたのはヨガ専門の先生でした。一方、アーユルヴェーダの先生は、理論は医師、実技はセラピストで、わたしの知るほとんどの医師はヨガをしていません。古典では、ヨガに言及せず運動をすすめていますが、ヨガがアーユルヴェーダの生活習慣の一つであるようにいわれているのを度々見かけます。そもそもアーユルヴェーダとヨガはどんな関係なのでしょうか？

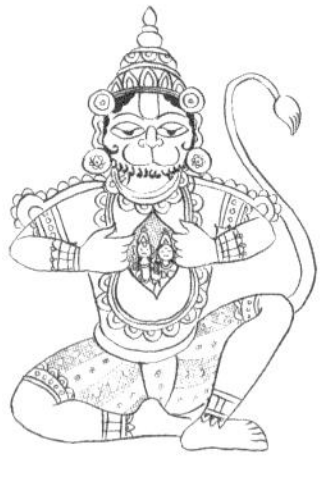

アーユルヴェーダもヨーガも、太古のヴェーダ祭式に始まります。その意味で「姉妹関係」にあると云えますが、目的と対象が異なります。

アーユルヴェーダは治病や健康維持を目的とし、粗大身すなわち肉体を対象としている。ヨーガは解脱を目的とし、プラーナでできた身体である微細身を対象としている（図V）。そして、それぞれが、その目的と対象に応じて、その理論と実践をはぐくんできました。

とはいえ、粗大身と微細身は密接に絡みあっている。肉体を調えることにより、プラーナの身体も整います。逆もまた同。二つの身体を同時にあつかう武術であり、医学でもあるカラリは、その理論を古代の医典に帰していますが、たとえば、『スシュルタ・サンヒター』には、

「筋肉の発達、皮膚の輝き、肢体の美しいプロポーション、燃焼（消化）、エネルギー、強固さ、［精神の］明るさ、純粋さ、身体的疲労、精神的疲労、口渇、暑さ、寒さなどに対する耐力、そして完全なる健康。これらは運動によってもたらされる」

などと記されています。

スシュルタのいう運動（vyāyāma）とは、武術の訓練が主で、ハタ・ヨーガのアーサナ（ポーズ）のごとき体操も含まれています。しかし、古代（6世紀まで）において、こうしたタイプのヨーガはまだ生まれていません。ゆえに、古典がヨーガに言及することもありません。

ハタ・ヨーガが発展するのは中世後半から近世にかけて（13～18世紀）で、15世紀成立の『ハタ・プラディーピカー』ではアーユルヴェーダの三ドーシャ理論を借用したシャトカルマ（六つの身体浄化法）が説かれます。つづく『ハタ・ラトナーヴァリー』（17世紀）、『ゲーランダ・サンヒター』（1700年ごろ）はシャトカルマを大いに発達させて、

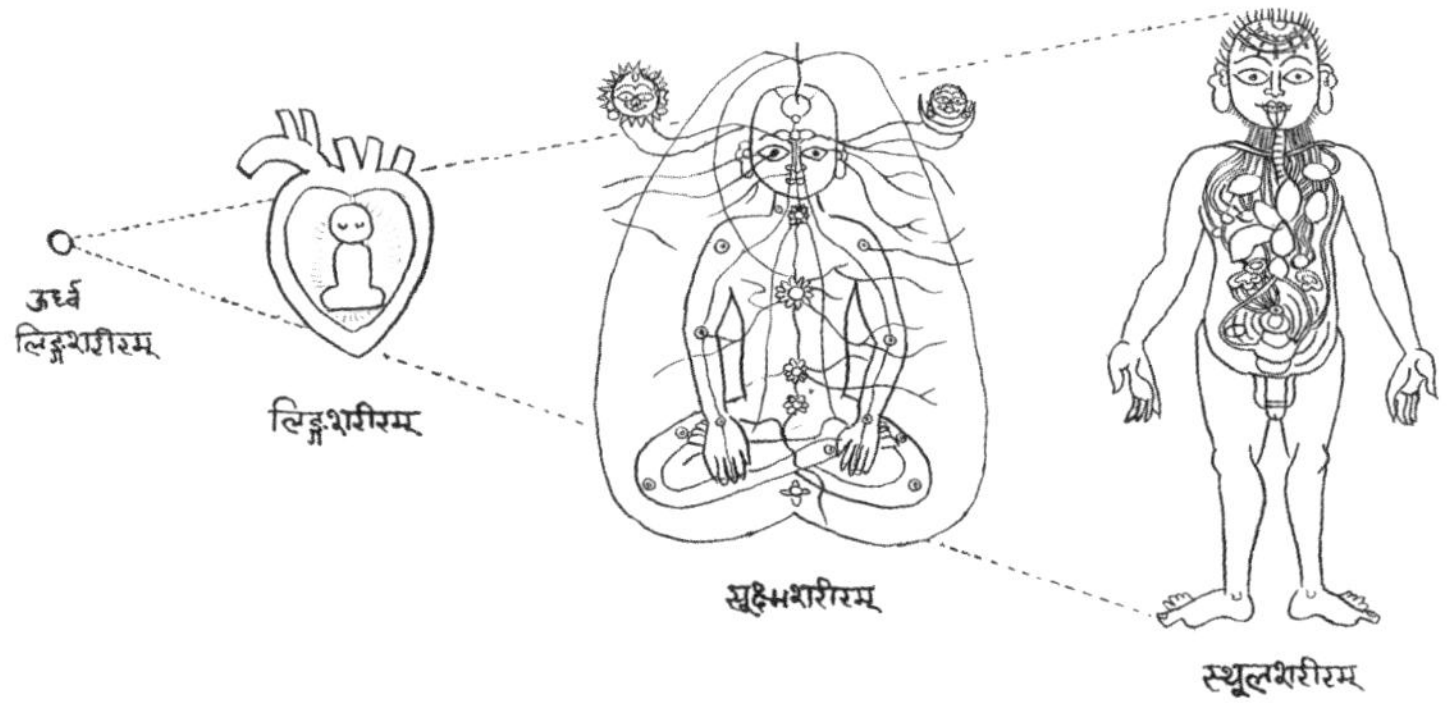

図V　ハタ・ヨーガの四つの身体

それ自体を一つの医学のごとく磨きあげました。また、アーサナやプラーナーヤーマはあらゆる病を滅ぼす、とくり返し主張しています。

けれども、アーユルヴェーダ側が、こうした主張に耳を傾けることは、ほとんどありませんでした。なぜなら、「伝統とカーストが異なる」からです。

アーユルヴェーダ（主にチャラカ系）とタントラの修行法であるハタ・ヨーガは、思想体系が異なります。また、アーユルヴェーダ医は多くの場合、最高位のバラモン。対し、ヨーガ行者は下層の出身者が多い。医師と行者は交わることがないのです。

医療の現場である現代のアーユルヴェーダ病院においても、同じことが云えます。医師（vaidya）とセラピスト（cikitsaka）とヨーガの先生（yogin）は、訓練体系の異なるそれぞれの分野のスペシャリスト。患者の治療という目的は共有しても、役割は分業です。

医師とセラピストは、カーストもおそらく異なることでしょう。たとえ同じバラモン・カーストであったとしても、バラモンの中にも階層はあります。そして、インドでは知的労働は身体を用いた労働よりも高級であると見なされているため、医師の方が上のはずです。

医師は患者の診察をし、治療方針をセラピストに伝達しても、あるいはセラピストにマッサージのやり方を教えることがあったとしても、みずからが患者に対する直接の治療行為に携わることはありません。われわれには奇妙に思えても、それが「インドの伝統」です。

対して、アーユルヴェーダとヨーガの融合は、インドの外で興った「新しい伝統」と云えましょう。

Q6

古典には、お酒やヨーグルトなど発酵食品の効能が載っています。現地のアーユルヴェーダ病院でも薬として使い、ベジタリアンの家庭でも食べられています。アーユルヴェーダで発酵食品がよくないという意見はどこからきているのでしょうか？

『チャラカ・サンヒター』をひもとくと、当時は、肉や漬物などの発酵食もふつうに食べられ、酒もよく飲まれていたことがわかります。これらが今、アーユルヴェーダ的ではないとして禁忌とされるのは、医学的というより、宗教的見地によるものと思われます。こんにちのアーユルヴェーダでは、

サットワ食（Sattvic foods）
ラジャス食（Rajasic foods）
タマス食（Tamasic foods）

というカテゴリーが当たり前のように語られていますが、わたしの知るかぎり、食品のこうした分類法は、西暦紀元前後に現形が成立するヨーガのテキスト『バガヴァッド・ギーター』（ⅩⅦ－7～10、図Ⅵ）に初出するものです。

すべての者が好む食物も3種なり。
……それらの区別を聞け。
・生命、サットワ、体力、健康、幸福、喜びを弥増《いやま》し、美味、油質で、実質があり、心地よき食物は、純質《サトウィ》的《ック》な者（sattvika）に好まれる。
・辛味、酸味、塩味、熱性、苦味、渋味、［辛子のごとき］燃焼性を有し、苦と憂いと病をもたらす食物は、激質的な者（rajasa）に好まれる。
・新鮮でなく、味を失い、悪臭あり、前日調理された、また食べ残しの、不浄なる食物は、暗質的《タマシック》な者（tamasa）に好まれる。

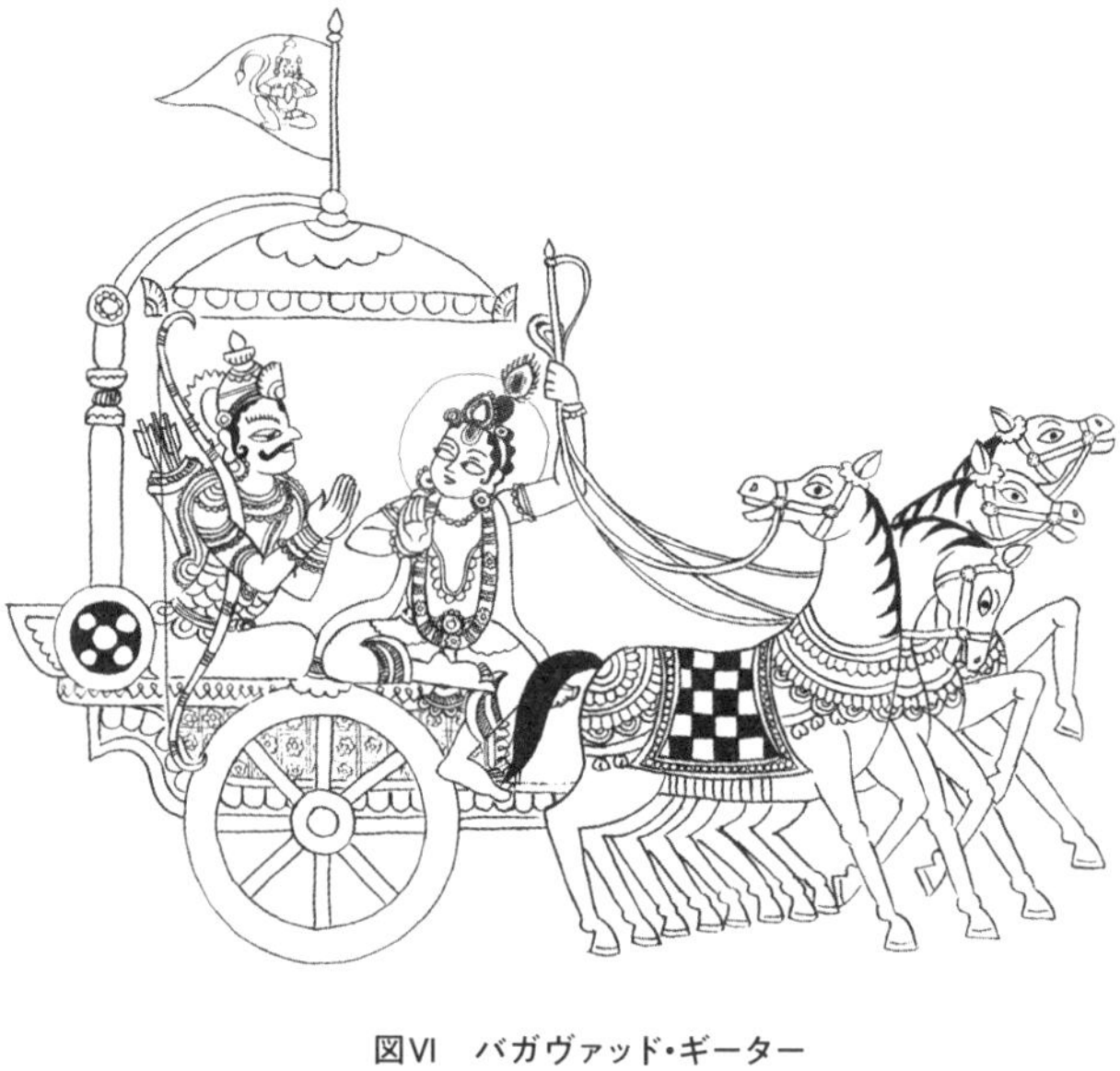

図VI　バガヴァッド・ギーター
アルジュナに戦士の心得としてのヨーガを説くクリシュナ。クリシュナの教えは、ヨーガのみならず、インドのあらゆる文化に大きな影響を及ぼした。「発酵食はよくない」というのもその一つだ。

サットワ食とは、健康のためというより、煩悩を刺激することなく穏やかに瞑想するに適した食品と考えてよい。そのため、酒や肉や葷菜《くんさい》（ニンニクやタマネギの類《たぐ》い）は除外される。また、酢や乳酸菌の豊富な漬物は日本では健康食品と理解されているが、これにしたがえば、「新鮮でなく、異臭のする」そうした発酵食品も、すべてタマス食に分類されることになる。

『バガヴァッド・ギーター』はひじょうな権威をもってヒンドゥー大衆に迎えられた聖典でしたから、やがて、アーユルヴェーダにかかわる人びと（特にバラモン）もそれに倣うようになったものと思われます。

食物は新鮮であればあるほどいい。たしかに、それは理想です。

しかし、一時期《いっとき》にだけ大量にとれる作物や魚介類もある。それらを、微生物の力を借りて発酵させ、保存食とするのも、人間の大いなる知恵です。もっとも、インドのような暑熱の地では、発酵の利より腐敗の害のほうが問題になることもあったのかもしれませんが。

日本でアーユルヴェーダに従うかたのなかには、インド人の先生がおっしゃったからといって、肉や酒はともかく、酢やヨーグルトや納豆までをも遠ざける人がいらっしゃいますが、これはいかがなものでしょうか。

アーユルヴェーダの原典『チャラカ・サンヒター』で肯とされた食品が、現在のアーユルヴェーダでなぜ否とされるのか。その理由をふかく考えていただきたい。その答えのなかにこそ、アーユルヴェーダの、たんなる知識ではない、真の智慧がひそんでいるように思われてなりません。

アーユルヴェーダが全人類に普遍的な「生命の科学」であることは疑いない。そして、異なる風土や風習に対応できる弾力性をも兼ねそなえているとわたしは信じています。インドに生まれた仏教が、そのようにして、アジアの他の国々にも根づいていったように。

第5章

秋

Śarad《シャラド》

ニ

インドの秋

ケララでのセラピスト修行を終えてからもわたしはインド各地のアーユルヴェーダをのぞきに行くようになりました。しかし、診療所やサロンで出会うのはいつもケララ出身のアーユルヴェーダ医やセラピストたちでした。アーユルヴェーダ薬局にはアーユルヴェーダ医が常駐しているものと思っていたら、アルバイトの若い男の子が市販のオイルや化粧品を販売する薬局もあることも分かりました。

西インドのジョードプルという街でアーユルヴェーダ薬局を3軒回った時のこと。ケララではどこでも売られている古典のレシピに基づいた伝統薬の名前が通じませんでした。その街には、わたしが知るアーユルヴェーダとは別のものが存在しているように思えました。

そこで、わたしは「アーユルヴェーダ発祥の地であるヒマラヤとケララのアーユルヴェーダが異なるのではないか？」という仮説を立て、ヒマラヤのアーユルヴェーダについて調べてみました。すると、見つかるのはチベット医学の情報ばかり。ヒマラヤのアーユルヴェーダを引き継いでいる伝統的な病院のようなものは見つけられませんでした。さらに情報を集めているうちに、実はチベット医学にはアーユルヴェーダが組み込まれていることを知りました。チベット人が日本人に近いDNAを持っているということも知り、「日本でアーユルヴェーダを取り入れる際のヒントになるのではないか？」と思い、チベット医学を大学であるメンツィーカンの短期コースで学ぶことにしました。

メンツィーカンの短期コースが始まるのは秋にあたる9月。しかし、メンツィーカンのある標高約2000mに位置するダラムサラは、30℃ほどであったケララの秋とは異なり、山の天気模様。気温もケララよりも10℃ほど下がり、持っている限りの服を着ることになりました。学ぶ前に体験してみようと、メンツィーカンが運営するトリートメントセンターに1週間通いました。その際に受けたトリートメントの中に、熱い薬湯が満たされた湯舟に蓋をした状態で浸かるものがありました。施術中には、脱水症状が起きないように熱い薬草茶で水分補給します。この薬湯はケララのアーユルヴェーダ病院の薬湯と比べて水温が高く、汗が出てからも長い時間浸かり続けるという違いがありました。施術後には身体の芯が温まり、大量の汗とともに身体の中の悪いものが出たようなスッキリ感を味わうことができました。この施術を受けたわたしは寒い気候のヒマラヤとチベットのアーユルヴェーダには、共通する部分が多いのではないかと感じました。

そんなことを感じていた矢先、大学の授業でヒマラヤのアーユルヴェーダのルーツを知ることになりました。10世紀頃のチベットでは、当時のイェシェ・ウォー王が仏教の再興を目的に、リンチェン・サンポという訳経僧を仏教と医学を学ばせるためにインドへ派遣したそうです。

帰国後には、アーユルヴェーダの三大古典の一つである『アシュターンガ・フリダヤム』をチベット語に翻訳。こうして、チベット医学にもアーユルヴェーダが取り入れられることになりました。

その後、チベット医学の重要人物の一人であるユトク二世（新ユトク）が、チベット医学の古典『四部医典』をさらに充実したものとするためにインドを6度訪ね、アーユルヴェーダを学んだといわれています。つまり、チベット医学には当時のアーユルヴェーダが組み込まれていたと考えられます。ヒマラヤのアーユルヴェーダをきっかけにチベット医学を学びに行ったら、そのルーツはインドだと分かったのです。「ケララのアーユルヴェーダとは別のアーユルヴェーダが存在し、それはヒマラヤ独自のアーユルヴェーダなのではないか？」というわたしの仮説は、違っていたことが分かりました。これについては、「教えて！　伊藤せんせい」のQ1（p.102）を参考にしてみてください。

2 秋の特徴

暦上の秋である立秋は、残暑という言葉がそぐわないほど本格的な真夏日で、秋の初めは体力が落ちた状態にあります。厳しい暑さが続いているうちは、夏の過ごし方を取り入れ、秋の気配を感じたところで秋の過ごし方に切り替えていきましょう。

秋を感じ始める頃は、重苦しい湿気が和らぎ、温度が下がり、すがすがしく過ごしやすくなっていきます。しかし、大気が涼しくなっても、夏に取り込んだ熱が残り、水温は高い状態を保っています。わたしたちも自然と同じように、体内に取り込んだ熱がまだ残っている状態といえます。

ちなみに秋は夏に溜まったピッタで、下痢、胃の不調、発疹などのピッタ性の症状が出ることもあります。暑いからといってクーラーが効いた部屋で過ごす時間が多かったり、冷たいものをたくさん摂取していたりすると心身のバランスが乱れてしまいます。気温や体調の変化を感じたら、急に生活を変えるのではなく、徐々に変化させていくように心掛けましょう。

秋の質

朝晩の気候が涼しい　残暑　秋晴れ　台風　過ごしやすい　爽やか　実りが多い

紅葉

③ 秋の過ごし方

秋になると、ピッタが大きく変化します。日差しや熱がまだ強い時期は、体力を消耗しやすいので、暑さが和らぐ朝夕に活動しましょう。夏と同様に日中は日陰で過ごしたり、日傘や帽子で直射日光を防いだりするとよいでしょう。

秋は「スポーツの秋」「食欲の秋」などといわれるように、さまざまな楽しみがある季節でもありますが、初秋の活動は控えめにして、秋が深まったタイミングで活動を広げるように心掛けてください。秋が深まるにつれて訪れる台風の荒れた気候で心が落ち着かなくなったり、気圧の変化で頭痛などの症状が現れたりする方もいると思われます。荒れ狂う風や天候の急激な変化はヴァータを乱します。そんな時は、お風呂に入って身体を温めたり、ゆっくり過ごしたり、深呼吸をしたり、早めにしっかりと睡眠をとったりすることで、ヴァータが落ち着いてくるのが実感できるはずです。

秋の食べもの

食欲の秋とはいっても、秋の始まりはまだ消化力が高くありません。涼しくなるにつれて少しずつ食べる量を増やすとよいでしょう。『アシュターンガ・フリダヤム』が秋におすすめしている食材は、米、緑豆、砂糖、アムラ、はちみつなど。

アーユルヴェーダでは、前の食事がしっかりと消化された後に食事をしないと、三ドーシャを悪化させると考えられています。空腹ではない状態で食事をするということは、消化力を十分に働かすことができないことを示します。消化が遅いと感じたら、1時間に1杯ジンジャーティーを飲むとよいでしょう。

秋が旬の食べもの

野菜・きのこ……秋かぶ、かぼちゃ、キャベツ、きゅうり、ぎんなん、ごぼう、さつまいも、しいたけ、しめじ、じゃがいも、生姜、大根、玉ねぎ、唐辛子、とうもろこし、トマト、なす、にんじん、ニンニク、白菜、ピーマン、ほうれん草、レタス、れんこんなど

果物・木の実……イチヂク、柿、栗、さくらんぼ、スイカ、なし、バナナ、ぶどう、ブルーベリー、みかん、メロン、桃、洋梨、りんご、レモンなど

魚介・海藻……あじ、あなご、あわび、いか、いわし、うなぎ、うに、えび、かつお、かに、きす、こんぶ、しゃけ、さば、さんま、しじみ、たこ、ふぐ、ぶり、ほたて、まぐろなど

5 秋の献立

秋の献立でわたしの頭に浮かんだのは、さんまの塩焼き、炒りぎんなん、モンブラン、焼きしいたけ、かぼちゃのポタージュなど。秋にいつもより多めにしたい味はピッタを減らす苦味・甘味・渋味です。一方、控えめにしたい味はピッタを増やす酸味・塩味・辛味になります。

ちなみに、初秋の献立は夏と同様にピッタの影響を考えて組み立てるようにしましょう。秋

の深まりとともに寒さが増してくると、次第にヴァータの要素が増えてくるので、注意してください。乾燥や冷たい質を持つヴァータを抑えるためにも油分を含んでいて、温める質を持つ食べものを徐々に増やしていったりするとよいでしょう。

それでは、どういった調理法が秋によいか、具体的に考えてみましょう。以下のQ1のうち秋によい献立はどちらでしょうか？

Q1

1. きゅうりのスープ

2. 豚汁

A1

きゅうりは春の終わりから秋にかけての旬の食材で冷性食材です（p.294）。初秋はピッタの影響が現れやすいので、冷性食材を摂りたいですが、次第に寒くなるので、温製のスープにするとよいでしょう。また牛乳のポタージュなどもおいしいですが、牛乳は多くの食材と相性が悪いので、料理への使用は控えるのがおすすめです。

A2

豚汁に入れる豚肉、にんじん、大根、玉ねぎなどの食材は、温性食材（p.293）のオンパレード。大根、にんじんは、秋が旬でもありますが（p．206）、豚汁は、寒い季節によく食べられてきたものなので、その習慣にならって涼しくなる晩秋以降に食べるとなおよいでしょう。

Q2

続いて、もう一問。以下のQ2のうち秋におすすめのフルーツはどちらでしょうか？

1．りんご
2．バナナ

A1

りんごは、秋から冬にかけて旬の食材で、冷性食材でもあります（p．294）。秋におすすめの味はピッタを減らす苦味・甘味・渋味なので、甘味の強い王林のような品種を選ぶようにするとよいでしょう。また、秋が深まるにつれてヴァータへと傾いてきたら、酸味の強い紅玉などの品種もよいでしょう。冷蔵庫から出したばかりのものは、冷た過ぎて、味も感じづらいので、常温がおすすめ。秋が深まってきたらヴァータが増えるので、焼きりんごや煮りんごのように調理して温めるとよいでしょう。

A2

バナナは夏から秋が旬ではあるのですが、ほとんどが輸入品です。できれば、日本から近い場所で採れた旬のフルーツを食べるとよいでしょう。ちなみに、バナナは、多くのアーユルヴェーダの本でピッタが控えたい果物として紹介されています。

例えば、ケララ発の『Indian Medicinal Plants : A compendium of 500 species』という書籍では、「ピッタが悪化した場合によい」とされています。実は、アーユルヴェーダでは、このような矛盾がよくあります。バナナの産地ケララのアーユルヴェーダ医によると、「インドには、バナナの種類が豊富にあり、熟した状態でも甘味が強いものと酸味が強いものがあり、このような矛盾が生じているのではないか」とのこと（温性／冷性食べものリストでは「諸説あり」として掲載）。こうした場合、わたしは実際に試してみるようにしています。もし、消化や食後の調子に問題がなければ、食べてもよいでしょう。

なお、小さい頃から食べ慣れたものや伝統的に食べられてきたようなものであれば、消化しやすい食材といえるので覚えておくとよいでしょう。

6 秋のトリートメント

『アシュターンガ・フリダヤム』には、冬の過ごし方の一つとして、「ヴァータを落ち着かせるには油剤でマッサージをするとよい」と書かれていますが、これは秋にもおすすめです。

ヴァータについては冬の章でくわしく触れますが、ヴァータに関係が深い身体の部位は十二指腸、腰、太もも、耳、骨、皮膚です。そして、五感（視覚、聴覚、触覚、味覚、嗅覚）のうち、触覚と聴覚との関係が深いといわれています。特に、ヴァータが増えると身体のあちこちに痛みが出ることがあり、定期的に油を補うことで痛みの緩和につながります。その時、身体の外から油分を補う方法として役立つのがマッサージです。ヴァータの割合が増えた場合は、皮膚にオイルを浸透させ、マッサージをするとよいでしょう。

ちなみに、オイルには皮膚表面を潤すだけでなく、身体の内部に浸透させる目的もあります。アーユルヴェーダで生薬が溶け込んだオイルを使うことが多いのは、オイルにのせて身体の奥深くまで届けるためです。塗布した後、マッサージをすることで、さらにオイルの浸透と循環が促されます。

ケララでは「生まれてから死ぬまで、オイルマッサージ（オイル塗布）をするのがよい」といわれており、季節を問わず毎日オイルを塗る人がたくさんいます。わたし自身もオイルマッサージを受けるようになってから、汗をかくようになり、代謝がよくなりました。

なお、カラリパヤットゥでも、練習前に身体にオイルを塗布します。これによって、身体の動きをよくしてケガを防ぎ、強くしなやかな身体をつくるのに役立つと考えられています。このようにオイルマッサージはヴァータが高まる秋や冬はもちろんですが、1年中おすすめできる習慣です。

・全身オイルマッサージをするタイミング……身体が乾いている時、入浴前、運動前など。
・全身オイルマッサージを控えるタイミング……消化不良、発熱など体調が悪い時、カパが増加している時など。

①ピッタにおすすめ　オイルマッサージ

秋はピッタが残る季節です。オイルにも温める作用と冷ます作用のものがあるので、気候やドーシャに応じて選んでみましょう。迷った時は、アーユルヴェーダで「もっともよい油」とされているゴマ油（**図40**）を使ってみてください。

インドのマスタードオイル（**図41**）は辛味が強く、温める作用がかなり強いです。一方、日本のなたね油は辛味がなく、マスタードオイルよりは温める作用が弱いといわれています。

インドでは、ひまし油やギーを使う地域もありますが、特にギーは落としづらいので、自宅のケアでは局所使いがおすすめです。

なお、オイルを温める際は、湯煎や掌を用い、火を使う場合は極弱火で温めるようにするとよいでしょう。

温める作用のオイル

ゴマ油、ひまし油、マスタードオイル（インド）、なたね油（日本）

冷やす作用のオイル

ギー、ココナッツオイル

オイルマッサージの準備

・全身にオイルを塗る場合は、余分な

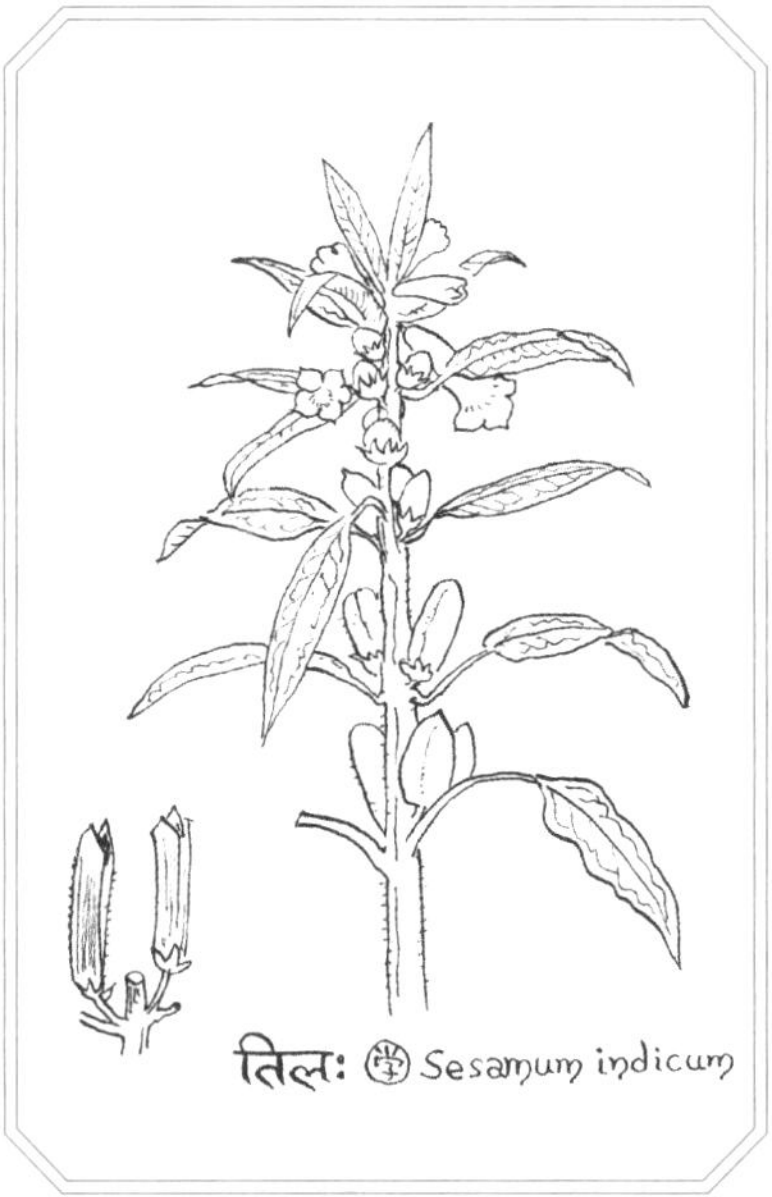

図40　ゴマ

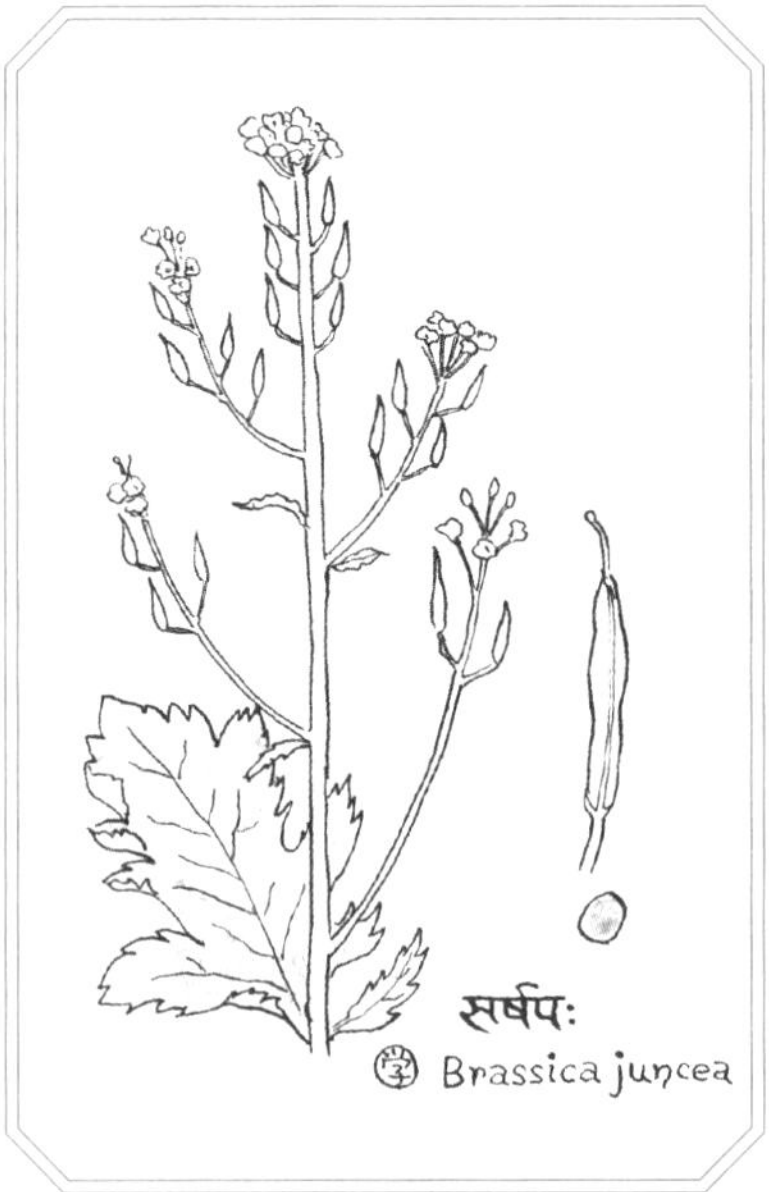

図41　からし菜

オイルを拭き取る布やペーパーを用意し、床にビニールシートなどを敷いておくと周囲を汚さずに作業できる。

・足の裏にオイルを塗る場合は、汚れてもいい靴下やスリッパを用意しておくと周囲を汚さずに済む。

② 全身におすすめ　オイルマッサージ

手順

1. オイルを掌に多めに取る。
2. アディパティマルマにオイルをたっぷり塗布する。
3. 全身に塗る場合は最初にオイルを全体に塗布する。これによってオイルの浸透時間を長くして作用を高めることができる。
4. 皮膚にしっかりと手を密着させてマッサージする。関節などは特に念入りにオイルを入れ込むようにマッサージ。
5. オイルを浸透させるために時間を置く。
6. 余分なオイルを乾いた布やキッチンペーパーなどで拭き取る。
7. 入浴する（洗い流さずにそのまま浴槽に入ってもよい）。

※壁や床にオイルがつかないように気をつける。汚れがついたら、しっかり拭き取る。
※時間がない時は、頭、耳、足の裏、掌にオイルを塗るとよい。
※オイルの浸透時間は、5分以上にする。また、オイルは洗い流さなくてもよい。

おすすめの国産油

伝統玉絞りを行う小野田製油のゴマ油は、化学薬品不使用で安心なうえ、焙煎後に搾るため、使用前の加熱処理（キュアリング）が不要。抗酸化作用が高く、揚げ油に使う場合、一生継ぎ足して使うことができる。

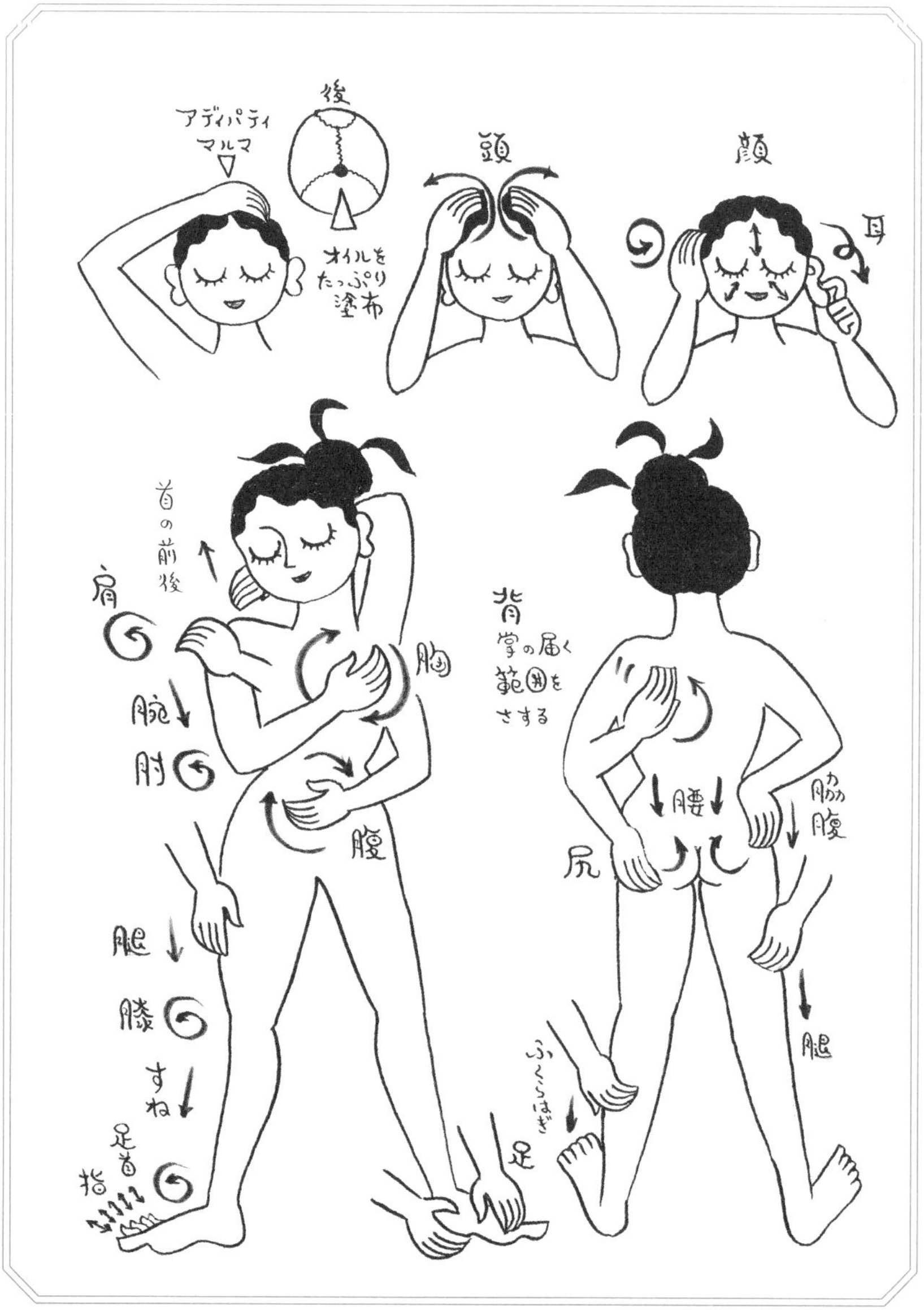

図42　オイルマッサージ

秋におすすめの素材1 バラ

夏に高まったピッタを抑え、冷却作用のあるバラ（図43）は秋におすすめの素材です。バラには種類がたくさんありますが、アーユルヴェーダでよく用いられるのは、学名が Rosa centifolia や Rosa damascena のものです。

ちなみに、香り高いオイルは、約30 mlをとるのに、約6万本分のバラの花びらが必要だそう。ローズウォーターはビリヤニやデザートの香り付け、飲みもの、目薬などにも使われています。摂取量の目安は、『インド・アーユルヴェーダ薬局方』によると、パウダーで1

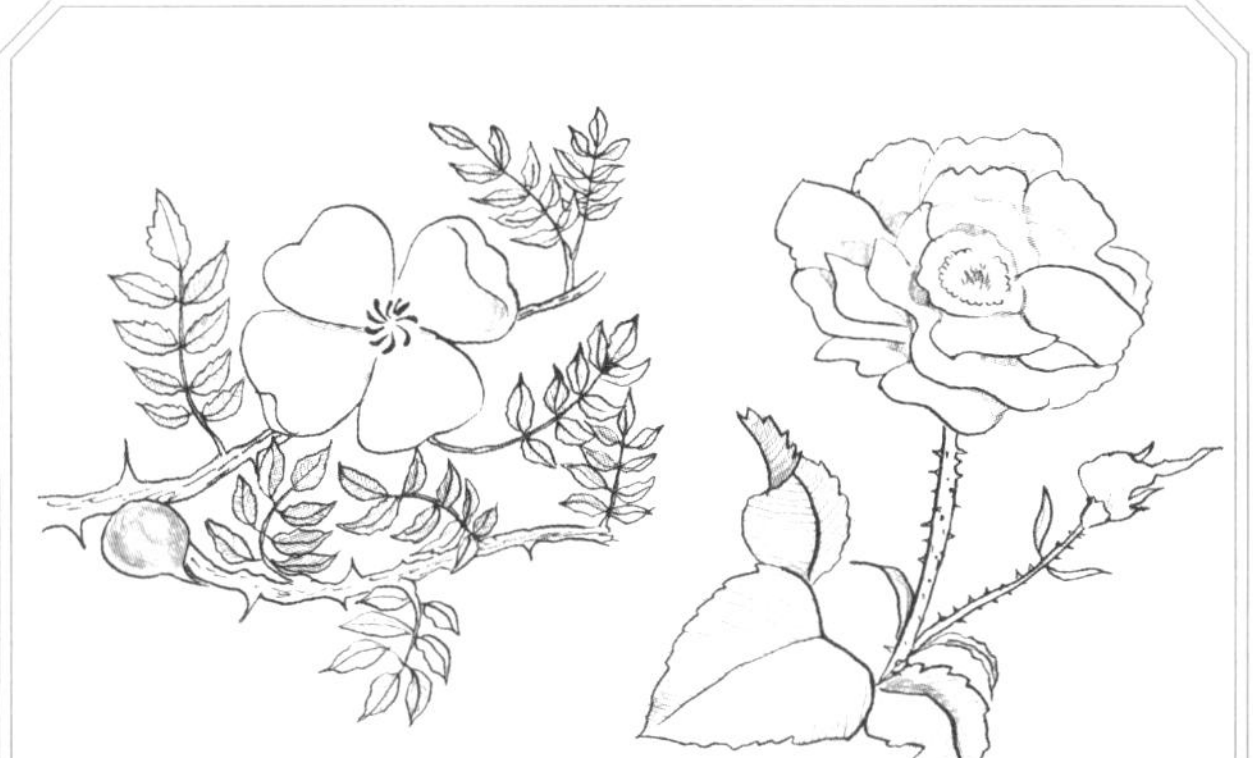

図43 バラ
ネパールの海抜 2000 m 以上の地に生える野生種（左）と香水バラ（Rosa damascena、右）

日3～6g程度とされていますが、人によっては刺激が強いのでご注意を。

バラの作用

冷却・消化促進・鎮痙・下剤・催淫・鎮痛・強壮・去痰・駆風・抗炎症・強心・肌の色艶向上などの作用がある。

咳、喘息、気管支炎、創傷、潰瘍、口臭、口内炎、発熱、胃酸過多、消化不良、眼・皮膚・血液疾患、ヴァータとピッタの悪化などにも用いられている。

ローズウォーター：冷却、皮膚軟化、口臭、眼疾患などに用いられている。

①簡単にできる　ローズウォーター

市販のローズパウダー（花びらを乾燥させてパウダーにしたもの）を使ったローズウォーターをつくってみましょう。肌が敏感な方は後述の刺激が少なく、香りも高い蒸留式がおすすめです。ローションパック、保湿、日焼け肌の鎮静、イライラを落ち着かせたい時などにどうぞ。

材料

●水……100ml　●ローズパウダー……小さじ1

手順

1. 小鍋に水を沸かす。
2. ローズパウダーを入れ、少し混ぜて、ペーストをつくる。
3. 蓋をして冷ます。
4. 常温になったら、冷蔵庫に入れて、一晩置く。
5. 目の細かいコーヒーフィルターで濾す（ペーストとローズウォーターに分離する）。
6. 清潔なボトルに入れて、冷蔵庫に保管（1週間以内に使い切る）。

※フィルターに残ったペーストはパックに使用できる。

※肌が敏感な方は、ピリピリとした刺激が出る可能性があるので、オイルを事前に塗布したり、ほかの素材を混ぜたりするとよい。

※ほかの素材を混ぜる場合には、泥パウダー（琉球クチャ、ムルタニミッティなど）やニームパウダーなどを加えてみるとよい。ローズペーストに対して1～3倍程度が目安になる。

②芳醇な香り　蒸留式ローズウォーター

本格的な蒸留器があればベストですが、なくても大丈夫。インドではジュガール（ジュガード）という「身近なもので代用する」考え方があります。
自宅にあるものを使って蒸留器をつくってみましょう。本書では花びらを蒸して急激に冷やす蒸留法を紹介します。くわしくは動画をご覧ください。

材料

●バラの花びら（生またはドライ）……たっぷり　●氷……たっぷり

用意するもの

●鍋（蒸し器で代用可）　●網　●蓋（中央に向かって丸くなっているもので、鍋との間に隙間があかないもの）　●耐熱容器

手順

1 鍋にたっぷりの水と花びらを入れ、強火にかける。

2 花びらの上に網を敷く（鍋の中の水が網の位置を越えないように、必要に応じて容器などを用いて底上げをする）。

3 蒸留したローズウォーターを受ける耐熱容器を鍋の中央に置く。

4 裏返した蓋を鍋に載せる（蒸気が漏れてしまう場合、布などで隙間をふさぐ）。
※布が燃えないように注意。

5 裏返した蓋の上に、氷をたっぷり置き、常に冷たい状態を保つ。

6 氷が溶け、水が温まってきたら捨て、氷を追加する。

7 花びらの色が抜け、香りが花びらからなくなった段階で蒸留を止める。

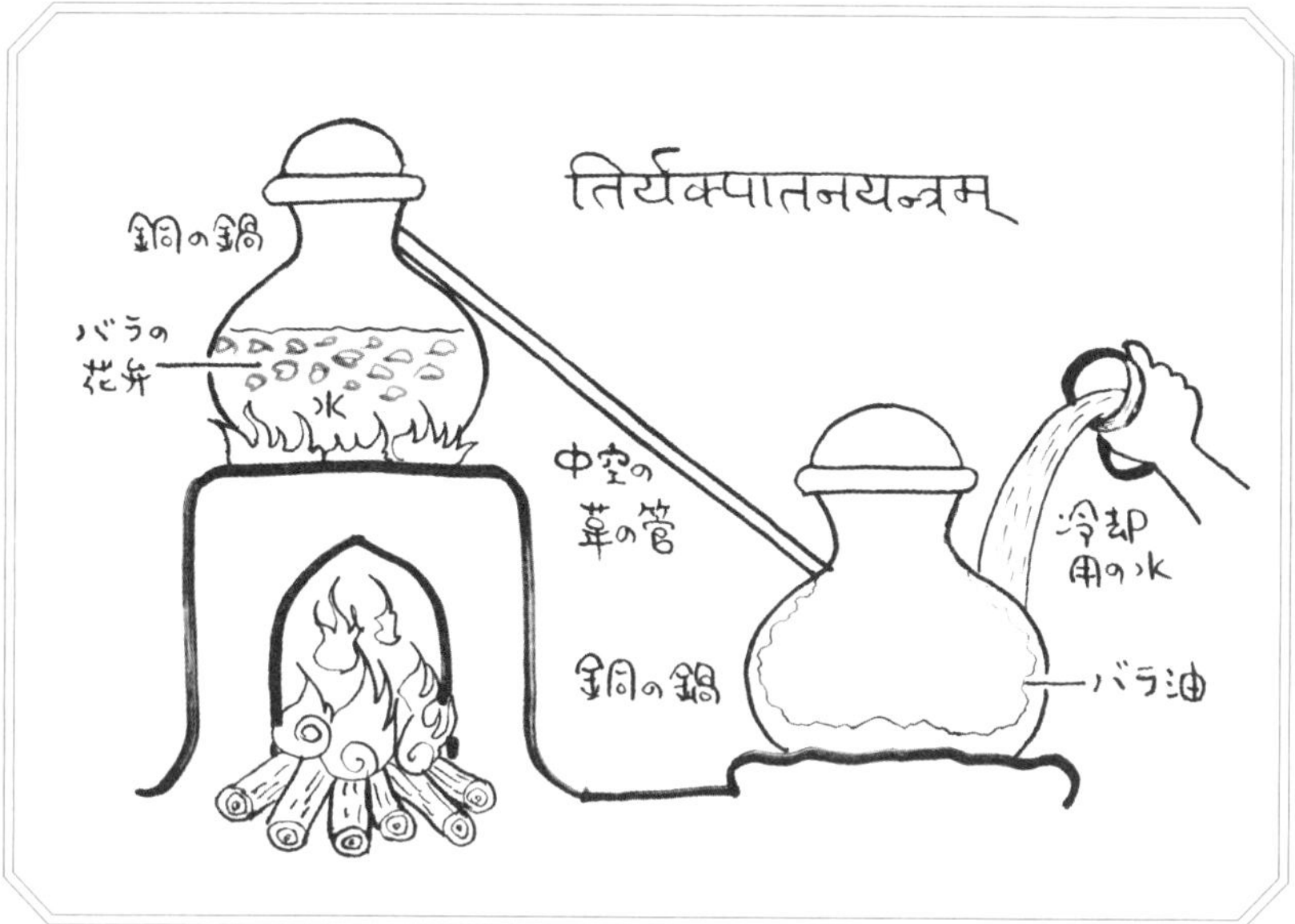

図44　インドで行われている蒸留式ローズウォーターのつくり方

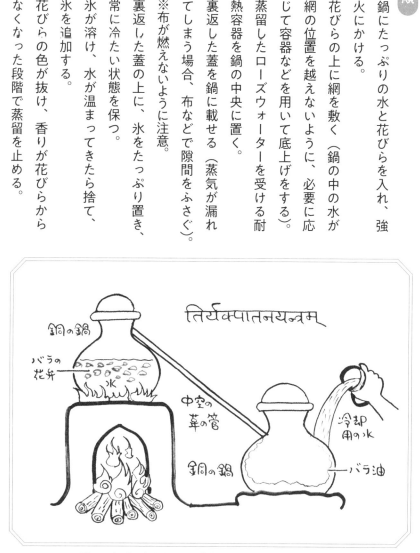

8 ローズウォーターが冷めたら、冷蔵庫で保管する。
※バラが浸かっていた鍋の水は、湯舟に入れるとよい。前述のパウダーからつくるローズウォーターと同じ作用が得られる。

③癒しをもたらす　ローズウォーターアイパック

ローズウォーターには冷やす作用があり、アーユルヴェーダをはじめとする伝統医学で目薬としても使われています。その冷やす対象は体温だけでなく、心の熱も含まれるので、イライラした時にもおすすめです。

ちなみに、ピッタは消化、喉の渇き、体温などを身体の中で調節しているのですが、重要な役割の一つに視覚の調整も含まれます。ピッタがバランスを崩すと目の不調も出やすいのでアイパックで目を癒しましょう。

材料

●蒸留式ローズウォーター……たっぷり

手順

1 コットンにローズウォーターを、たっぷり染み込ませる。

2 ローズウォーターが垂れない程度にコットンを絞って、まぶたの上に15分ほど置く。パック後は洗い流さなくてよい。

④アーユルヴェーダ式ジャム　グルカンド

アーユルヴェーダでは、消化のサポート、便秘予防などにバラを保存用の薬にします。現地の家庭薬としてははちみつやギーを入れたりと、さまざまな形でつくられています。摂取量の目安は大人で大さじ2～3。

※本書のレシピは砂糖を含むので、糖尿病や肥満の方ははちみつを利用してください。

材料

● バラの花びら1：砕いた氷砂糖1～2の割合

手順

1. バラの花びらを、水でよく洗う。
2. 花びらの水分をやさしく拭き取る、もしくは日陰で乾かす。
3. ガラス瓶に、氷砂糖と花びらを交互に入れる。
4. 日光に当てる。
5. 砂糖が溶け、バラのエキスが混ざり合ったら完成。

秋におすすめの素材2　ギー

ギーは冷やす作用があり、特に初秋のピッタが高まる時期に取り入れたい素材です。最近は、スーパーマーケットで買えるようになったので、ギーを召し上がったことがある方もいるかもしれません。ギーとは水分を除去したすましバターを指します。ギーには発酵させたミルクからつくる方法と発酵させずにつくる方法があります。

クララで習ったのは、病院でも学校でも発酵させたものでした。つくり方は搾りたてのミルクを発酵させ、一晩置いてヨーグルトにします。そして、でき上がったヨーグルトを撹拌して油脂を分離させます。その際にできる油脂がバターで水分がバターミルクです。このバターを加熱して、余分な水分を抜いたのがギーになります。なお、ギーは同量のはちみつや冷たいものと相性が悪いので注意しましょう。

ちなみに、『アシュターンガ・フリダヤム』には、牛、水牛、山羊、駱駝、人間、羊、象、馬それぞれのミルクの特徴が挙げられていますが、その中で心身にとってもっとも有益なのが牛乳だといわれています。牛の中でも、若い雌牛の牛乳は強精と三ドーシャの抑制に役立つ一方で、年をとった牛乳を飲むと、かえって体力が落ちてしまうといわれています。

牛乳とギーは冷ます作用などの点で似た性質を持っていますが、ギーは牛乳とは異なり、消化力を強める作用があります。パンチャカルマでは、施術の最初に油剤を飲むプロセスがありますが、これに一番よいのがギーとされています。摂取量の目安は、1食につき小さじ1です。
※市販品には、ギーと書いてあってもパーム油由来などのものがある。牛乳100％の良質なものを選ぶとよい。

ギーの作用

冷却・知力・体力・消化力・皮膚の色艶向上・寿命延伸などの作用がある。創傷、中毒、精神錯乱、発熱などにも用いられている。油類の中ではギーがもっとも性質が優れており、冷性を有し、もっとも高い遅老作用を有する。種々の処方、製法、飲用法、外用法、浣腸法などによって、多くの薬力を引き出すことができ、何千もの薬理作用がある。

①世界一簡単な　自家製ギー

ギーはバターから簡単につくることができます。発酵ギーにする場合は、発酵バターを使いましょう。バターの味によってギーの味が変わってくるので、お好みの無塩バターを探してみてください。本書ではインドのベテラン主婦に教わった少量でもつくれる方法を紹介します。

材料

●無塩バター……30〜50g

用意するもの

●小鍋（タルカパン、ステンレスのお玉などでもよい）●濾す道具（コーヒードリッパー、ザルなどにキッチンペーパーを2枚重ねる）●保存容器（耐熱）

手順

1. 濾す道具をセットする（熱に強く、目が細か過ぎないものがよい）。
2. 小鍋にバターを入れて、火をつける（常に弱火にするとよい）。

3 バターを溶かす。

4 バターに白い大きな泡が立ってきたら、表面の泡をよけて、焦げや濁りを確認し、火を調整する。

5 表面の泡が全体的に小さく、液体がクリア（黄金色）になって、底におりが溜まったら完成。

6 液体を濾して、清潔な保存容器に入れる（寒い季節に濾さずに冷ますと、固まってしまうので注意）。

7 冷ましたら、蓋をして温度の変化の少ない常温の場所で保管する。

※弱火もしくは遠火で行うと、バターが焦げづらくなり、つくりやすい。焦げてしまったら、つくり直しになる。

※弱火にするのが難しい場合はクッキングガスマットを使うのがよい。

※遠火にするのが難しい場合は、五徳をもう一つ重ねるとよい。

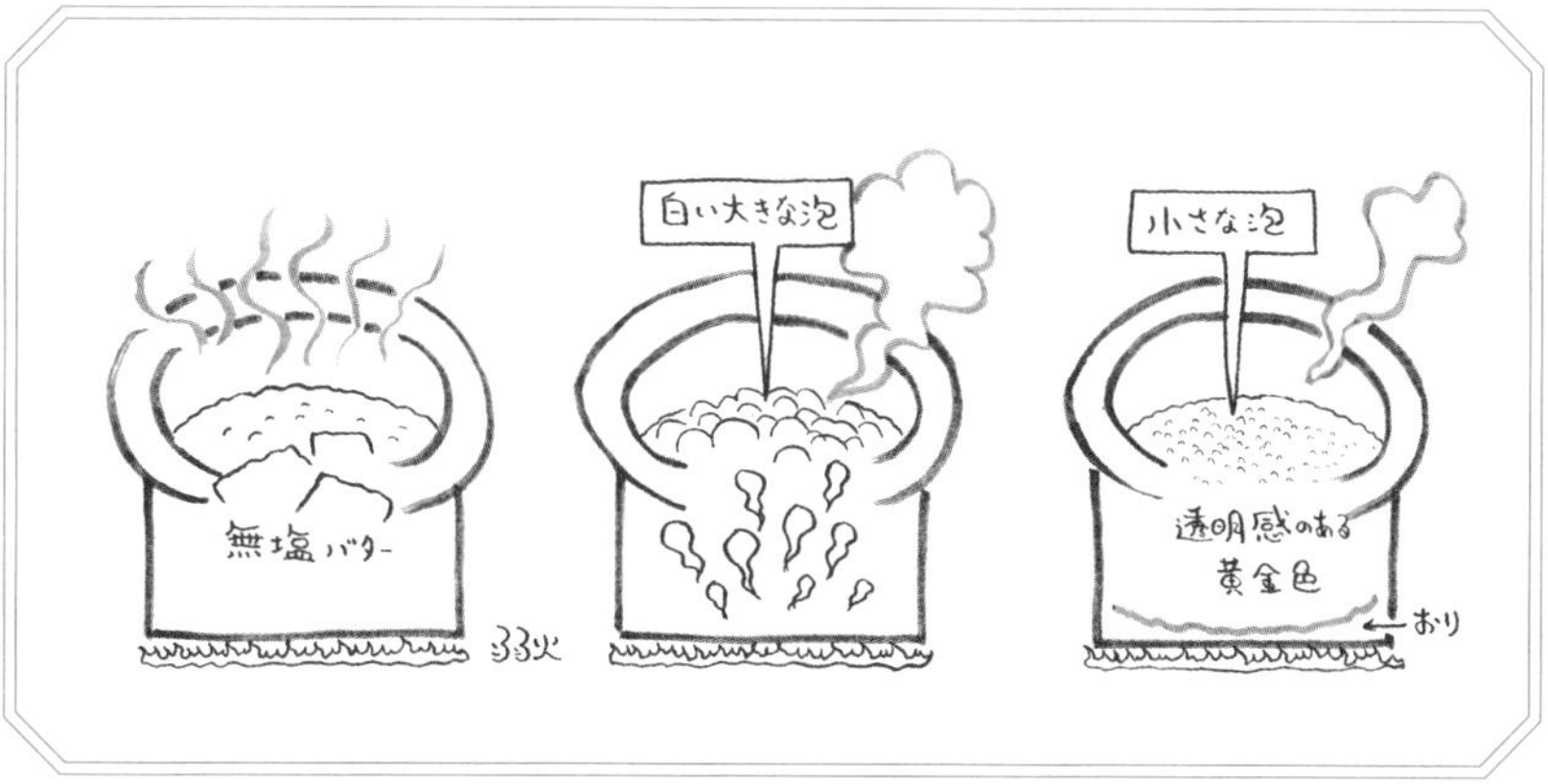

図45　ギーのつくり方

②ギーのハーモニーが絶妙　バナナパパダム

夏の章で紹介したオーナムサッディヤで最初に食べる（最後という説もあり）甘いおかずをつくってみましょう。パパダムというキャッサバのでんぷんからつくられたせんべいで別名パパド、パーパド、パッパルなどといいます。いろいろな味のものがあり、スナックとして食べるだけではなく、ごはんに散らしたり、スープの具に入れたりもできます。

材料

●パパダム（プレーン）……2～3枚　●バナナ……1本
●ギー……小さじ1/2～1

手順

1. パパダムが重ならないようにトースターに並べて焼く（油で揚げたり、電子レンジで加熱したりしてもよい）。
2. パパダムが膨らむ。
3. 全体が加熱できたら、すぐにトースターから出す。

4 バナナを潰し、割ったパパダムとギーを加えて混ぜる。お好みで砂糖をまぶす。

③目元イキイキ　ギーアイクリーム

ギーはネトラータルパナムという目のトリートメントにも使われ、症状に合わせて薬用ギーが処方されます。本書では目の周りのトリートメントにギーを使ってみましょう。目にギーが入ると、ぼやけたように見えることがあるので注意しましょう。

手順

1 指にギーを取り、目の周りに薄く塗る。

2 目を閉じて、指先でやさしく目の周りをタッピングする（眼球は押さないように注意）。

秋におすすめの素材3　ビャクダン

アーユルヴェーダではビャクダン（図46）は、秋の夕べに身につけるとよいとされる植物の一つ。心地よい冷却作用があります。

日本でも古くから仏具や香道などに用いられてきました。サンスクリット語では、チャンダナといい、学名はSantalum album、英名をサンダルウッドといいます。

ビャクダンは、ほかの植物の根に寄生する植物。木の芯の部分から抽出したオイルを配合したせっけんも人気があります。

ちなみに、北インドの古都ヴァラナシの伝統アロマ医は、抽出したオイルや火で燃やして得られる香りを高血圧、胃酸

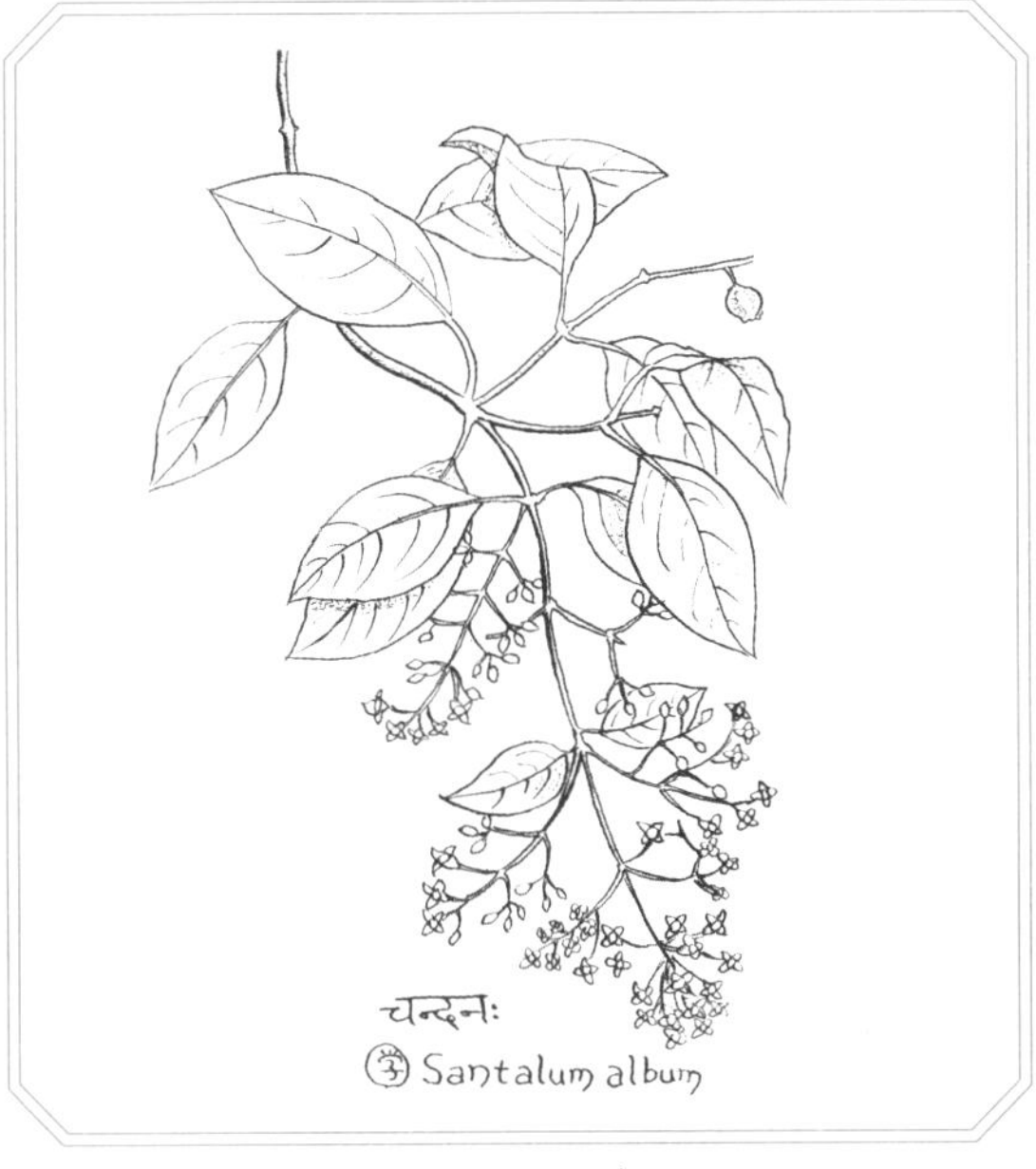

図46　ビャクダン

過多、精神集中などに用いています。また、ヒンドゥー教のお寺を参拝した後に、眉間と喉のマルマにビャクダンをよく塗布します。

ビャクダンの作用

冷却・リラックス・皮膚の色艶向上・鎮痛・去痰・消毒・利尿・解毒・催淫・強壮・強心・血液浄化などの作用がある。

灼熱感、疲れ、口渇、糖尿病、膀胱炎、頭痛、多汗による悪臭、皮膚・精神疾患、胃酸過多、黄疸、絞扼《こうやく》感、咳、月経痛、気管支炎、ピッタの悪化などにも用いられている。

①顔つるつる　ビャクダンフェイスパック

ビャクダンは、細かいパウダーを身体に擦りつけるだけで、穏やかな冷却感と香りを得られます。本書では肌によいものを複数ブレンドして、フェイスパックにしてみましょう。

※動画はビャクダンの種類を解説。

材料

- ●サンダルウッドパウダー……小さじ１
- ●ターメリック……小さじ１／４
- ●ベサン……小さじ2
- ●ローズウォーター……適量

手順

1. 液体以外の材料をよく混ぜる。
2. ローズウォーターを入れて、マヨネーズ程度の固さのペーストにする。
3. 目や鼻などの粘膜を避け、顔全体に塗布する。
4. 20分ほど置く。
5. 水でよく洗い流す。

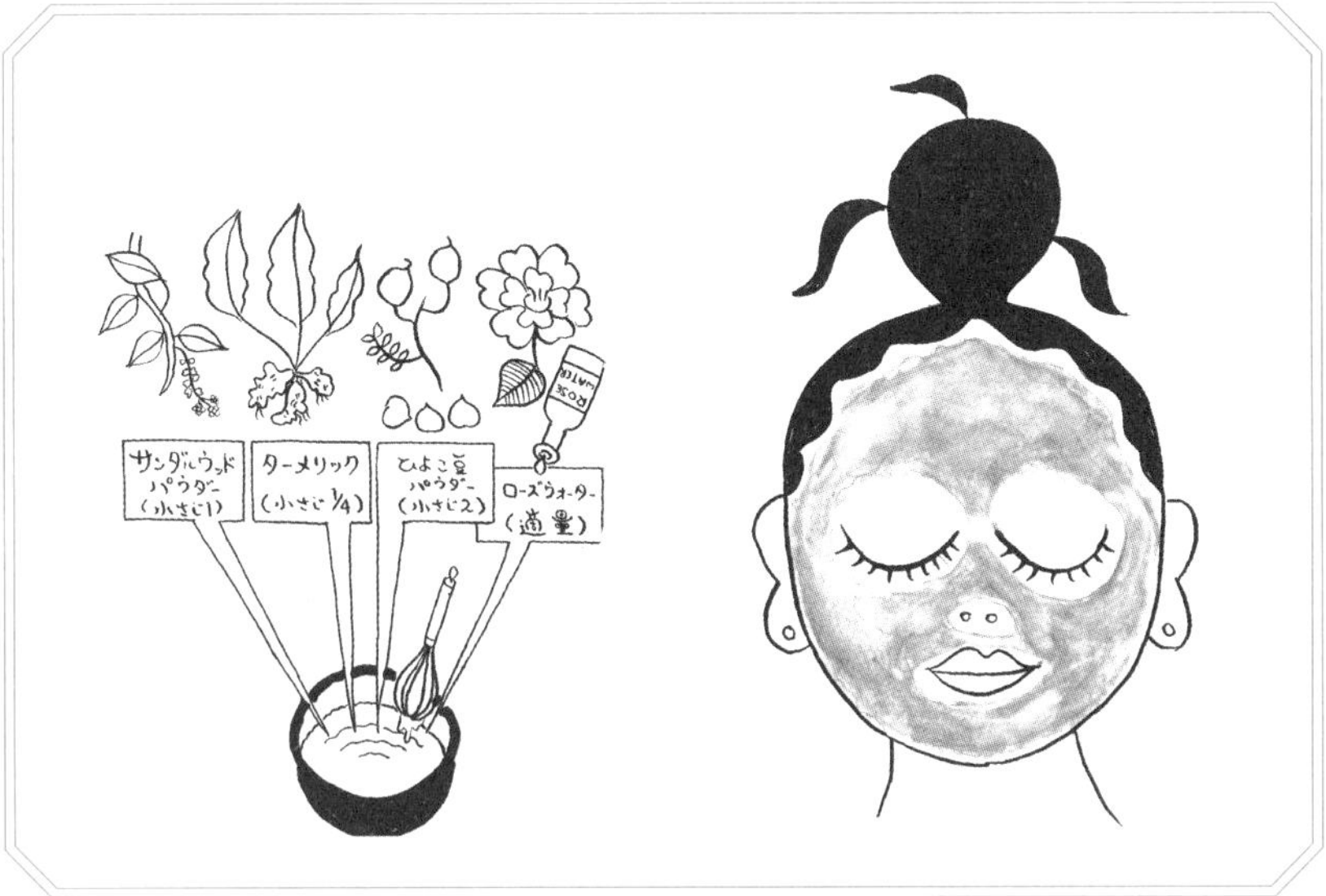

図47　ビャクダンフェイスパック

②もう一つのサンダルウッドフェイスパック

ビャクダンはホワイトサンダルウッドとも呼ばれますが、レッドサンダルウッドというものも存在します。これは、紅木（コウキ、学名は Pterocarpus santalinus）という全く別品種の植物。二つの植物が持つ作用は似ており、フェイスパックにはレッドサンダルウッドのほうがよいという意見も多いです。香りや色などが全く異なるので、ぜひ2種類を使い比べてみてください。

材料

- ●レッドサンダルウッドパウダー……適量
- ●ターメリックパウダー（できれば、春ウコン）……適量

手順

ベースはこの二つの素材を水で混ぜ、ペーストにしてフェイスパックとして使う。春ウコンが生の場合、水は不要。赤みやほてりが気になる時は水の代わりにローズウォーターでペーストを溶き、にきびや脂性肌が気になる時は、はちみつでペースト状にするとよい。乾燥肌が気になる時は、未調整のノンホモ牛乳の上にできる膜を使うのもおすすめ。

③煮出してつくる　ビャクダンジュース

ビャクダンを飲むというと意外に思われる方もいるかと思います。これはベチバーの項目で紹介したシャルバットの一種です。冷やす飲みものなので、まだまだ暑さが残る初秋に飲むとよいでしょう。化粧品やお香用として売られているものではなく、食用可能なビャクダンを使いましょう。

材料

- ビャクダン（木片もしくはパウダー）……10g
- 砂糖……500g
- 水……200ml

手順

1. ビャクダンが木片の場合は薄切り、もしくは細かく刻む。
2. たっぷりの水に、ビャクダンを一晩浸ける（パウダーの場合は、水に浸けなくてよい）。
3. 砂糖と水を入れ、弱火で20～30分程度よくかき混ぜながら煮詰める。
4. 木片の場合は濾す。

5 清潔な瓶に入れて、冷蔵庫で保存。

6 飲む際は水で割る。

※お好みで、レモン汁やローズウォーターを加えてもよい。

※吹きこぼれに注意する。

※ホットミルクに加えてもおいしい。

column 4

教えて！伊藤せんせい

Q7

インドに行くまで「インドは牛肉がタブー」「ヒンドゥー教は牛肉がタブー」だと思っていました。しかし、ケーララでは、ビーフカレーや牛肉炒めなどの名物料理がたくさんあり、家庭でも食べられていました。ヒンドゥー教徒のアーユルヴェーダ医でも、牛肉を食べる人もいました。それを隠すこともしません。古典を見てみても、牛肉や他の肉の効能が載っています。「肉はダメ」「牛肉はもってのほか」という意見はどこからきているのでしょうか？

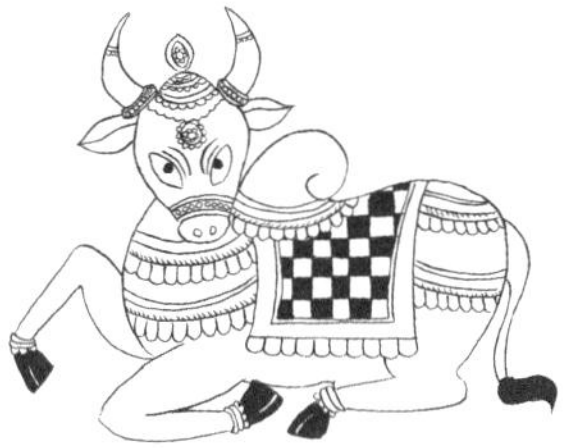

「肉」をあらわすサンスクリット語のマーンサ（māṃsa）は√man（礼拝する）＋sa（神）で、「神への捧げもの」（すなわちイケニエ）が原義。

古きヴェーダの時代にあっては、動物の供犠《くぎ》（イケニエ）こそがヴェーダ祭式に命を吹きこむ儀礼の要《かなめ》でした。今のヒンドゥー教からは考えられませんが、牛・馬・羊・山羊が四大犠牲獣と定められていました。これらの動物は、神々に捧げられたのち、串焼きにするか、土鍋で炊くかして、食されました。とくに牛肉は、最高のご馳走とされていました。医典の『チャラカ・サンヒター』にも、「牛肉は、ヴァータ性の疾患や、鼻炎、不規則発熱、脱水症、咳、疲れ、消化力過剰、肉組織の減

少に好《よ》し」(I-二七-80)

「ブリンハナ(生命力を増進させる食物)として、肉に勝るものなし」(I-二七-86)

としるされています。

ところが、有名な『マヌ法典』には、

「この世において、そのものの肉を食する我を［mām］、彼は［sa］あの世において啖《くら》うであろう。これがmāṃsaの肉たる所以《ゆえん》であると賢者たちはいう」(V-55)

と、マーンサの新しい語源解釈がなされています。

つまり、牛を食えば、来世にはその牛がおまえを食うのだぞ、と脅しているわけです。

『マヌ法典』が編纂された西暦紀元前後のインドは菜食主義《シャーカーハーラ》が広まりゆく時代で、このような解釈も歓迎されました。そして、パンディタ(賢者、学者)たちにひろく認められれば、その解釈が権威となります。

また、同じ『マヌ法典』(V-37)に、

「［肉を］欲するときは、ギーや［豆や麦の］粉で動物をつくるべし」

という興味深い一文が添えられています。つまりは、植物を「肉化」させるモドキ料理。モドキは、後の素菜(中国精進)が得意とするところですが、現在のインドにも伝えられています。

そして、農業の発達が菜食主義を促進したことも見逃してはなりません。

その象徴となるのが、アラガッタ――車輪(ara)に取りつけられた壺(ghaṭṭa)――と称される揚水車《ようすいしゃ》。牛または水牛、駱駝、象の地上をぐるぐる廻る回転運動が二つの歯車を介して水車を回し、それに結わえられた壺が、井戸や谷底の水を汲み上げるという装置です（図Ⅶ）。

アラガッタの発明と普及は、古代インドの曠野《こうや》を沃野《よくや》に改造し、強《し》いては肉食に頼らずとも生きていける菜食主義を可能にした、まさに「緑の革命」でした。

しかし、ケーララは、古きインド文化の吹き溜まり。

さらに、ケーララには、牛肉を好むユダヤ教・キリスト教・イスラム教を奉じる者も多い。彼らは侵略ではなく、商目的でやってきた人々の末裔ですから、この地のヒンドゥー教徒はこうした異教の隣人たちとも平和裡に共存しました。

そうした事情もあって、牛肉を好し、とする食文化も留められたのでしょう。

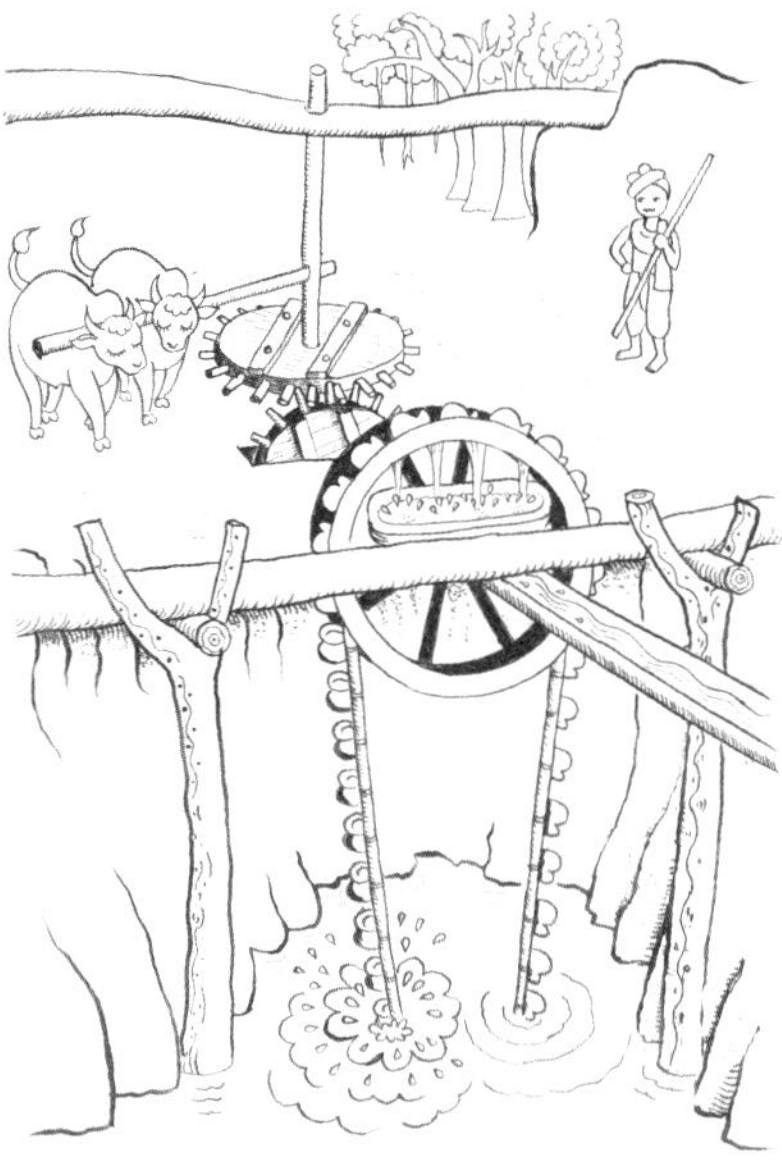

図Ⅶ　アラガッタ

Q8

シッダ医学では、ワルマ（マルマ）は南部で盛んに治療に取り入れられていると聞きました。ケーララでも、マルマを盛んに治療に取り入れている地域と、そうでない地域があるのでしょうか？どうしてそのような違いがあるのでしょうか？

目的と対象が異なるアーユルヴェーダとヨーガが交わることはほとんどない。また、医師とセラピストは別人であると先述しましたが、その例外がタミルナードゥとケーララ南部で行われているシッダ医学《ヴィデヤー》と云えるでしょう。

シッダ医学の目的は、治病・健康と解脱の両方。対象も、粗大身と微細身両方。ゆえに、ワルマ（マルマ）が重視されます。なぜなら、生命《いのち》の風プラーナの流れる脈管（図Ⅷ）のターミナルであるワルマは、粗大身と微細身の交流点でもあるからです。加えて、ワルマを通してプラーナをコントロールし、粗大身も微細身も調整することができるからです。

そして、ワルマの知識と実践は不可分である。ゆえに、その智者はその術者でもあるのです。

一方、南インドでは、ハタ・ヨーガの確立者の一人ゴーラクシャは、タミル人のシッダ（成就者）であった、と信じられています。

また、プラーナのコントロールとマルマを重視する武術がハタ・ヨーガのルーツの一つであると考えるならば、ケーララのカラリ武術家の修めるマルマ医学も、同様の理由で、例外と云えましょう。

ケーララでは、マルマ療法に地域差があるというより、マルマを用いるアーユルヴェーダと用いぬアーユルヴェーダが併存している、と考えるべきです。

マルマを用いるアーユルヴェーダとは、前記のカラリの医学。外科の『スシュルタ・サンヒター』にもとづいており、「カラリ・アーユルヴェーダ」とも称されています。

マルマを用いぬアーユルヴェーダとは通常の、内科の『チャラカ・サンヒター』にもとづくアーユルヴェーダ。

前者は田舎に、後者は都市部に多い。ために、地域差があるように感じられます。

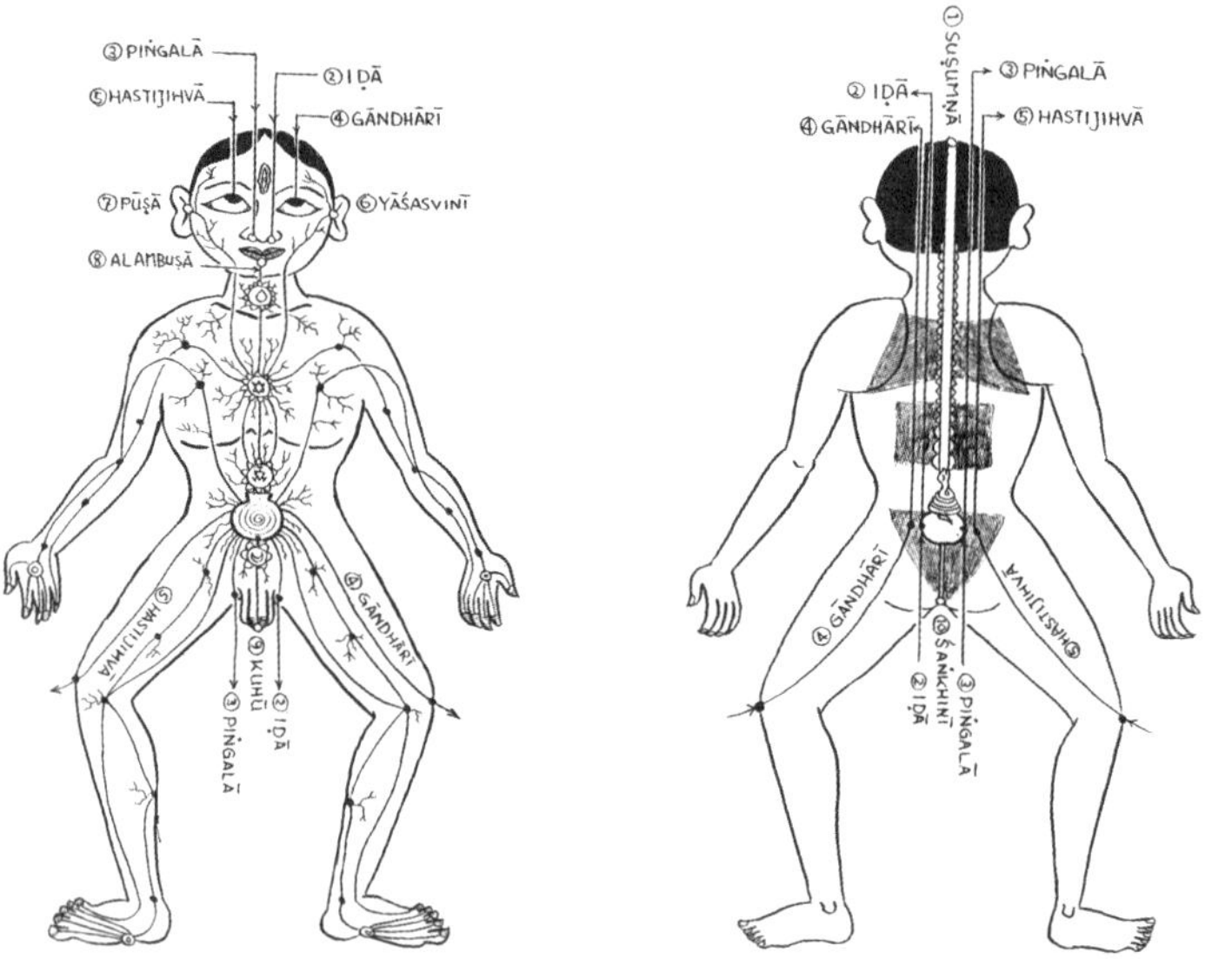

図Ⅷ　ゴーラクシャの脈管図

第6章

冬

Hemanta《ヘーマンタ》

インドの冬

恩師のアーユルヴェーダ医の自宅に向かっていた年末のこと。約13時間かけてタミルナドゥ州チェンナイからケララ州カンヌールに向かった寝台列車の道中では、現地の人々の生活や文化をのぞくことができました。

列車に揺られ8時間。夕食の時間になり、乗客は食事の準備を始めました。わたしもお弁当を食べ始めようと列車を見渡すと、ヒンドゥー教徒の一家の母親が立った状態でお手製のサンバルと蒸しパンを片手で器用に一口大にまとめ、子どもたちの口の中に放り込んでいました。「インドらしい風景だな」と感じながら、さらに、列車内を見渡してみると、ジャイナ教徒の老夫婦は、厳しい戒律を守ってドライチャパティーしか食べていませんでした。一方、キリスト教徒の女性は「クリスマス前だから、夜は断食しているの」といって何も食べていませんでした。

このように同じインド人とはいっても宗教や文化によって食に対する考え方がかなり異なり、特に断食の方法についてはまちまち。ヒンドゥー教の聖地巡礼前の1ヵ月間に限ってベジタリアン食にしていたり（牛乳入りチャイはＯＫ）、イスラム教徒の場合は、ラマダン中の日中は飲食をせず、日が落ちてから食事を始めるなど、それぞれの断食方法がありました。

つまり、現地で広く行われていたのは完全な断食ではなく、お祈りや祭で心身を浄化する意味合いで一定期間食事を抜くというものでした。このようにときどき空腹の期間をつくってみるだけでも体調がととのいやすくなります。アーユルヴェーダでは「冬は消化力が強く、しっかり食事をすべき季節」とされていますが、「消化力に合わせて、いつもよりも重いものを食べる」と考え、食べ過ぎた場合には一食抜くなど、プチ断食で調整してみてください。

2 冬の特徴

冬は日が短くなり、日差しも弱まり、寒さが増してくると、木枯らし1号が冬の訪れを告げます。また、乾いた北風が、身体や大地を冷まし、乾燥させます。葉を落とし、枝をむき出しにした状態で厳しい冬を乗り越える木々たち。この時期は日本海側は雪が多く、太平洋側は乾燥した晴れの日が増えます。なお、冬は太陽の位置が低いので、夜が長くなります。もっとも日が短い冬至を越えると、まだ寒さは残っているものの、徐々に日が伸びていきます。そして、空気の中に含まれる水蒸気が少なくなり、遠くの景色もきれいに見えるようになります。

乾燥や寒さによってヴァータの質が増えると、肌の乾燥やそれによる痒み、身体の痛みなどが出やすくなります。アーユルヴェーダでは、冬は太陽の力が弱まり、体力と消化力が一番強まる季節とされています。いつもより身体を動かして、油性の質を含む温かい食べものをしっかりと食べてみてください。ちなみに、おすすめの運動量の目安は、体力の半分程度。体力を使い切るほどの運動は回復に時間がかかり、食欲も減退するので気をつけましょう。

『アシュターンガ・フリダヤム』では、「冬はヴァータ（冷たい風）の力が増し、身体の中の熱を封じ込めるので、体力がある人の体内の火はますます強くなる。一方で、食物を十分に摂取していない状態では、ヴァータによって増強されたアグニが、身体の構成要素（ダートゥ）さえも消化し尽くしてしまう」と書かれています。

冬の質

乾燥　雪　寒い　空気が澄む　晴れ　落葉　凍える　冷え　北風　氷

3 冬の過ごし方

冬は乾燥した冷たい風が吹き、ヴァータが増えます。したがって、ヴァータ性の症状である痛み、こり、麻痺、高血圧、心臓疾患、乾燥、ガス、便秘などが出やすくなります。これらの症状を予防するためにもオイルを全身に塗り込んでマッサージしましょう（p.210）。

また、冬はヴァータの影響を受け、精神的に不安定になったり、神経質になりがちです。その予防法について『アシュターンガ・フリダヤム』では、「精神を安定させる作用のあるサフランなどを身体へ塗布して、ベッドに綿のキルティングや毛布、絹などのシーツを敷いた上に、保温性に富んだ軽い布をかけてぐっすりと眠るとよい」といっています。

冬のインドでは、マフラーや布を首元だけでなく、頭や耳を覆うようにして巻く人が多くいます。これはヴァータの影響を受けやすい耳を守るためだといわれ、風が体内に入り込みづらく、暖が取れるのでかぜの予防にもなります。インドは織物の産地としても世界的に有名なので、ヴァータ予防になりそうなアイテムを探してみてください。

『アシュターンガ・フリダヤム』には「炭火の熱で暖めた家は寒さや厳しい風が引き起こす病気が決して発生しない」と書かれているので、暖を取る際は火鉢を活用してもよいでしょう。

4 冬の食べもの

『アシュターンガ・フリダヤム』で冬の食事によいとされているのは、ギーなどの油分、脂がのった肉などを食べること。サトウキビや穀類からつくられたお酒や蒸留酒を飲んだり、小麦粉、米食品、サトウキビ製品、乳製品などを摂取したりすることも推奨されています。

アーユルヴェーダでは、ベジタリアン食を推奨しているイメージをお持ちの方もいるかもしれませんが、動物の肉やお酒なども積極的にすすめています。なお、ベジタリアンの方は動物以外の選択肢の中から自分に合ったものを選んでみるとよいでしょう。

冬が旬の食べもの

野菜・きのこ……かぶ、かぼちゃ、カリフラワー、ごぼう、小松菜、さつまいも、春菊、大根、唐辛子、長ねぎ、にんじん、白菜、ブロッコリー、ほうれん草、もやし、れんこんなど

果物・木の実……いちご、オレンジ、柿、キウイ、みかん、ゆず、りんご、レモンなど

魚介・海藻……うなぎ、えび、かき、かに、さば、さんま、ふぐ、ぶり、ほたてなど

三⑤　冬の献立

冬の献立でわたしの頭に浮かんだのは、鍋料理です。旬のゆずを絞って頂く白菜鍋やいわしなどの旬の魚を鍋にするのもよいですね。冬にいつもより多めにしたい味はヴァータを減らす甘味・酸味・塩味です。一方で、控えめにしたい味はヴァータを増やす苦味・辛味・渋味になります。

ヴァータを減らす味は春の項目で説明したカパを増やす味と同じになります（p．071）。アーユルヴェーダでは「ヴァータを上げる味はカパを下げ、カパを上げる味はヴァータを下げる」といったように正反対の作用があると考えられています。ちなみに、ヴァータには、乾燥性、軽性、冷性、粗性、微細性、動性（不安定性）といった質（p．062）があるので、グナの例（p．063）を参照して、これらの質を抑える献立を組み立てるとよいでしょう。

その一方で、例外的に一部の食べものは味と異なる作用があります。甘味はカパを増やすとされていますが、『アシュターンガ・フリダヤム』では、「甘味に分類されるものでも1年以上保存した米、大麦、緑豆、小麦、はちみつなどは例外である」といっています。

『チャラカ・サンヒター』では、「はちみつ、古いシャーリ米（**図48**）、シャスティカ米、大麦、小麦が例外である」といっています。同様に、酸味はピッタを増やしますが、酸味に分類されるザクロとアムラは例外とされています。

一方、苦味と辛味はヴァータを増やしますが、グドゥチ（イボナシツヅラフジ、グドゥーチー、図49）の茎髄、ヤサイカラスウリ（図50）の葉、生姜（p. 141）、長胡椒（p. 146）、ニンニクは例外です。なお、塩味は目に悪いとされていますが、岩塩は例外になります。

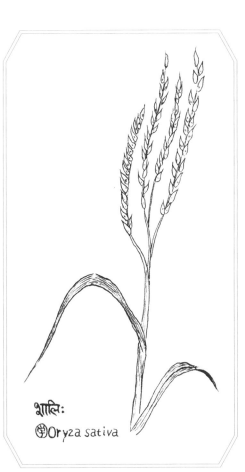

図48　シャーリ米

それでは、どういった調理法がヴァータを増やしづらいのか考えてみましょう。以下のQ1のうちヴァータを減らす献立はどちらでしょうか？

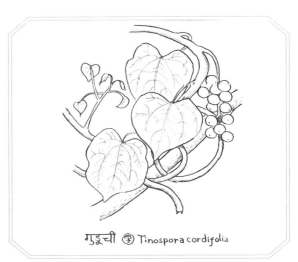

図49　グドゥチ

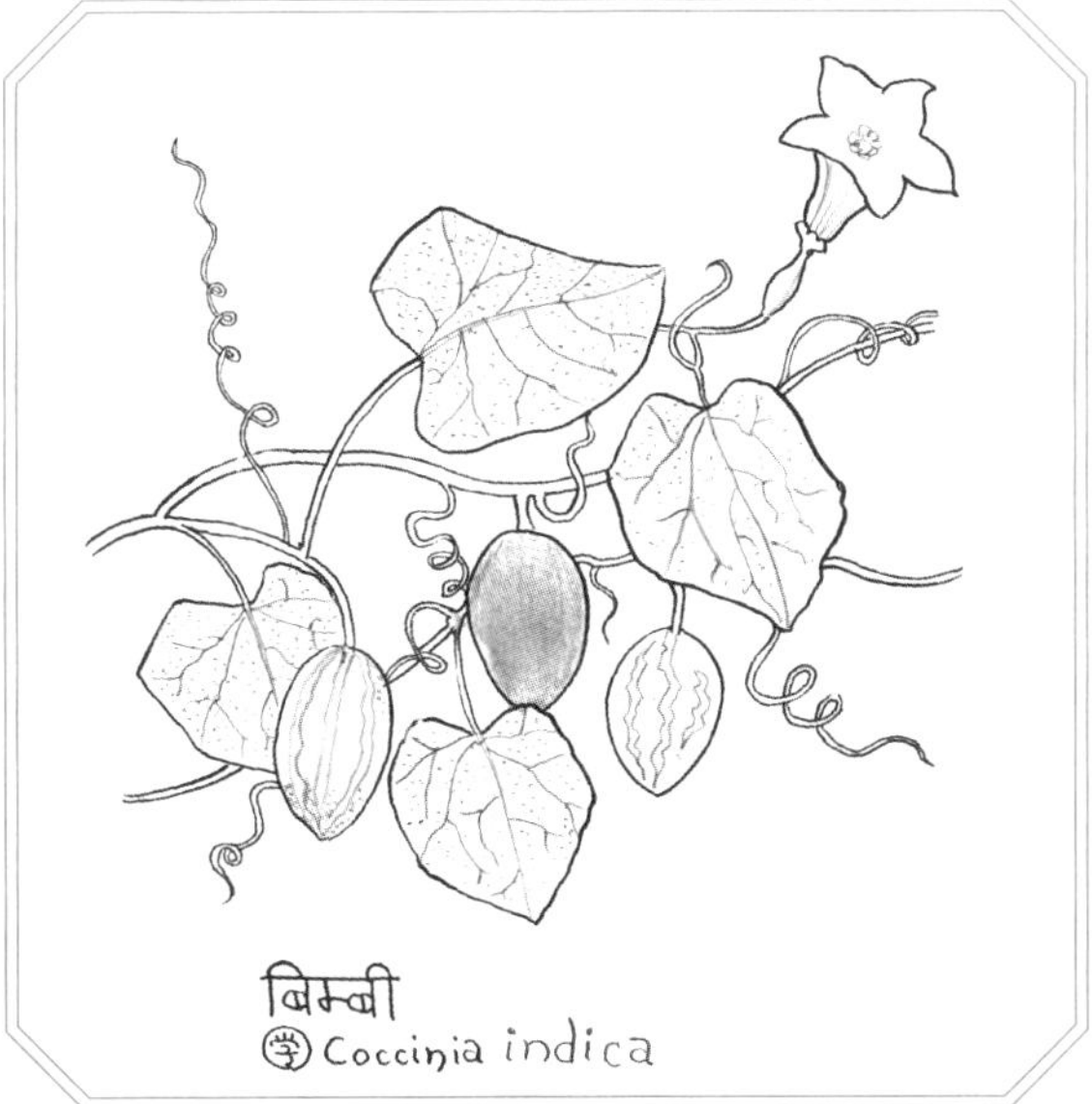

図50　ヤサイカラスウリ

Q1 A1 A2

1. シリアルとヨーグルト
2. 雑穀粥

朝食は、手軽なシリアルで済ますという方も多いと思いますが、シリアルは乾燥した食べものなので、乾燥性を持つヴァータにはおすすめできません。

またヨーグルトは冷蔵庫から取り出してすぐに食べることが多い食材というのも気をつけたいポイントになります。

もし、食べるなら、シリアルには温性であるシナモン（p.294）などのスパイスを加えたり、ヨーグルトはヴァータの持つ冷性を含まない、できたての冷たくないものを食べるようにしましょう。


加熱調理した雑穀類は、ヴァータにおすすめの食材です。ヴァータの持つ乾燥性には、反対の質である油性や潤いを与える水分を取り入れると、バランスがとりやすくなります。

また、乾燥した雑穀はたっぷりと水分を加えてやわらかく煮たり、インドの雑穀粥のレシピのようにギーやバターなどの油脂やナッツ・種子類を加えたりすると、よりヴァータにおすすめになります。

インドのレシピでは、甘さがほしい時は、温性食材の黒糖（p.294）を加えたり、塩味にしたい時はニンニクを足したりしていました。ぜひ試してみてください。

Q2

続いて、もう一問。以下のQ2のうちヴァータにおすすめな食べものはどちらでしょうか？

1. サンドイッチ
2. 炊き込みご飯

A1

ヴァータは冬も乾燥や冷たい質を持っているので、できるだけ油分や水分を含んだ温かいものを食べて過ごすとよいでしょう。したがって、生の野菜を、焼いていないパンに挟んだサンドイッチはおすすめできません。冬の献立に取り入れるなら、ホットサンドにしてみるとよいでしょう。具には、えび、卵などの温性食材（p.293）を加熱調理したものを使うとよいでしょう。

A2

白米は冷性食材に入っています（p.294）。しかし、日本では日常的に食べられてきたものなので食べても問題ありません。また冬はもっとも消化力が高い季節のため、ぶりなど冬に旬の魚介類（p.246）を具に入れるのもおすすめです。

6

冬のトリートメント

アーユルヴェーダの発汗法に分類されるトリートメントの一つに、キリ（Kizhi、別名ピンダスウェーダ）があります。ケララで盛んに行われているトリートメントで、現地の伝統武術の診療所でも大活躍です。

キリはコットンの布に具材を包んでボール状にし、持ち手をつくったものを用いてマッサージしていきます。現地の病院では、患者の症状に合わせてキリの具材が変わりますが、生活の中で取り入れる際は、炒って温めた塩、砂、ぬかなどで充分です。ただし、塩はかなり高温になるので、やけどしないように、掌で温度を確かめてから使ってください。

また、キリは全身にだけでなく、痛みのある部分だけを集中的に行うこともできます。冷えやこり、外傷以外の痛みや違和感などがある時は、キリを積極的に取り入れてみるとよいでしょう。

ちなみに、キリはオイルマッサージ（p.210）とも相性抜群。両方を同時に行う時は、オイルマッサージを先にしてください。皮膚が弱い人は、事前にオイルを塗布しておくと刺激が和らぐのでおすすめです。

本書では、冬のトリートメントとしてキリを紹介していますが、1年中おすすめできるトリートメントです。キリは基本的には病院などの施設で受けるトリートメントですが、わたしが師事したカラリパヤットゥの師匠や、病院のアーユルヴェーダ医はホームケアにも活用しています。本書では、キリのつくり方と代表的な3種類のキリの成分と目的を紹介します。

① キリのつくり方

キリに必要な材料は、布、紐、具材の三つだけ。ケララでは45㎝角の正方形のコットンの白布を使います。一方、スリランカの病院では、患者さんが持参した古着を使うこともありました。コットンの白布を用意するのが面倒な時は、さらし布を使うとよいでしょう。さらし布はインドの病院で使う布に比べて目が粗いので、具材が細かくなる場合は二重にしてみてください。紐はキリ1個につき布幅の約2倍の長さのものを一つ用意します。

本場では、具材はキリ1個につき200gを使用しますが、30㎝程度のさらし布の場合は100～150g程度でよいでしょう。

手順

1 さらし布の一角を持ち、長辺に向けて三角形になるように折る。
2 三角形の長辺の折りたたんだ位置に、ハサミで5㎜ほど切り込みを入れる。
3 切り込みを持ち、少し手に力を入れると布が裂けて正方形の布ができる。
4 さらし布の端から1㎝程度の場所に5㎜程度の切り込みを入れ、布を裂いて紐をつくる。これを2本つくる。
5 ❹でつくった紐を結んで1本の紐にする。
6 正方形にした布の真ん中に具材を載せる。
7 布の四隅を中央に一つにまとめ、利き手で中央にまとめた布の上部を持つ。
8 テーブルなどの平らな面を使ってトントンと布をたたきながら具材を中心に寄せ、もう片方の手で具材が詰まったボール状の布の上端をぎゅっと絞り、空気を抜く。
9 四隅のうちもっとも大きい隅の布を一つ残して、ほかの3隅の布を押し込む。
10 最後の1隅の布で、折りたたんだ3隅の布を包んで取っ手をつくる。
11 布を絞っている側の手の人差し指と中指の間に❺でつくった紐を挟み、3~5㎝程度残した状態で、長いほうの紐を取手に一周回して、1回ぎゅっと結ぶ。紐の残りをぐるぐると取手に巻いて、持ち手を形づくる。
12 3~5㎝程度の残した紐とぐるぐると巻いた紐の端を結んだら完成。

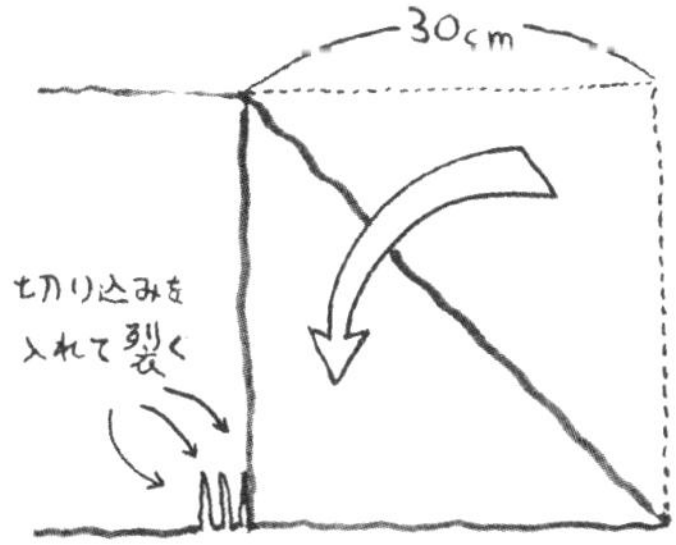

①さらし布から、一辺 30 cmの正方形の布と幅 1 cmの紐2本をつくる。2本の紐は結んで1本にする（手順❶～❺）。

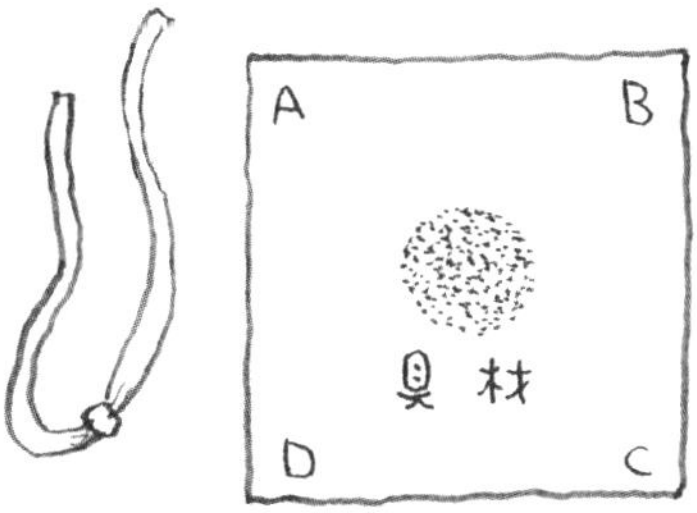

②正方形にした布の真ん中に、具材100～150 g を載せる（布の四隅を A、B、C、D とする。②以下、手順❻以降に対応）。

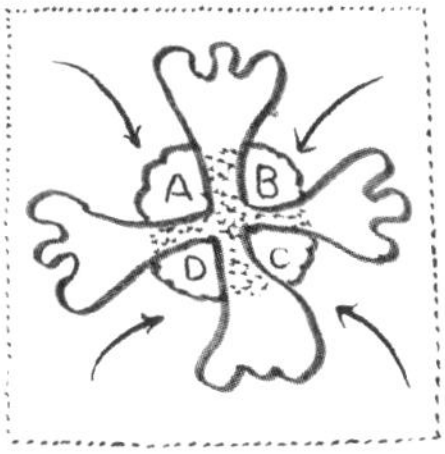

③A、B、C、Dを中央に一つにまとめ、利き手で中央にまとめた布の上部を持つ。

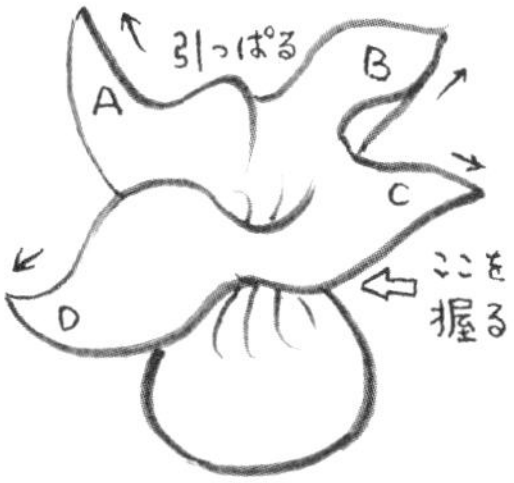

④テーブルなどで布をたたいて具材を中心に寄せ、片方の手でボール状の布の上端を握り、中身を圧縮する。

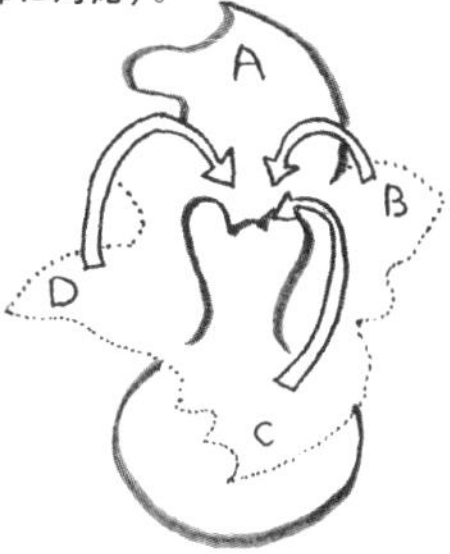

⑤四隅のうちもっとも大きい布Aを一つ残して、ほかの3隅の布を押し込む。

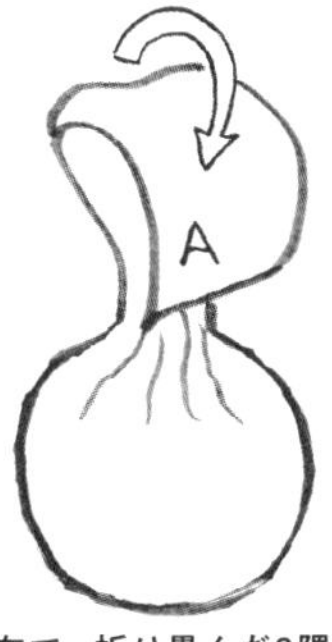

⑥Aの布で、折り畳んだ3隅の布を包んで取っ手をつくる。

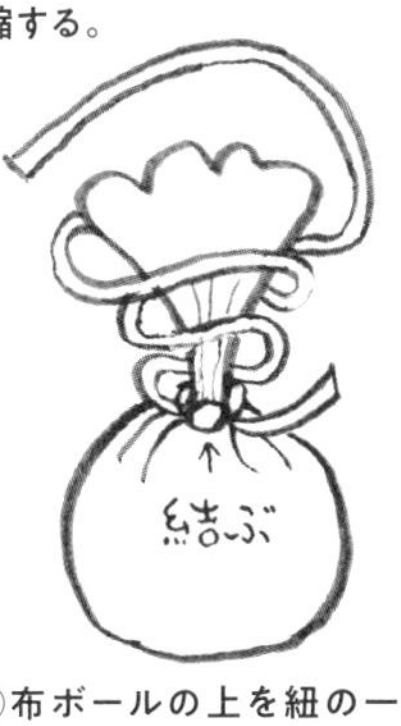

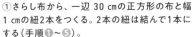

⑦布ボールの上を紐の一端3～5 cmを余してぎゅっと結ぶ。紐の残りをぐるぐると取手に巻いて、持ち手を形づくる。

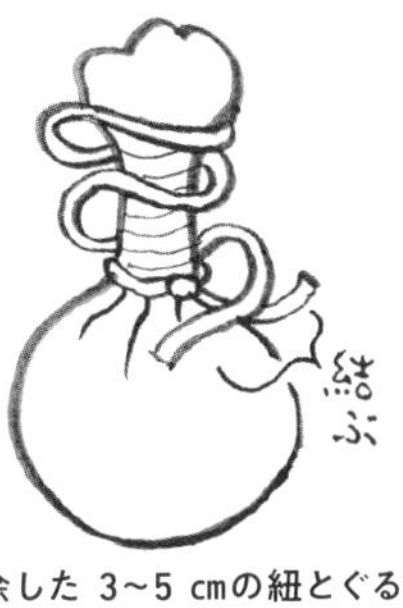

⑧余した 3～5 cmの紐とぐるぐると巻いた紐の端を結んだら完成。

図51　キリのつくり方

②エラキリ（Ela kizhi）──摘みたての薬草の油炒め──

材料

岩塩、クミン、ココナッツ、タマリンド、ニームオイル、ヒマ、ひまし油、マスタードシード、レモンなど。

エラキリの作用

痛みの緩和、麻痺、しびれ、関節炎、痙攣、リウマチ、筋肉強化、皮膚の色艶向上、老化予防などに用いられている。

③ナヴァラキリ（Navara kizhi）──薬効の高いお米の牛乳粥──

材料

牛乳、ナヴァラ米、マルバキンゴジカなど。

ナヴァラキリの作用

血流促進・柔軟性・消化力・活力・睡眠の質・免疫・皮膚の色艶・感覚器官の機能の向上などの作用がある。

変形性関節症、皮膚・神経系疾患、リウマチ、痛風、筋肉の衰え、しびれ、不眠、高血圧、糖尿病、体毛の白髪、抜け毛、しわ、関節炎などにも用いられている。

④ポディキリ（Podi kizhi）――痛みによい生薬パウダー詰め合わせ――

材料

アシュワガンダ、岩塩、ココナッツ、生姜、ショウブ、ヒマ、ビャクダン、マスタードシード、モッコウ、レモンなど。

ポディキリの作用

関節炎、麻痺、痛み、しびれ、変形性関節症、骨粗鬆症、アルツハイマー病、神経筋疾患などに用いられている。

⑤キリを活用した　日本古来の薬湯

昔ながらの季節風呂「薬湯」にキリの知恵を組み合わせてみましょう。季節風呂は比較的材料が入手しやすく、心身への作用も穏やかなので安心して入ることができます。月別の薬湯と期待される作用をまとめているので、チェックしてみてください[*3]。

ちなみに、材料が乾燥していて、固い場合は、ミキサーなどで砕くと、成分が抽出しやすくなります。また、生の材料は細かく刻んで、揉んでやわらかくしてからお風呂に入れましょう。刺激が強い材料や材料が少量しか手に入らない場合は、煎ったぬかや塩を加えてみるのもおすすめです。

薬湯とキリの組み合わせ方ですが、まず浴槽のお湯を沸かし、薬湯の材料を包んだキリをしばらく入れておきます。そして、痛みや冷えがある身体の部位にキリをポンポンと当てながらお風呂に入ってみましょう。乾燥した具材を包んだキリを用いる場合は、あらかじめ鍋でキリを煮出してから、その煎じ液とキリを浴槽に入れてお湯を沸かすと作用が高まります。ただし、薬湯に入って刺激や違和感がある場合は、入浴をストップしてください。

季節の薬湯

1月　松湯　肩こり、血行促進、神経痛、リウマチ、腰痛の緩和
2月　大根湯　温泉と同じ成分を含む、保温
3月　蓬湯　肩こり、血行促進、神経痛、腰痛
4月　桜湯　花が散った後の樹皮を使用、打ち身、湿疹
5月　菖蒲湯　奈良時代から無病息災への祈り、立身出世に用いられている
6月　どくだみ湯　日本三大薬草（ゲンノショウコ、センブリ）の一つ、あせも、湿疹
7月　桃湯　特に生の葉がよい、あせも、解熱、湿疹、収斂作用、消炎、虫刺され
8月　薄荷湯　汗のひきが早い、血行促進、保湿
9月　菊湯　血行促進、保温、鎮痛
10月　生姜湯　身体を温める、血行促進
11月　みかん湯　美肌、リラックス
12月　柚子湯　風邪予防、血行促進、鎮痛、冷え性

冬におすすめの素材1 ターメリック

インドのすべての家庭にあるのが、黄色いスパイスのターメリック（図52）。温める作用があり、感染症予防などに役立つので冬場の免疫力アップに取り入れたい素材。サンスクリット語はハリドラー、学名はCurcuma longaで和名は秋ウコン、ウコン（鬱金）、クスリウコンになります。

実はウコンは種類が豊富です。日本でよく見られる秋ウコンは胃潰瘍、胃酸過多、胆道閉鎖症には禁忌とされています。胆石の方や肝疾患の方は医師に相談のうえ、摂取してく

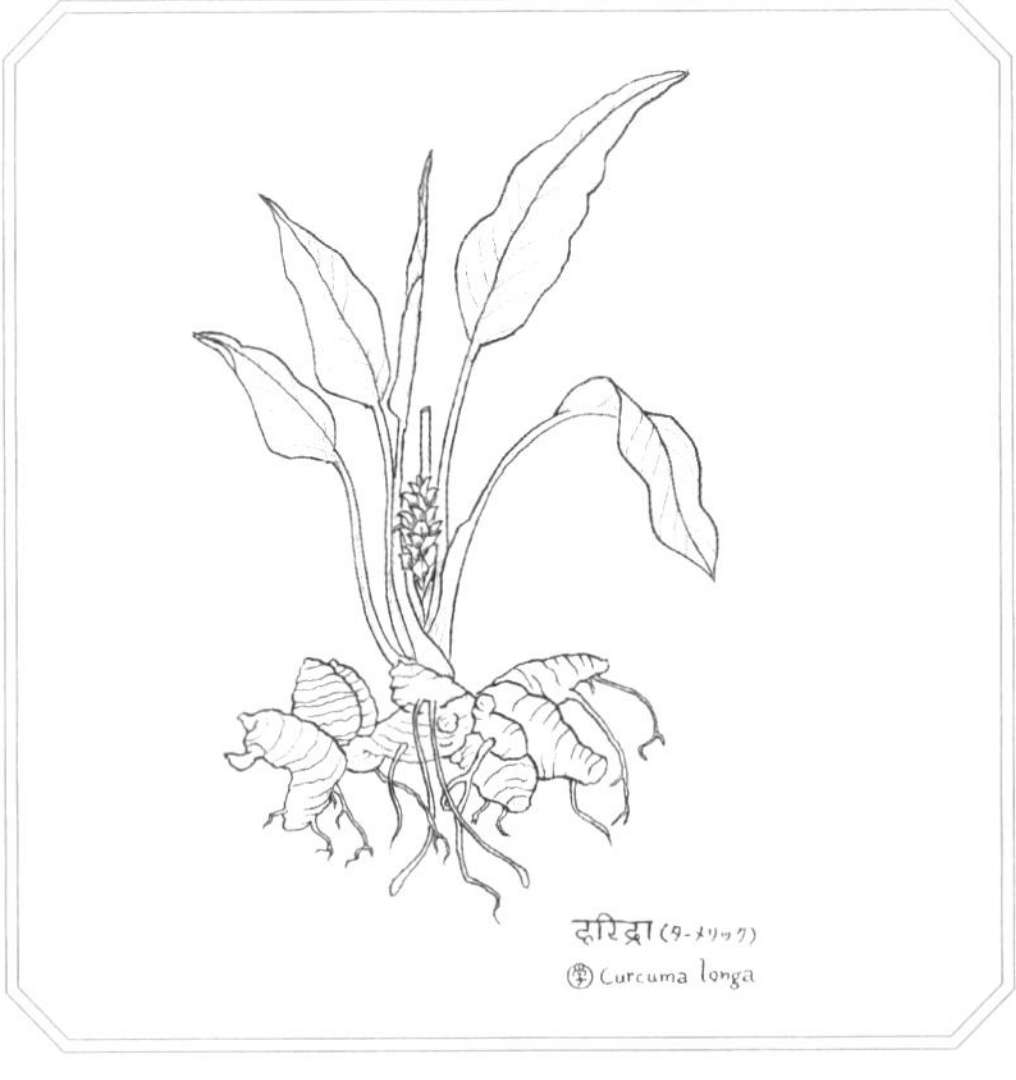

図52　ターメリック

ださい。

一方で、インドのターメリックは、日本で売られているものよりも色が濃いのが特徴です。石垣島のアーユルヴェーダハーブ農園もだま工房によると、いわゆるインドのターメリックに近いのはクスリウコンだそうです。秋ウコンと比べて抗酸化、抗炎症、抗腫瘍作用が強く、クルクミン含有量は約20倍も多いそうです。

また、インドではターメリックをフェイスパックに使いますが、色が付きづらい春ウコンを使います。ちなみに、春ウコンはクルクミン含有量が低いといわれています。

摂取量の目安は、パウダーの場合は1日2～3g。[*4]

国連の食糧農業機関（FAO）および世界保健機関（WHO）の合同会議により、クルクミン摂取量は体重1kgに対して0～3mgが推奨（体重60kgの場合180mgまで）されています。

ターメリックと混同しやすい植物

先述のようにターメリックとウコンは種類が豊富で、地域によって違う植物を指すことがあります。混同されやすいターメリックとウコンの一部ご紹介します。

春ウコン（キョウオウ、Curcuma aromatica、Wild Turmeric）、

秋ウコン（Curcuma longa、Haridra、Turmeric）、紫ウコン（ガジュツ、Curcuma zedoaria、Karchura、Zedoary、White Turmeric）、メギ科メギ属（Berberis aristata）もしくはコスキニウム（Coscinium fenestratum）、Daruharidra、Tree turmeric

※ターメリック（春ウコン）１g当たりのクルクミン含有量は１・79～４・04mg。

ターメリックの作用

抗毒・抗炎症・強壮・保湿・鎮痛・解熱・去痰・駆虫・解毒・下剤・利尿・健胃・肌の色艶・味覚向上・血液浄化などの作用がある。

発熱、寄生虫感染、皮膚疾患、便秘、潰瘍、気管支炎、慢性耳痛、黄疸、創傷、糖尿病、アレルギー、めまい、咳、喘息、痒み、ヒステリー、しゃっくり、蠕虫病、結膜炎、尿崩症、痛風、カタル、てんかん、カパやピッタの悪化などにも用いられている。

①自家製ターメリックラテ

インドでかぜが流行った時も、これを飲んでいたら元気に過ごすことができました。最近では、ターメリックミルク、ムーンミルク、ゴールデンミルクなど、さまざまな呼び名があり、市販品もたくさん出ています。病院で教わったレシピはホットミルクをつくる時にターメリックを入れるだけのシンプルなものだったので黒胡椒は入れなくてもＯＫです。

材料

- ●ターメリック……小さじ１/２～１
- ●黒胡椒パウダー……ひとつまみ
- ●牛乳……２００ ml

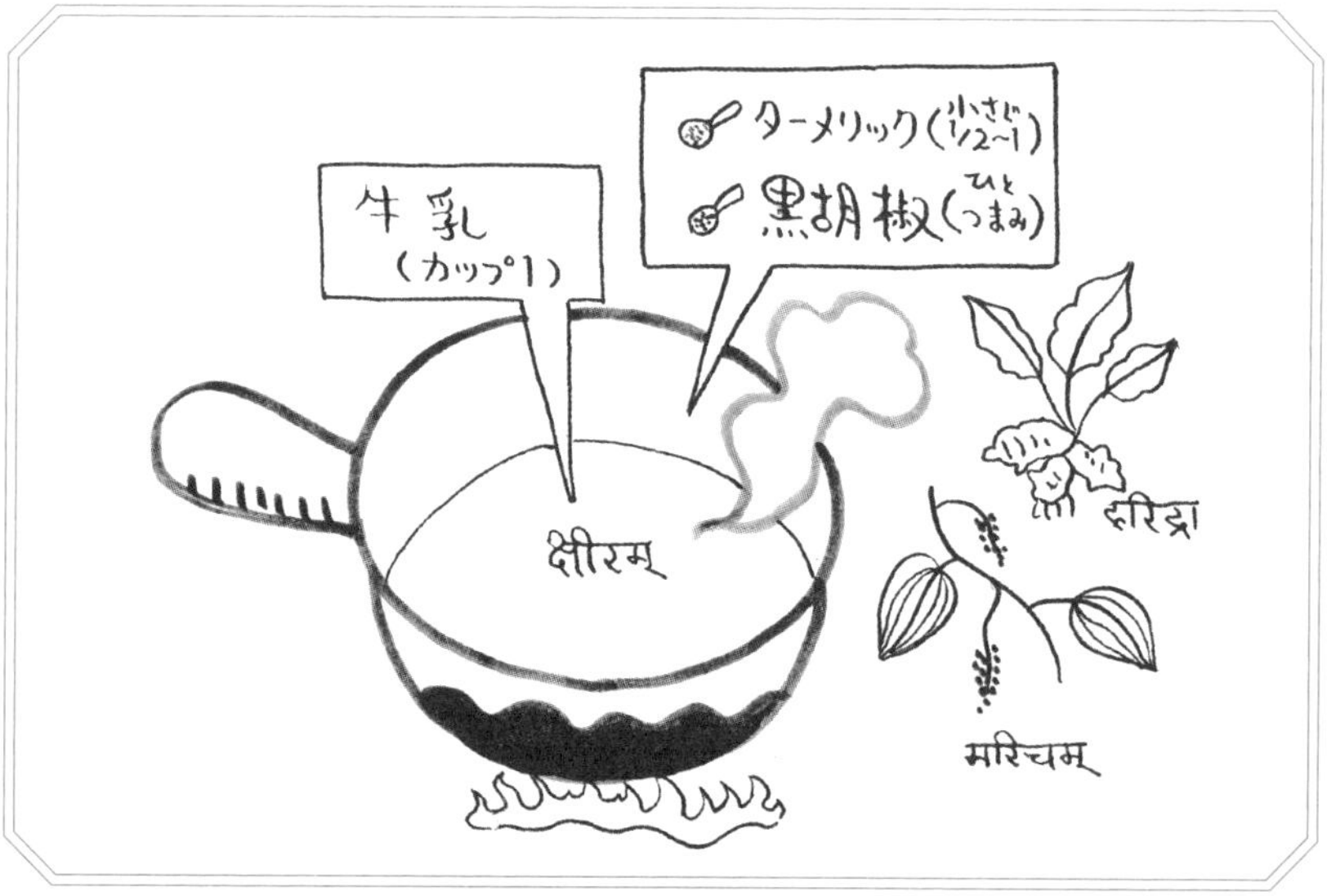

図53　ターメリックラテのつくり方

手順

1 小鍋に牛乳、ターメリック、黒胡椒を入れる。

2 少し煮て、きれいな黄色になったら完成。粉っぽさが気になる方は、少し長めに煮て、細かい網で濾してから飲むとよい。

※1日2~3杯を目安。牛乳は食べ合わせが難しいので、空腹時に飲むか、食事から1時間ほどあけて飲むのがおすすめ。

② 軽いやけどにおすすめ　ターメリックはちみつ

抗菌や傷を治す作用があるターメリックとはちみつのタッグ。やけどへの使用は軽症にとどめて、重症の場合はすぐに病院へ行ってください。

材料

- ●ターメリック……適量
- ●はちみつ（純正、低温殺菌もしくは非加熱、加工していないもの）……適量

手順

1 ターメリックの倍程度の分量のはちみつを加え、よく混ぜてペーストにする。

2 軽いやけどにたっぷり塗布する。

3 ラップで患部をやさしく広めに覆う（ガーゼにたっぷりと塗って、ラップや油紙で覆う方法でもＯＫ）。

4 ターメリックはちみつは１日１回交換して様子を見る。水に濡れた時も交換する。

※はちみつの種類、体温、気温によって、ペーストが垂れやすくなる。その場合はターメリックの割合を増やすとよい。

③かぜ予防に　ターメリックうがい

ターメリックと塩のチカラでかぜのきっかけとなるウイルスから身体を守りましょう。喉の痛みがある場合や、すでにかぜをひいている時もどうぞ。

材料

●ターメリック……小さじ１／２　●塩……小さじ１／２　●ぬるま湯……２００ml

手順

1. ぬるま湯にターメリックと塩を入れ、よく混ぜる。
2. 喉の奥を洗うようにうがいする（うがい後は水で口をゆすがないようにする）。

冬におすすめの素材2 サフラン

サフラン（**図54**）は、温める作用があり、インドではドリンクやデザートに用いられる冬の風物詩になっています。サンスクリット語でクンクマ、学名はCrocus sativus、和名は泊夫藍《サフラン》で、生薬名は番紅花《ばんこうか》。インドではカシミアで有名な北部のカシミール地方で栽培が盛んです。ちなみに、実際にサフランとして売られているのはめしべを乾燥させたものです。

このサフランは独特な香りがあり、水に溶けると黄色く染まる性質があるため、サフランライスやパエリヤの香り付けや色付けとし

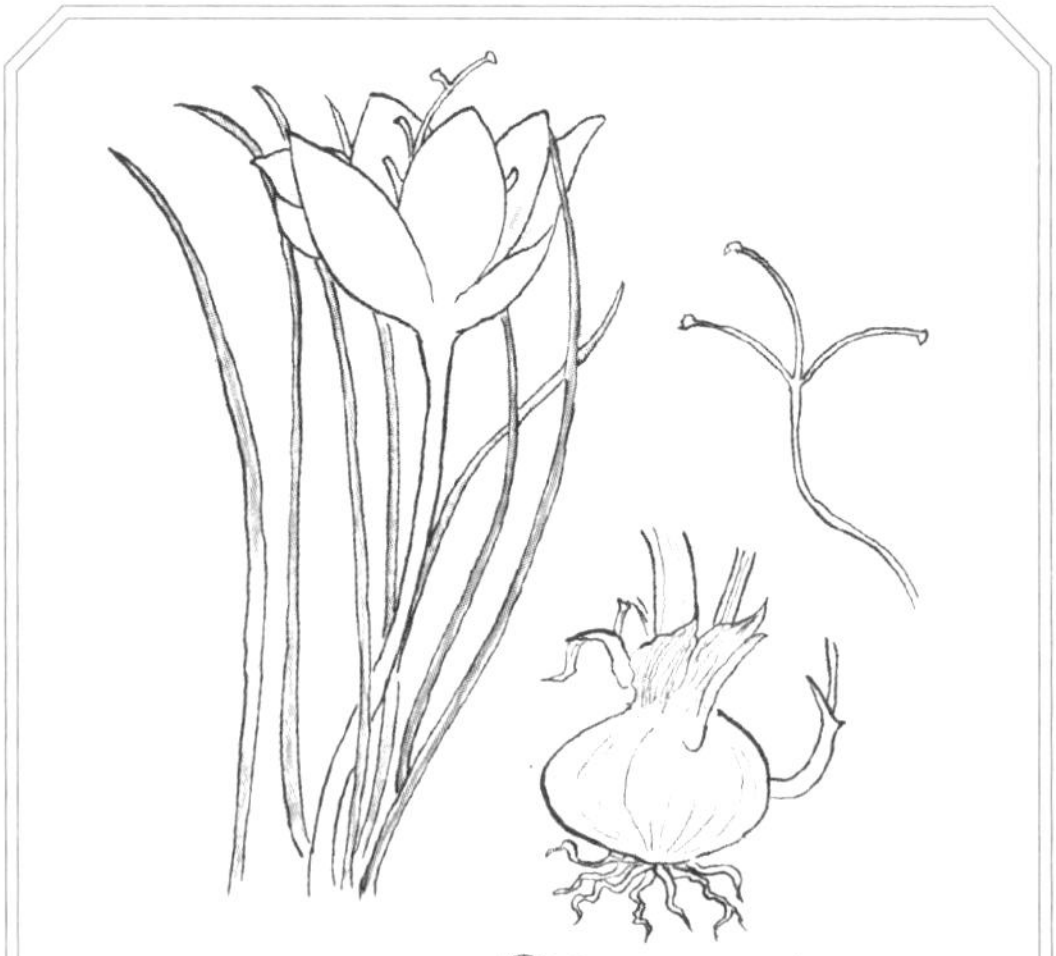

図54 サフラン

ても有名です。高価なため、市販されているサフランは、実は紅花が使われていることもあります。安いものは避け、パウダーではなく、めしべのままのものを購入することをおすすめします。なお、サフランを用いたアーユルヴェーダの薬は「クンクマディタイラム」(Kunkumadyam thailam）が有名です。このオイルは、にきび・毛穴の黒ずみ・肌のくすみ・顔色をよくする・ふっくらさせるなどの作用があり、顔に塗るオイルとして使うことが多いです。このオイルの原料としてはサフランのほか、ベチバー、甘草、ビャクダン、紅木、ゴマ油などが使われます。

インドでは安定期の妊婦にサフランを推奨する意見がありますが、『日本薬局方』では、「子宮収縮作用があるため妊娠時の服用は控えること」とされています。一度に5gを超える摂取はめまいや血便などを起こす可能性があり危険です。摂取量の目安は、1日0・1～0・25g程度になります（めしべ5本、1g以下という意見もある)。

サフランの作用

血液浄化・強壮・鎮痛・鎮痙・催乳・制吐・健胃・催淫・解毒・利尿・肌の色艶・味覚向上などの作用がある。

頭痛、気管支炎、咽頭炎、発熱、嘔吐、創傷、寄生虫感染、腎・脾・皮膚疾患、咳などにも用いられている。

①栄養たっぷり　サフランアーモンドミルク

インドでは、アーモンドと牛乳を合わせてアーモンドミルクをつくります。本書では、サフランとカルダモンを加えたドリンクを紹介します。骨粗鬆症、衰弱、女性・男性の生殖器系の機能回復、脳の栄養などにおすすめです。

材料

●生アーモンド……10粒（ローストしていないもの、塩分無添加）
●牛乳……２００ ml　●砂糖……小１/２～（お好みで）　●サフラン……３本
●カルダモンパウダー……ひとつまみ

手順

1. アーモンドを一晩水に浸ける。急ぐ場合は、熱湯に20分程度浸けるとよい。水を捨てる。
2. アーモンドの皮をむく（指で簡単にむける）。
3. サフランを細かくちぎり、少量のぬるま湯（ぬるい牛乳でもＯＫ）に浸けて、色素を抽出
4.

する。

5 アーモンドと材料の１/３の量の牛乳をブレンダーで撹拌して、なめらかなペーストにする。

6 小鍋に5のペーストと残りの牛乳を入れて弱火にかけ、アーモンドの生っぽさがなくなるまで、混ぜながら煮る。

7 砂糖と4のサフランを入れる。

8 仕上げにカルダモンパウダーを入れて混ぜる。

※アーモンドの粗い粒を残してもおいしい。

②肌のお手入れに　サフランクリーム

サフラン入りのフェイスクリームはインドでは定番。本書では同じく皮膚によいギーの薬のつくり方をもとにクリームをつくってみましょう。

材料

●ギー……大さじ1　●サフラン……ニつまみ　●水……サフランが浸る程度

手順

1. サフランを水に一晩浸す。
2. ギーを薄いプレートやオーブンペーパーなどに載せる。
3. サフランを取り出し、黄色く染まった水をギーに少量かける。
4. 清潔な手で❸をよく混ぜ、手の温度で水分を飛ばすようにまとめる。
5. 黄色い水を足しながら、丹念に混ぜ合わせる。
6. 清潔な容器に❺を入れ、冷暗所で保管する。
7. ❻をフェイスクリームとして使用する。

※水分が残ると傷みやすくなるのでしっかり飛ばす。

③ドリンクにもお風呂にも　サフラン水

サフランの水出しは、さまざまな活用法があります。サフラン水は水500 mlに対し、サフランを3～5本入れて、2時間から一晩置いて成分を抽出します。そのまま飲んでもOKですが、寒い季節は、ホットティーにしてみましょう。

また、密閉ボトルにサフラン水を入れて、ボトルを浴槽に入れた状態でお風呂を沸かし、身体や顔を洗う時に使用するのもおすすめです。ただし、タオルやバスルームに色がつかないようにシャワーでよく洗い流しましょう。

ちなみに、ごはんを炊く時にサフラン水を加えれば、簡単にサフランライスができます。もう少し本格的なサフランライスをつくる場合は、熱したギーとスパイス（クミンシード少々、ホールのクローブやシナモンひとかけなど）を炒めて香りを出し、さらに生米を加えて炒めてから、塩とサフラン水を加えて炊飯器で炊いてみましょう。

冬におすすめの素材3　トゥルシー

かぜの諸症状によく、温める作用のあるトゥルシー（**図55**）は冬に活用したいハーブ。トゥルシーはヒンディー語で英語ではホーリーバジルです。サンスクリット語ではトゥラシー。その種類は豊富です。わたしのケララの薬の先生の自宅にはクリシュナ、ヴァーナ、ラーマの3種類が生えていて、この中で最も薬効が高いのが、紫色で味の強いクリシュナと教わりました。

種は水に浸しておくとプルプルとしたゼリー状の膜ができますが、これを利用して目のほこりを取ったことから、和名は神《かみ》目《め》箒《ほうき》となっています。ちなみに食用のバジルシードには、味がマイルドなスイートバジル（ラーマ）の種が使われていることが多いようです。

トゥルシーは、インドの寺院や家庭にもよく植えられていて、神様にお供えすることもあれば、トゥルシー自体が祀られる対象にもなっていました。なお、トゥルシーが生えている周辺の空気は浄化されているとも考えられています。日本でもトゥルシーの種や苗が各種販売されているので、自宅で栽培することも可能です。また、乾燥葉を使ったハーブティーやパウダーなどさまざまな商品も販売されているので試してみてくださいね。

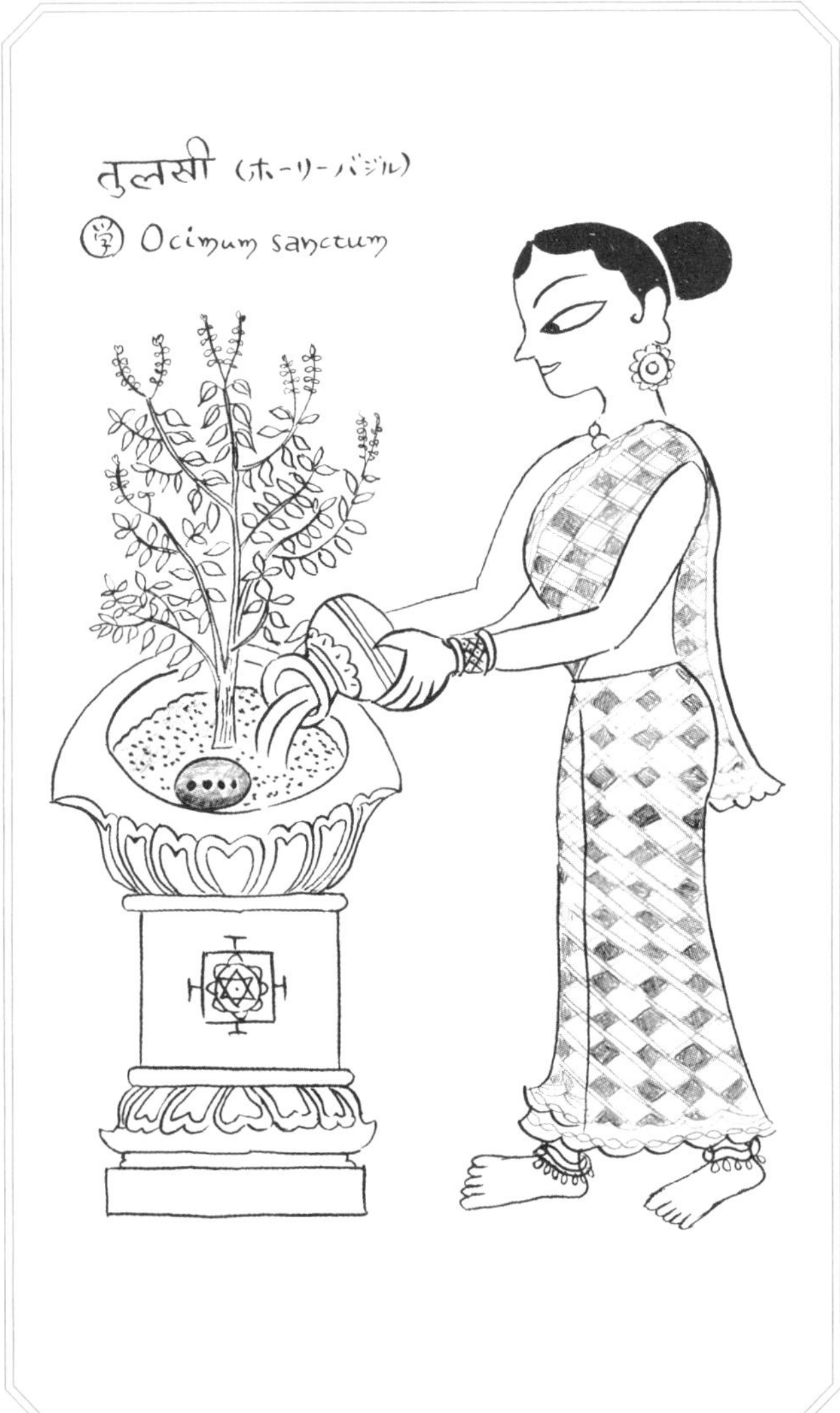

図55　トゥルシー

トゥルシーの作用

トゥルシー（クリシュナトゥラシー、ホーリーバジル、Ocimum sanctum/Ocimum tenuiflorum）健胃・発汗・利尿・去痰・解熱・駆虫・抗毒などの作用がある。
感染症、耳痛、肝障害、嘔吐、気管支炎、喘息、腰痛、しゃっくり、血液・心・泌尿器・眼・皮膚疾患などにも用いられている。

バルバリー（ラーマトゥラシー、スイートバジル、Ocimum basilicum）
抗菌・抗炎症・鎮痛・解毒・口臭・鎮痙・催乳・健胃・駆虫・強心・去痰・利尿などの作用がある。
耳痛、頭痛、関節痛、リウマチ、疝痛、蠕虫病、咳、喘息、気管支炎、眼・皮膚疾患、嘔吐、咽頭症、神経痛、めまい、カタル、カパとヴァータの悪化などにも用いられている。

①かぜ対策に　トゥルシーティー

同じトゥルシーティーでも、生産元・販売元・ブレンドなどによって、さまざまな味や香りがあります。お好みの味を探してみてくださいね。トゥルシーはストレスを和らげるアダプトゲンハーブの一種。呼吸器系にもよく、温める作用もあります。

材料

●トゥルシーの乾燥葉……小さじ1～2　●お湯……急須1杯

手順

急須に乾燥葉を入れ、熱湯を注いで2～3分蒸らす。

乾燥葉のアレンジ

トゥルシーは皮膚にもよいので、入浴剤として活用したりしてみましょう。また、喉が痛む時はぬるいお茶でうがいをするとよいでしょう。ほかにも、スプレーに入れて、ルームリフレッシュナーとして活用することもできます（冷蔵庫で保存し、早めに使い切る）。

② 肌つるつる　トゥルシークレンジングパック

トゥルシーは皮膚疾患にも使われるハーブです。オイルケアと組み合わせてみましょう。パウダーは、ティーバッグの中身をミキサーなどで粉砕したものでもOK。粗い部分は取り除いて使ってください。

材料

●オイル（ゴマ油やココナッツオイル）……小さじ1　●トゥルシーパウダー……小さじ1〜2

手順

1. トゥルシーパウダーとオイルをよく混ぜる。
2. 顔に塗布して、10分ほど置く。
3. やさしくマッサージしながら、ぬるま湯で洗い流す。

※仕上げにローズウォーターをかけたり、パックをするのもおすすめ。
※油分が気になる場合は、せっけんで洗い流す。

③インド伝統医学省AYUSH推奨のお茶　AYUSH Kwath

新型コロナウイルスの感染拡大によって、インドでは免疫力を高める目的でアーユルヴェーダ人気が高まりました。そうしたなか、政府が公開したお茶のレシピは、瞬く間に広がり、商品化。我が家でもスパイシーレモネード（④）と呼び定番化しています。

お茶で用いられているトゥルシーの種類については、明らかにされていませんが、市販品を見ると、ラーマとクリシュナのブレンドなどが利用されています。かぜや不調を感じる時、消化力が落ちている時などに飲んでみてください。

材料

●トゥルシー4：シナモン2：乾燥生姜2：黒胡椒1の割合のミックス

手順

1. ミックスを粉砕して混ぜる。
2. 飲む時はミックス3gを150mlの熱湯で割る。お好みでレモン、レーズン、ジャガリー、はちみつなどを加える。

④ 我が家の定番　スパイシーレモネード

材料

- AYUSH Kwathのミックス……3g
- 湯……200ml
- フレッシュレモンの搾り汁……大さじ1

手順

1. AYUSH Kwathのミックス、湯、フレッシュレモンの搾り汁を混ぜる。
2. はちみつ大さじ1程度を加えて混ぜる。
3. 粉が気になる場合は少し沈殿してから上澄みを飲むか、目の細かい網で濾す。

column 5

教えて！伊藤せんせい

Q9

マルマはカラリで用いられてきたものだと思いますが、インドでは近年マルママッサージをよく見かけます。2022年にアーユルヴェーダ病院でもマルママッサージを教わったのですが、伝統的に行われてきたものはありませんでした。伝統的なアーユルヴェーダのマルママッサージというものはあるのでしょうか？　カラリとの違いがありましたら教えてください。

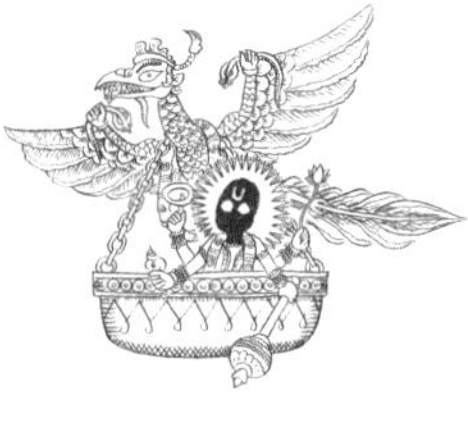

マルマという語も、アーユルヴェーダ関係者のあいだでは、よく知られるようになりました。インドにおいても……。

そう、インドにおいても。

というのは、ほとんどのインド人にとって〝マルマ〟は、仏教と同様に、とうの昔に忘れ去られた知識であるから。中世のムスリムとの果てない闘争のうちに、失伝してしまったのです。

現在、アーユルヴェーダの主流は内科の「チャラカ医学」ですが、そこでは外科に属するマルマを詳しく学ぶことはありません。

しかし、インド人は、ヨーガと同様に、逆輸入されるかたちでマルマを知った。

それが、中国のツボ・ポイント（経穴）に似ていることを知った。アキュパンクチャー（鍼灸）は、国際的な評価が非常に高い。ならば、マルマも……というわけで、最近のインドでは「マルマの専門家」が続出し、マルマ本も数多く出版されるようになりました。わたしもいくつか目を通しましたが、多かれ、少なかれツボの影響を受けたものがほとんどで、古代のマルマとは別ものです。

真のマルマを伝えているのは、外科の「スシュルタ医学」にもとづく医療を行うケーララのカラリ医師と、錬金術的な「シッダ医学」にもとづくタミルのシッダ医師のみ。しかし、カラリ医師のほとんどは身分的にはシュードラであるナイル族であるため、高カーストのアーユルヴェーダ医は立場上、学ぶことができない。シッダ医師は秘密主義に徹している。

英語の本もたくさん出ている経穴に学ぶしかなかったのです。すなわち、現在のインドで行われている「マルマ」は、『スシュルタ・サンヒター』や『アシュターンガ・フリダヤ』といった古典に記されているマルマを中国の知識で再解釈した、ニューウェイブと云えましょう。マルマに直接強い刺激を与えるような「マルマ・マッサージ」は、おおよそその類いと見てよいかと思います。

カラリ医師が行う伝統的なマルマ療法《チキツァー》には、

・全身のマルマをオイルマッサージするアビヤンガ
・任意のマルマにハーブボールを当てるキリ

・任意のマルマに薬液を垂らすダーラ
・任意のマルマをチャパティの生地などで囲って薬用オイルを溜めて浸透させるバスティ
・鼻腔のマルマに薬用オイルを注入するナスィヤ

などのテクニックがありますが、これらは通常のアーユルヴェーダでも行われているものです。マルマ・マッサージとして、特に特化した技術があるわけではないのです。

　マルマとは、体表にプラーナが顕《あらわ》になる特殊なポイントまたはゾーン。拙著『図説マルマ』にしるしたごとく、それらの部位を特定することはできる。しかし、主役はあくまでも不可視のプラーナ。ゆえに、マルマ療法には、プラーナを認識し、操作できる能力が問われることになる。プラーナをあつかう武術カラリの修行を長年積んだ者だけがマルマ医師になれるのはそのためです。

　かれらは、

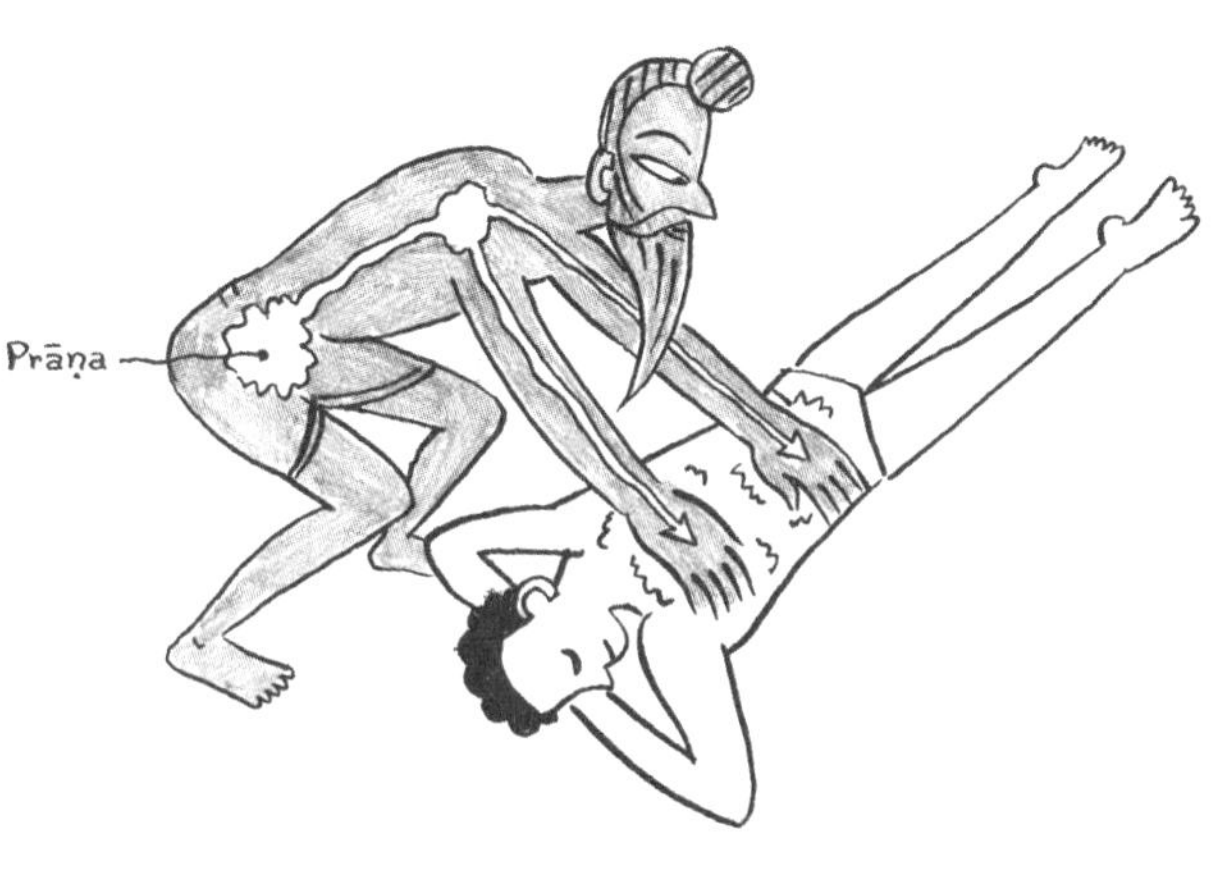

図IX　マルママッサージ

「マルマにプラーナが滞《とどこお》っている」

「マルマ［のプラーナの流れる脈管］が縺《もつ》れている」

という言い方をします。マルマ療法とは、そうしたマルマを、

「励ましてやることだ」

と云います。

「励ます」ためのテクニックは、経験にもとづいて選択します。

指圧のように指でギュッと圧すこともないではないが、むしろマルマに直接触れぬことの方が多い。触れたとしても、シャープな刺激ではありません。なぜならマルマは、そこを断たれると死に至ることもある、ほんらい危険な部位であるからです。全身や他の箇所をマッサージすることでも、プラーナの流れが善くなり、マルマは「励まされる」。

つまり、マルマ・マッサージは、マニュアル化されたものがあるわけではなく、経験的に身につけるものなのです。そうして、プラーナを意識し、脈管に沿って流したり、とか、むしろ内面的な、ヨーガでいう観想的な操作が重要になってきます。

「真のマルマ・マッサージ」と呼べるものがあるとすれば、それはマルマを介してプラーナを操作するためのマッサージ術。たとえば、図Ⅸのように、膝を屈し腰を落とすカラリの「象の姿勢」で下腹のナービムーラ（丹田）にプラーナを煉《ね》り、そのプラーナを心臓のチャクラ→腕→掌／指を通して、被術者（患者）のマルマに浸透させる方法などがあります。

Q10

アーユルヴェーダと風水や占星術との関係を教えてください。

ヴェーダ祭式から、これを補佐するための10の科学（vidyā）が派生しました。まずは、祭式自体を成就するための六つの「ヴェーダの肢《あし》」（Vedāṅga）

①音声学（śikṣā）
②祭祀学（kalpa）
③文法学（vyākaraṇa）
④語源学（nirukta）
⑤韻律学（chandas）
⑥天文・占星学（jyotiṣa）

祭祀学をもって祭式全体をデザインし、天文・占星学によって祭式を執行するにふさわしい時間を測り、言語に関する音声・文法・語源・韻律学を駆使して祭式において発声するマントラ（呪文）に磨きをかけます。

つぎに、祭式の効果を約束するための実用科学としての四つの「副ヴェーダ」（Upaveda）

⑦武術（dhanurveda）

⑧音楽・舞踊学（gāndharvaveda）
⑨風水・建築学（sthapatyaveda）
⑩医学（āyurveda）

この四つは、のちに独立した学問となりますが、最初は祭官によって研究され、祭主（祭式を依頼する人）に祭式の恩寵として与えられました。

10の科学はすべてが密接に絡みあっていますが、⑩の「医学《アーユルヴェーダ》」に注目すると、スシュルタ系の外科は⑦の「武術《ダヌルヴェーダ》」と、チャラカ系の内科は⑥の「天文・占星学《ジョーティシャ》」および⑨の「風水・建築学《スタパティヤヴェーダ》」と結びついて、さらなる発展を遂げることになります。

外科といえばマルマ、マルマといえば武術ですから、マルマを介して両者が連携するのは当然です。

内科は、過去のカルマ（行為・業《ごう》）の蓄積によってもたらされる疾病、今風にいえば生活習慣病に対処します。ゆえに、患者の前生をふくめた過去と未来を暗示するホロスコープは、医師にとっては診断のためのカルテとして用立てられました。

また、息災と発病には、生活環境も大いに関与します。「環境の学問」（vāstu-śāstra）とも称される風水の目的が「よりよい生活環境」をデザインすることであれば、アーユルヴェーダと結びつくのも、これまた当然といえましょう。たとえば、『マヤ・マタ』という建築論書の「土地選び」の項には、

「植物の繁茂せぬ土地は、人体にとっても不毛なり」

とあります。環境が人体にあたえる影響を早くから看破していたことをしめす一文です。建設予定地には、大麦の種子をまいて、その発芽成長から吉凶を判断しました。

アーユルヴェーダ教育の総本山、グジャラート・アーユルヴェーダ大学でも、過去には占星術や風水の講義が行われていたようです。が、外国から迷信扱いされるのを惧《おそ》れた政府の指導によって、カリキュラムから外されてしまいました。

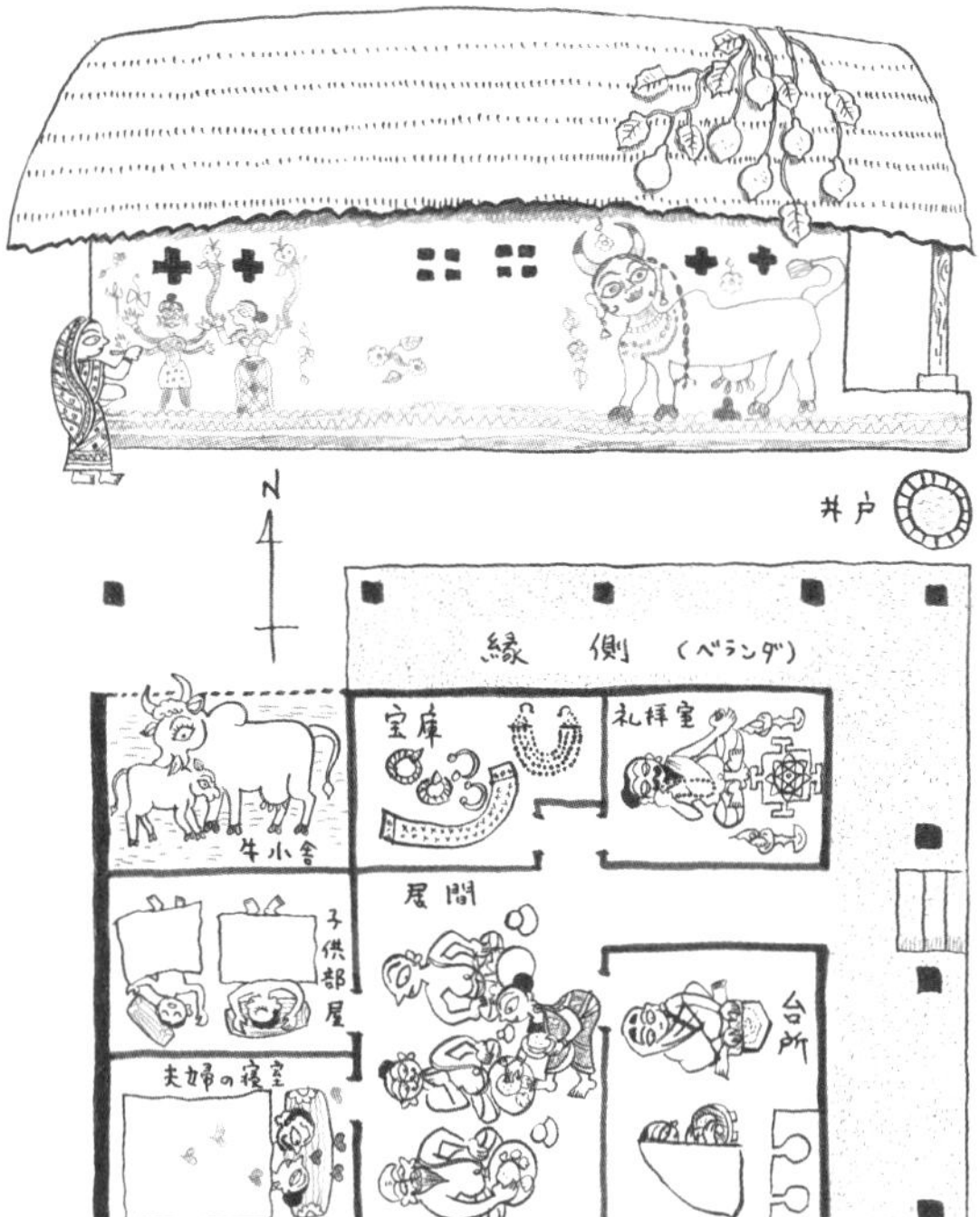

図X　インド風水に基づいた家

付録

三ドーシャのバランスチェックをしてみよう！

あなたの三ドーシャのバランスをチェックしてみましょう。このチェックでは、あなたがヴァータ・ピッタ・カパの三つのうち、どのドーシャの質をたくさん持っているのかを調べます。そうすれば、得意なこと、不得意なこと、起きやすい不調やその対処法も見えてきます。家族やお友だちにもチェックしてもらうと、あなたとの特徴の違いが見えてくるはず。

ドーシャチェックを行う際のポイントですが、最近のあなたの行動を思い出しながら、チェックしてみるとよいでしょう。現在を基準として考えてしまうと、食前でお腹が空いていたり、昨夜は忙しくて眠れなかったりするなどの影響を受けてしまい、普段とは異なる判定が出ることがあります。

なお、本書で紹介するのは簡易的なドーシャチェックです。本格的なドーシャチェックは、季節や食前食後、悩みなど、さまざまな原因が結果に影響するので、あくまで今回の結果は目安としてください。

左記の各項目の問いに対して、一番当てはまる項目を一つだけ選んでください。

ドーシャ名	ヴァータ Vata	ピッタ Pitta	カパ Kapha
苦手な気候は?	寒くて乾燥した日	暑い日	寒くて湿った日
体型は?	痩せていて、身長は とても高い／低いです	普通くらいです 筋肉がつきやすいです	骨太です 大柄です
食欲は?	お腹が空く時、空かない時の差があります	突然お腹が空きます 空腹状態には 耐えられません	安定しています 食事を抜いても 平気です
排便は?	便秘がちで、 小さくて固い便です ガスが出やすいです	下痢がちで、やわらかく、ひりひりする時も あります	量は普通で、 しっかりした固形です 便秘や下痢には ほとんどなりません
爪は?	乾燥しがちで薄く、 欠けやすく、もろいです	ピンクがかっていて、 やわらかいです	白くて厚みがあります
唇の状態は?	唇が薄く、乾燥しがちで、ひび割れたりします	普通の大きさで、ピンクがかっていてやわらかいです	厚くぽってりとしていて滑らかです
睡眠は?	眠りは比較的浅いほうです 短くても大丈夫です	普通に眠れます 7~8時間くらいが 丁度いいです	眠りが深く、ずっと 寝ていたいです
どんな夢を見る?	飛んでいたり、 不安になったりするような夢です	喧嘩していたり、 戦っていたり、 色のついた夢です	ロマンチックな 落ち着いた夢です
他の人と話す時は?	自分からよく話します おしゃべりだと 言われます	話したり、 聞いたりもしますが、 時々強い口調で 話してしまいます	大体聞き役です
記憶力は?	人より覚えるのが 早いですが、 すぐ忘れてしまいます	集中している時の 記憶力は抜群です	覚えるのに時間は かかりますが、 一度覚えるとなかなか 忘れません
どうしようもない 状況の時は?	不安でいっぱい になってしまいます	イライラして我慢が できなくなります	考えないように します
合計（最近）	個	個	個
合計（幼い頃）	個	個	個

一番数が多いドーシャはどれでしたか？　一つのドーシャがもっとも多かった場合は、その解説だけをチェックしてください。二つもしくは、三つとも同じくらい多かった場合は、それぞれの解説をチェックしましょう。

ヴァータが多かった場合

◆身体的特徴

バランスがとれている時は元気いっぱいで活動的です。バランスが崩れると、乾燥肌、お腹の調子がガスっぽくなったり、便秘がちになったりします。腸、骨、腎臓、神経に気をつけてください。

◆精神的特徴

バランスがとれている時は、元気で順応性があり、創造力が豊かです。バランスが崩れると、心配がちになります。神経質になってしまったり、恐がりになったりすることもあります。

◆対処法

ゆったり過ごしたり、きちんと睡眠をとったりして身体を冷やさないようにしましょう。オイルマッサージもよいでしょう。

ピッタが多かった場合

◆身体的特徴

バランスがとれている時は、運動能力が高まります。バランスが崩れると、湿疹などの皮膚疾患、眼疾患、アレルギー、潰瘍、下痢などになりやすくなります。肝臓、膵臓、腎臓、膀胱にも気をつけてください。

◆精神的特徴

バランスがとれている時は目標に向かって活動し、温かく快活で、リーダーシップを発揮します。バランスが崩れると、怒りっぽくなったり、イライラしたり、批判的になったりします。忙しく精力的に動き回り、休養を疎かにしてしまう傾向があります。

◆対処法

イライラし始めたら、涼しい水辺で過ごしたり、月光浴を楽しんだりしましょう。夜寝る前に牛乳を飲むのもおすすめです。

カパが多かった場合

◆身体的特徴

バランスがとれている時は健康で丈夫です。バランスが崩れると、太ったり、コレステロール値が高くなったり、むくみやすくなったりします。肺、副鼻腔、呼吸器官にも気をつけてください。

◆精神的特徴

バランスがとれている時は、誠実で落ち着きがあり、我慢強く、優しく、慈悲深いです。バランスが崩れると、怠けたり、独占欲が強くなったり、物欲が強くなりがちになったりします。

◆対処法

食べ過ぎに気をつけて、物を捨てたり、掃除をしたり、早寝早起きをしたりしましょう。

一度ドーシャチェックをして、自分の傾向が分かったら、幼い頃の特徴を思い出してもう一度チェックしてみましょう。結果はどうでしたか？　チェック項目で大きく増減しているドーシャがあったら、それが現在のあなたのバランスを乱しているものになります。

そのドーシャの身体的特徴で解説している不調に気をつけ、対処するとよいでしょう。

食べものリストを使って食材を選んでみよう！

あなたのドーシャが分かったら、食べものリストを参考に食材を選んでみましょう。日本で馴染みのないスパイスについては、p.296にスパイスリストを掲載しているので参考にしてみてください。

ちなみに、食材には個性があり、未熟なものと完熟なものでは味がまるで変わってきます。あなたの味の感じ方や質もヒントにしてみてください。

なお、「諸説あり」とされる食材はおすすめという意見もあれば、控えめにすべきなどさまざまな意見があります。これらの食材は、摂り過ぎないようにすれば問題ないでしょう。

ちなみに、アーユルヴェーダにはすべての季節におすすめできる常食したい食べものがあります。リストを紹介するので参考にしてみてください。

すべての季節におすすめの食べもの

アムラ、うずら肉、大麦、岩塩、ギー、牛乳、ごま油、小麦、米、ザクロ、砂糖、生姜、大根、熱帯乾燥地方に生息する動物／鳥類の肉、はちみつ、ブドウ、緑豆など。

反対に、常食すべきでないとされている食べものもありますが、時々食べるのであれば、あまり気にする必要はありません。なお、小麦がどちらにも挙がっていると気づかれたかもしれませんが、この場合、精製前の小麦であればおすすめになります。したがって、精製したものは控えめにするとよいでしょう。なお、常食すべきでない食べものとして「野菜の多い食べもの」が入っていますが、これは野菜ばかりを食べるのがよくないという意味でとらえてください。また、献立に米などの穀物やナッツ、油脂など、ほかの食材も組み合わせることで、味や質のバランスをとることができます。

常食すべきでない食べもの

異物が混入したもの、浮き粉、加熱し直したもの、からし菜、乾燥した肉／魚、乾燥した野菜、小麦粉、質の悪い穀物、すごく塩辛いもの、粗糖、食べ残し、とても熱いもの、生の大根、発芽した穀物、野菜の多い食べもの、痩せた動物／魚の肉、ヨーグルト、れんこんなど。

また、6種類の味はそれぞれ温性（酸味、塩味、辛味）と冷性（甘味、苦味、渋味）に分類できます。温める作用を持つ食材と冷やす作用を持つ食材を確認してみましょう（なすなど、一部食材は諸説あり）。

温性食べものリスト（酸味、塩味、辛味）

野菜：かぶ、かぼちゃ（冬）、からし菜、きのこ類、ごぼう、大根、玉ねぎ、唐辛子、とうもろこし（生）、トマト、長ねぎ、ニンニク、にんじん、パセリ、ピーマン、ほうれん草、なす（諸説あり）

果物：あんず、オレンジ、柿、キウイ、グレープフルーツ、チェリー類、パイナップル、パパイヤ、ブドウ（緑）、プラム、ベリー類（酸味のつよいもの）、マンゴー（完熟）、桃、ルバーブ、レモン、バナナ（諸説あり）

穀物類：玄米、雑穀類、蕎麦、ライ麦

豆類：ウラド豆、キマメ、金時豆、コーヒー豆、レンズ豆（茶）

乳製品：カッテージチーズ、サワークリーム、チーズ、バター、ヨーグルト（酸味のつよいもの、市販品）

動物類：えび、鴨／アヒル肉、牛肉、魚、卵、鶏肉、豚肉

ナッツ・種子類：アーモンド（皮付き）、カシューナッツ、かぼちゃの種、クルミ、ゴマ、ナッツ、ピーカン、ピーナッツ、ピスタチオ、ヘーゼルナッツ、マカダミア、松の実

油脂類：アーモンドオイル、コーン油、ゴマ油、なたね油、ピーナッツオイル、ひまし油、紅花油、

マスタードオイル
スパイス&ハーブ：アサフォエティダ（ヒング）、アジョワン、アニス、オールスパイス、オレガノ、カイエンペッパー、クローブ、黒胡椒、サフラン、塩、シナモン、ターメリック、タマリンド、ディル、ナツメグ、バジル、パプリカ、フェヌグリーク、ベイリーフ、ポピーシード、マスタード、ローズマリー、わさび、カルダモン（諸説あり）、サフラン（諸説あり）
甘味料：ジャガリー／黒糖、はちみつ、モラセス／糖蜜、

冷性食べものリスト（甘味、苦味、渋味）

野菜：アスパラガス、アロエ、えんどう豆、オクラ、かぼちゃ（夏）、カリフラワー、菊いも、キャベツ、きゅうり、ケール、香菜、さつまいも、じゃがいも、ズッキーニ、スプラウト、セロリ、苦瓜、ビーツ、ブロッコリー、ほうれん草（生）、レタス、なす（諸説あり）
果物：アボカド、アムラ、いちご、イチヂク、ココナッツ、ザクロ、スイカ、デーツ、ドライプルーン（水に浸したもの）、ブドウ（赤、紫、黒）、ベリー類（甘味のつよいもの）、マンゴー（緑）、メロン、洋梨、ライム、りんご、レーズン、バナナ（諸説あり）
穀物類：アマランサス、オーツ麦、大麦、キヌア、小麦、白米、バスマティライス
豆類：あずき、黒目豆、コリアンダーシード、大豆、ひよこ豆、緑豆、レンズ豆（赤）
乳製品：ギー、牛乳、バターミルク、ヨーグルト（できたて）

動物類：　鹿肉、　七面鳥肉、　水牛
ナッツ・種子類：アーモンド（水に浸けて皮をむいたもの）、オオバコ、ひまわりの種
油脂類：アボカドオイル、　オリーブオイル、　ギー、　キャノーラ油、　ココナッツオイル、　大豆油、ひまわり油
スパイス＆ハーブ：キャラウェイ、　クミン、　コリアンダー、　タラゴン、　ニーム、　バニラ、　バラ、　フェンネル、　ベチバー、　ミント、　カルダモン（諸説あり）、サフラン（諸説あり）
甘味料：米飴、　白砂糖、　麦芽水飴、　メープルシロップ

本書に登場するスパイスリスト

スパイス名		こんな時に	単体での使い方
クローブ	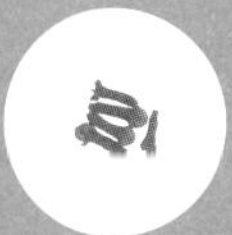	胃腸病、嘔吐、眼疾患、肝臓疾患、結核、口臭、呼吸がしにくい、鼓腸、歯痛、消化不良、食欲不振、頭痛、咳、喘息、蠕虫病、疝痛、喉の痛み、排尿困難、皮膚疾患、二日酔、腰痛	お茶にする 口に含む 歯磨きに使う
コリアンダー	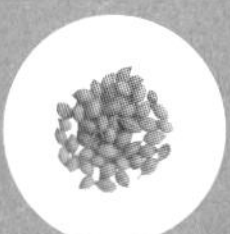	咽頭炎、嘔吐、ガス溜まり、気管支炎、結膜炎、下痢、甲状腺腫、鼓腸、痔、灼熱感、消化不良、食欲不振、水腫、頭痛、ストレス、生理痛、咳、赤痢、疝痛、蠕虫病、痛風、喉の渇き、排尿困難、眩暈、リウマチ	お茶にする 調理に使う 水出し
スターアニス（八角）		胃痙攣、お腹の張り、口臭、消化不良、咳（痰が出にくく、乾いた咳）、疲れ、尿が出にくい、便秘	お茶にする 調理に使う
フェンネル	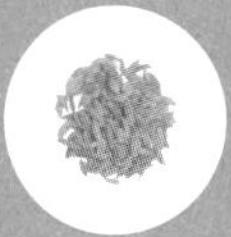	炎症、ガス溜まり、気管支炎、倦怠感、口臭、呼吸が辛い、灼熱感、消化不良、喉の渇き、吐き気	お茶にする 乾煎りして食べる
ベイリーフ	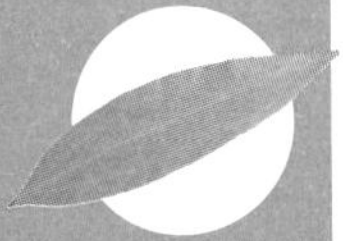	炎症、肝臓の不調、下痢、消化不良、尿が出にくい、腹痛	お茶にする 調理に使う パウダーを 飲みものに加える
マスタード	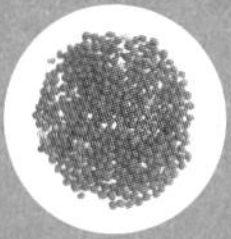	炎症、ガス溜まり、寄生虫、消化不良、食欲不振、頭痛、吐き気、腹痛	水と混ぜて塗布する（外用） 料理に使う
長胡椒（ピッパリー）	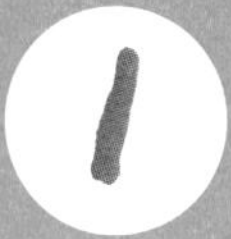	ガス溜まり、肝臓の不調、下痢、歯痛、消化不良、食欲不振、咳、喉の痛み、発熱、不眠	お茶にする 蜂蜜と混ぜてなめる 料理に加える

スパイス名		こんな時に	単体での使い方
アサフォエティダ(ヒング)	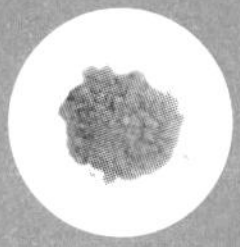	お腹の不調、ガス溜まり、寄生虫感染、消化不良、生理痛、咳、喘息	加熱調理に使う 水と混ぜて塗布する(外用)
アジョワン		胃酸過多、飲酒欲求の抑制、お腹の張り、ガス溜まり、風邪、寄生虫感染、消化不良、喘息、喉の痛み	お茶にする 蒸気を吸う そのまま噛む
アシュワガンダ	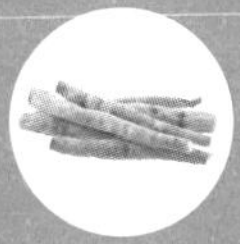	記憶力の低下、健康増進、衰弱、ストレス、精力増進、不安、不眠、免疫アップ、若返り	ホットミルクに入れる
カルダモン	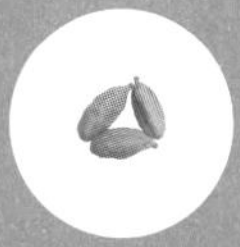	痛み、落ち込み、ガス溜まり、痒み、口臭、頭痛、ドライマウス、喉の渇き、乗り物酔い、吐き気、泌尿器系の不調	お菓子に入れる お茶にする 口に含む
カレーリーフ		炎症、お腹の張り、痒み、寄生虫、下痢、灼熱感、消化不良、食欲不振、糖尿病、喉の渇き、吐き気、肥満、腹痛	調理に使う 生葉をそのまま噛む
キャラウェイ	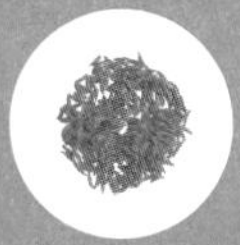	ガス溜まり、消化不良、食欲不振、痰、熱、目の不調	お茶にする 蒸気を吸う 調理に使う
クミン	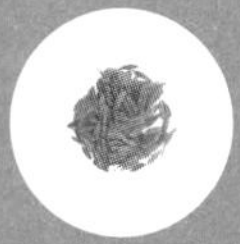	お腹の張り、炎症、嘔吐、風邪、眼疾患、気管支炎、下痢、鼓腸、痔、子宮系の不調、しゃっくり、消化不良、食欲不振、神経の高ぶり、喘息、蠕虫病、疝痛、疲れ、尿路結石、排尿困難、白斑、皮膚疾患、麻痺	お茶にする 調理に使う パウダーをサラダやヨーグルトに振りかける

あとがき

しかし、伊藤先生からは「アーユルヴェーダを好きという人は信用していない」という言葉が返ってきました。（「まえがき」より）

そんなイジワルなこと云ったかなあ？　言ったンだろうな。

アーユルヴェーダが注目されるのはいい。が、アーユル・ファンの、

「肉や発酵物は食べません。酒も飲みません。塩は岩塩しか使いません」

なんて、よくある発言を聞くと、わたしは、

「インドの先生《ドクター》にそう言われたからといっても、鵜呑みにしちゃいけないよ」

と、ついついケチをつけたくなってしまいます。アーユルヴェーダの古典は、肉や酒を勧めてさえいるのですから。

いや、権威ある古典でさえ、眉に唾をつけたくなるような文脈に出くわすことがあります。

たとえば、『チャラカ・サンヒター』の「食物」にかんする章のなかにある、

「魚のなかではローヒタ（rohita）がもっとも優れ、チリチマ（cilicima）がもっとも無益である」

という一文。

ローヒタがどんな魚であるかは語られていませんが、コイとみて間違いない。現在のヒンディー語やベンガル語でも同系の言葉で、コイとよんでいるからです。

チリチマについては説明があります。「鱗があり、赤い目をして、全身に赤い縞模様が走り、ローヒタのかたちをして、主として陸《おか》を動きまわる魚」。

しかし、そんな魚、いませんって！　アーユルヴェーダ関係者にとっては神にひとしきチャラカ先生からして、出鱈目《でたらめ》をおっしゃっている。

最古の梵梵辞典『アマラ・コーシャ』によると、

「チリチマは、チェーラチーマ（celacīma）の訛り。凄いスピードで泳ぐ魚」

とのこと。チェーラはケーララの古名。チーマはマツィヤがひっくり返った言葉で魚。つまり、「ケーララの魚」で「凄いスピードで泳ぐ」となると、カツオ以外には考えられません。

チャラカは、約２０００年前のガンダーラ（現在のパキスタン北西部）で活躍された方。おそらく海を知らなかった。伝言ゲームみたいにして届けられた遠いアラビア海沿岸で獲れる魚の情報は、彼の心中で、水陸両棲の怪魚のイメージを結んでしまったのでしょう。

なお、チャラカは、この不可思議な魚とミルクおよび乳製品をともに食することを禁じています。そして、それが、アーユルヴェーダが魚介類全般とミルクや乳製品の食べ合わせをタブー視する根拠になっているのです。

彼にとっては、海の塩も好ましいものではありませんでした。「消化後、刺激性を帯び、腸をイラつかせる」と述べています。

チャラカの一推しの塩は、「消化後、甘い味に変わり、身体を保護する」サインダヴァ。

サインダヴァ（saindhava）を「岩塩」と訳している本をよく見かけますが、この語はシンドゥ（sindhu）の派生語だから、正しくは、シンドゥ地方（インダス河の下流域）に位置するケウラ岩塩鉱山で採掘される岩塩のみをさします。

チャラカの時代、この岩塩が”サインダヴァ“の名で西北インドに広く流通していたことは確かですし、こんにちでもパキスタン国内で消費される塩はほとんどケウラ産。この塩は、「パキスタンのピンク岩塩」の名で、こんにちの日本でも入手可能です。

まるで紫水晶《アメジスト》のようで、見た目も味も美しい貴婦人のごとき塩ですが、すでに製塩業が成立していた縄文時代（製塩土器が出土している）からこのかた、ずうーっと海の塩に親しんできたわれわれ日本人がチャラカ先生の言を真に受ける必要はありません。今でいうとパキスタン人に当たる彼がつねに口にした塩が、サインダヴァであったに違いない。慣れた塩がいちばんいいに決まっています。

塩が料理の味の決め手であることは云うまでもありません。そして世界中に、その土地土地ではぐくまれた自慢の塩があります。それらの味や成分は、岩塩、海塩を問わず、すべて異なるはず。同じフランス料理でも、ブルターニュの「ゲランド塩」とプロヴァンスの「カマルグ塩」で作った料理はまるで違った味になるということです。

日本でも、１９９７年に「塩専売法」が廃止されて以来、各地で塩田が復活しました。醤油をあまり使わない沖縄の料理の味は、沖縄のマース（塩）でしか作り出すことができません。塩はまさに風土の一部なのです。

そして、大自然のいとなみから癒しの原理を抽出したアーユルヴェーダは地産《ちさん》地消《ちしょう》をモットーとしています。各人の血潮を生み出すのも、その土地の塩にほかなりません。チャラカ先生のケウラ岩塩や海塩に対する評価は、あくまでも一ガンダーラっ子としての彼の感想と理解したい。

すると、「あなたのアーユルヴェーダ好きは本当だね」という嬉しいお言葉を頂き、とても安心したことを覚えています。（「まえがき」より）

学問は、先生について一所懸命に学ぶことが肝要。同時に、問いつづけることも。本当にそうなのか？　なぜ、そうなのか？　と。

その学問に対する愛が、これを可能にする。

田村ゆみさんは、毎年、数ヵ月インドに出かけて、アーユルヴェーダを学んでおられる。

そして、おそらく、容疑者を尋問する刑事のごとく、先生を問いつめるのでしょう。インドではグル（先生）は一方的に教えるだけで、チャートラー（弟子）からの質問を拒む方も多いのですが、彼女は、いったいどんな魔法を使うのか、いつも貴重な知識と技術をごっそりと持ち帰ってきます。

ゆみさんといっしょに講座をしているうちに、マジックの正体が見えてきました。アーユルヴェーダについて語ることを心底、楽しんでいるのです。声がメロディアスに弾んでいる。アーユルヴェーダに対するヘンタイ的（失礼）ともいえる愛がこみ上げてくるのです。それが目に見えるようにわかるから、先生も教えること自体が楽しくなってきて、思わず秘伝まで口遊《くちずさ》んでしまうというのがシカケだとにらんでいます。

彼女は、講座中にインドの旅のこともよくお話しする。ベースはケーララだが、インド中どこへでも足を延ばす。本文中で述べておられるヒマラヤ中腹のダラムサラや、砂漠の蜃気楼のような都市ジョードプルだけではない。オリッサの森林部族の村や、インドの西の最果てのカッチ湿原にまで出かけている。そんなところ、旅行ガイドにも載っていません。さすが、ヘンタイだけのことはあります。ついでに言っておくと、カッチ湿原では大規模な塩田による製塩業が発達しており、こんにちのインドで消費される塩のおおかたはカッチ産です。

しかし、ゆみさんの声のトーンがアップするのは、やはりケーララのこと。お話に刺激されて、わたしの脳裏にも40年も前に滞在した彼《か》の地の、ちょっぴりセピア色を帯びた風光が映し出されました。

ケーララの風景には曖昧なところがひとつとしてない。一切が太陽に輝いている。アラビア海はラピスラズリを溶かしたような色に染められ、渚はまばゆいほどに白く清らかで、ココ椰子の葉は鬱蒼《うっそう》たる濃い緑に塗りつぶされている。そして、椰子の幹と同じ色に身を焦がした人びとが、太古の武術と医術をいまに伝えている。

カネはないが、時間と体力だけはたっぷりあったあのころ、わたしはカラリとマルマを追っかけていました。なにもかもが懐かしく、愛《いと》おしい。

いっとき毎日のように食べていた（というか、浜辺の村のめし屋にはこれしかなかった）「ケーララの魚《チリチマ》」ことカツオのカレーの味と食感が口中に湧いてきます。スパイシーだが、生姜が効いていて、日本人の舌にもよく馴染む。チリチマは、ケーララでは元気の出る魚。牛のミルクとは喧嘩をしても、椰子のミルクとはめっぽう相性がいい。

ああ、日本もそろそろ初鰹《はつがつお》の季節だ。

※本書は、田村ゆみさんがこれまで蓄えてきたアーユルヴェーダにかんする知識と技術の結晶です。

なお、彼女とわたしは、特に用語を揃えることはしませんでした。サンスクリット語の研究家のわたしが、Keralaやyogaをケララ、ヨガとすることはできません。サンスクリットにはeとoは長母音として発音しなければならないという規則があるから、ケーララ、ヨーガと書かざるをえません。

しかし、ゆみさんは、日本ではより一般的なケララ、ヨガなどの表記を選んだのです。

また、植物のイラストのいくつかは、西岡直樹著、『正・インド花綴り』『続・インド花綴り』（木犀社、1988、1991）を参考にしました。

2023年4月
伊藤 武

参考文献

＊1 Dr. S. K. Sharma. Food for Good Health. Diamond Pocket Books, 2014.

＊2 Monica H Carlsen, et al. The total antioxidant content of more than 3100 foods, beverages, spices, herbs and supplements used worldwide. Nutr J 2010;9:3. doi: 10.1186/1475-2891-9-3.

＊3 湯の国 http://www.yunokuni.com/ofuro/

＊4 小林徹也，他．ウコン属植物の根茎収量およびクルクミン含有率の種・系統間比較．日本作物学会，２００９．

＊ 日本アーユルヴェーダ学会編．チャラカ本集総論編．せせらぎ出版，２０１１．

＊ イナムラ・ヒロエ・シャルマ．アシュターンガ・フリダヤム 印度医学八科精髄集 総論編．北斗書房，２０１８．

＊ 武鈴子．からだに効く和の薬膳便利帳．家の光協会，２０１２．

＊ レジア．日本の食材図鑑．新星出版社，２０１８．

＊ Prof. K. R. SriKantha Murthy. Susruta Samhita. Chaukhambha Orientalia, 2017.

＊ Prof. K. R. SriKantha Murthy. Astanga Hrdayam. Chowkhamba Krishnadas Academy, 2007.

＊ Dr. Ram Karan Sharma & Vaidya Bhagwan Dash. Charaka Samhita. Chowkhamba Sanskrit series office, 2015.

＊ K. Nishteswar/Dr R. Vidyanath. Sahasrayogam. Chowkhamba Sanskrit Series Office, Varanasi, 2006.

＊ Monika Sharma, Subash Sahu. Gallery of Medicinal Plants: (Drayyaguna Vigyan). Thieme, 2020.

＊ P. K. Warrier, et al. Indian medicinal plants: a compendium of 500 species. Universities Press, 2019.

＊ Usha Lad, et al. Ayurvedic Cooking for Self Healing. Motilal Banarsidass, 2004.

＊ Dr. Poornima Bhat. Traditional Ayurvedic Treatments of Kerala. Chowkhamba Krshnadas Academy, 2010.

＊ C.P. Khare. Indian Medicinal Plants. Springer, 2007.

＊ Dr. S. D. Kamat. Bhavaprakasa Nighantuh Vol.1-Vol.2. Chaukhamba Sanskrit Pratishthan, 2018.

＊ Usha Lad & Dr Vasant Lad. Ayurvedic Cooking for Self Healing. Motilal Banarsidass, 2004.

著者紹介

田村 ゆみ（たむら ゆみ）

1974年、東京生まれ。AROUND INDIA主宰。

2008年、ケララ州の病院でアーユルヴェーダとヨガを学ぶ。

2010年、P. Dineshan Gurukkalに弟子入りし、カラリの医術を学ぶ。

2014～2017年まで「インド号」として活動し、『暮らしのアーユルヴェーダ』を刊行。

2017年、AROUND INDIAを立ち上げ、これまでに50以上のアーユルヴェーダのワークショップを開催するほか、インド情報の発信、インド留学のサポートなどを行う。

伊藤 武（いとう たけし）

作家、イラストレーター、サンスクリット語とヨーガの講師。

1957年、石川県に生まれる。

1979年より、インド、ネパール、スリランカ、および東南アジア諸地域の調査旅行をはじめる。著書に『身体にやさしいインド』『図説インド神秘事典』『秘伝マルマ ツボ刺激ヨーガ』（講談社）、『図説ヨーガ大全』（佼成出版社）、『図説マルマ』（めるくまーる）などがある。

こころとからだが目覚め出す
ケララ秘伝 暮らしのアーユルヴェーダ
身近な素材でできる季節のレシピ

2023年9月30日 初版第一刷発行

著者 田村ゆみ
伊藤武
発行者 梶原正弘
発行所 株式会社めるくまーる
東京都千代田区神田神保町1-11
電話 03-3518-2003
URL https://www.merkmal.biz/
装幀・本文デザイン 鳴田小夜子
校正 宅間七夏
印刷・製本 ベクトル印刷株式会社

ISBN978-4-8397-0185-7 Printed in Japan
